KB020207

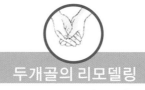

Cranio Sacral Therapy

두개천골요법

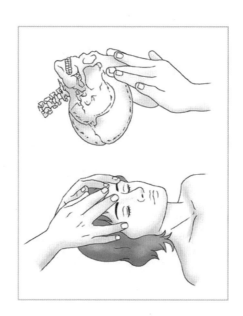

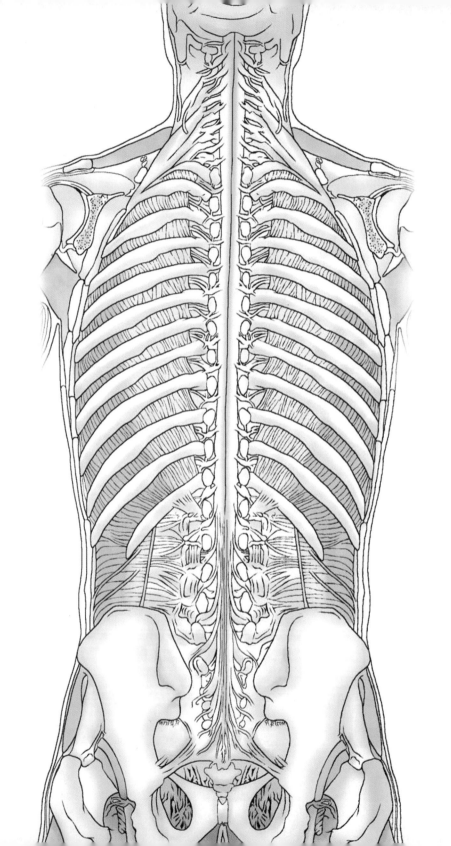

Cranio Sacral Therapy
두개천골요법

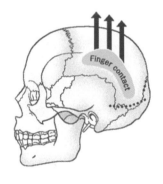

지우출판

저자의 말

인류를 위한 신(神)이 존재한다면 먼저 신께 감사하는 마음을 바치고자 한다. 무엇보다 인체의 처음을 열어주신 분께 감사 드린다. 지상에 존재하는 어떤 예술품도 인체를 뛰어넘을 수는 없다. 미적 측면은 물론 그 기능에 있어서 인체는 타의 추종을 불허한다. 몸은 스스로 명령하고 명령을 거두어들인다. 문제가 발생하면 적시에 신호를 보내 해결한다.

인체는 자신을 스스로 지킬 능력을 충분히 가지고 있으며, 상대를 죽일 힘도 있다. 내부에서 일어나는 일도 마찬가지다. 우리 눈에 보이지 않는 엄청난 양의 핏줄과 세포, 신경, 근육…. 이러한 모든 것을 지휘하는 총사령관이 바로 뇌라고 할 수 있다. 21세기와 더불어 바야흐로 뇌의 시대가 개막되었다. 뇌는 움직이고 있으며, 두뇌에서 천골까지 신비한 호르몬이 하루에 세 차례 왕래하고 있음이 확인되었다. 뇌척수액이 활성화되면 인체의 거의 모든 문제가 해결된다는 놀라운 가정(假定)이 현실로 드러나고 있다. 커피 포트에 물을 올려 끓는 시간 혹은 끓는 물로 따끈따끈 커피를 타서 잠시 삶을 음미하는 시간, 바로 그 짧은 시간에 고민이 해결되는 놀라운 일들을 우리는 목격하게 된다.

CST는 결코 어려운 학문이 아니다. 다만 여기에서 지적하는 부위에 손을 얹기만 하면 된다. 5g의 힘을 가하면 되는데 이렇게 하면 인체 스스로 알아서 한다. 우리는 이를 내부의사라고 부른다. 물이 더러워지면 스스로 자정작용을 하듯 인체가 스스로 알아서 자신의 몸을 치료하는 것이다. 이는 결코 미신도 눈속임도 아니다. 일종의 놀랄만한 과학이며 의학이다. 아이가 열이 높아 위험한 순간! 병원에 가기 전에 혹은 구급차가 도착할 때까지 이 책에서 시키는대로 CV4를 따라해 보라. 그토록 높았던 열이 순식간에 내리면서 아이가 쌩긋쌩긋 웃게될 것이다.

CST는 크고 작은 거의 모든 질병에 탁월한 효과를 나타내고 있다. 류머티즘에서 암에 이르도록 놀라운 결과! 무엇보다 믿음이 중요하다. 하루에 두 차례, 한 번에 20번씩 자신에게 말해 보라! "나는 분명히 좋아질 것이다." "나는 지금 나아가고 있다." 이렇게 하면 효과는 더욱 빠르게 나타난다. 이러한 결과는 임상을 통해 충분히 증명되었다.

국내에서 최초로 CST에 대한 책이 저술된 것으로 알고 있다. 몇 종의 번역서가 존재하지만 우리 현실에 맞도록 설계된 책은 아니다. 그런 안타까운 심정에서 이번 책을 집필하게 되었다.

어렵고 힘들었으며 여전히 부족하다. 개정 및 증보판을 내면서 거듭 좋은 책으로 다듬어나갈 것을 약속드린다. 행복하고 풍요로운 날들이기를 바라면서….

2009. 3. 김선애

인간의 체질이 다양하듯 질병을 예방하고 치료하는 방법 또한 다양하다. 내가 만난 두개천골요법(CST)은 경험상 예방과 인간의 항상성(자연치유력) 회복에 모두 효과가 있다고 생각한다. 약물도 아니고 절제도 아니고 오로지 정신적인 치료도 아닌, 도무지 힘이라고도 표현하기 어려울 정도의 손의 접촉을 통한 CST의 효과는 정말 훌륭하다. 특히 업무에 시달리는 직장인 등에게 권장하고 싶다. 만성두통이나 불면증, 스트레스, 무력감 외에도 주변에서 상당한 질병을 가진 어린이나 성인들이 CST 프로그램을 통해 호전되는 모습을 보면서 놀란 적이 여러 번 있다. 부디 이 책을 통해 보다 많은 사람들이 CST를 접하고 배워 건강을 지키거나 되찾는 데 도움이 되기를 바란다.

정홍균(CJ주식회사 대표이사)

날마다 격무에 시달리던 나는 두개천골요법을 통해 새로운 삶을 살고 있다는 생각이 든다. CST를 통해 가장 두드러진 변화는 삶의 활력소를 되찾았다는 점이다. 판단을 통해 결정해야 할 입장에 있는 내게 CST는 항상 에너지를 넘치게 하고 예리한 판단력을 갖도록 했다. 정신 건강에 대한 에너지 뿐만 아니라 신체의 면역력을 위한 에너지를 넘치게 한다. 이제 CST는 내게 없어서는 안 될 필수품이 되었다.

내가 전문적인 이런 분야를 모두 소개하기는 어렵지만 뇌척수액의 생성과 흐름, 두개천골계의 리듬, 에너지 낭포, 체성감성 풀어주기 등은 나를 단숨에 사로잡았다. 이러한 요소들이 인체의 건강에 직결된다는 것을 알았을 때, 나는 두개천골요법이란 생소한 어휘가 그렇게 낯설게 느껴지지 않기 시작했다. 2년 남짓 CST를 가까이 하고 있는데 무엇보다 공직생활을 하는 나에게 맑고 향기로운 에너지를 불어넣어 주었다.

인체에 어떤 충격이 가해질 때, 거기에 에너지 낭포가 생긴다는 대목이 있다. 인간의 삶은 언제나 충격에 노출되어 있다. 따라서 현대인들 누구나 어떤 충격에 의한 에너지 낭포를 몸속에 지닌 채 살아가는 것이다. 에너지 낭포로 인한 신체의 이상이 두드러지게 발견되지 않는다 해도 자기도 모르게 문제를 지니고 있는 것인지도 모른다. 나는 누구나가 자신의 몸속에 존재하는 잠재된 문제들을 CST를 통해 해결하기를 바란다.

인체에 내부의사가 존재한다는 말이 있다. 이 책은 바로 이러한 말에 대한 증거를 보여주기 위한 것이라 해도 틀리지 않을 것이다. CST의 효과가 거의 모든 영역에서 두드러지게 나타나는 것을 나는 직접 경험해 보았으며, 눈앞에서 목도(目睹)했다. 이러한 경험을 격무에 시달리며 스트레스에 노출된 공직자들 뿐만 아니라, 자신의 삶이 새롭게 열리기를 기대하는 모든 이들이 공유하게 되기를 바란다.

옛말에 신언서판(身言書判)으로 선비의 품위를 가늠한다고 했다. 나는 직위상 판단력을 매우 중요시 한다. 이러한 판단력의 예리함은 성실하고 정의에 넘치는 정신에서 연유하지만, 정작 건강한 신체와 건강한 정신이 바탕이 되지 않으면 안 된다. 따라서 열정적이며 의미있는 삶을 원한다면 반드시 CST를 가까이 하기를 권유한다. 내 자신의 건강도 중요하지만 우리 이웃들의 건강, 이 사회의 건강 역시 중요하기 때문이다. CST는 정신적 여명의 눈을 새롭게 뜨게 하는 것이다. 우리 모두의 머리맡에 상비약처럼 이 책을 두는 것도 세상을 살아가는 지혜가 아닐른지….

박관민(한국토지공사 감사실장)

저는 미국 미시간주에서 한방병원을 경영하고 있습니다. 생명을 다루는 일처럼 신성하고 값진 일은 없으며, 어려운 일도 없을 것입니다. 따라서 인류건강의 일선에서 종사하는 직업을 가진 이들이야말로 자부심을 가져도 좋을 것입니다.

두개천골요법은 놀라운 테크닉입니다. 무엇보다 경이롭다고 할 수 있을 것입니다. 왜냐하면 과학적인 테크닉임에도 불구하고 놀라운 예방과 치유의 세계를 보여주기 때문이지요. 어떤 기계적 장치나 도구에 의존하지 않고 어떤 수단을 동원하지 않으며 오직 손의 접촉을 통해서 이룩할 수 있다는 점에서 놀라운 일입니다.

미국에서도 CST는 알려져 있습니다. 미시간 주립대의 어플레저 박사는 바로 CST의 중심에 있는 분입니다. 그는 의학적 지식이 방대합니다. 인체의 기능은 물론 생명공학이나 생물학적 측면에서도 아마 추종을 불허할지도 모릅니다. 그러나 중요한 점은 의학적 지식이 풍부하다 하여 환자들에게 절대적으로 유익한 것은 아니라는 사실입니다. 지식은 다만 활용되어야 그 가치가 있는 것입니다.

CST가 한국에 자리를 잡고 있는 모습을 보면서 김선애 원장님의 땀을 생각하지 않을 수가 없습니다. 무엇보다 불모의 환경에서 이만큼 CST를 홍보하고 전파하며 펼치게 된 것에 대해 놀라지 않을 수 없습니다. CST는 누구나 따라하기 쉬운 테크닉입니다. 따라하다 보면 어느 순간 놀라운 경험을 할 수도 있습니다. 잠을 자는 시간을 빼고 완전히 CST에 빠져 있을 정도로 원장님의 임상체험은 놀랍습니다. 백문이 불여일견이라 하였습니다. 이 책을 통해 건강한 인생이 열리기를 바랍니다.

찰스 최(미시간주 한방병원 원장)

현대는 풍요로운 감옥이라고 미국의 철학자 마르쿠제는 말하고 있습니다. 냉장고 문을 열면 먹을 것들이 풍성하게 쏟아져 나오고 텔레비전 속에서는 볼거리들이 수없이 쏟아져 나옵니다. 그러나 현대인들은 감시당하고 있습니다. 정보의 홍수 속에서 저당 잡힌 노예처럼 개방되어 있으며 엄청난 테크놀로지의 발달은 우리 스스로 감시하지 않으면 안 되게 만들어버렸습니다. 이러한 문명의 발달은 결국 인간을 알지도 못하는 수많은 질병들 속에 노출되도록 만들어버렸다는 안타까움을 남기고 말았지요. 이러한 현대인들에게 두개천골요법은 동양의학을 기초로 하여 현대의학자들이 만들어낸 최고의 혁명적, 과학적 의술임은 자타가 공인하는 사실입니다.

김선애 원장님의 역서 인체와의 대화가 CST의 총체적 설명서라 본다면 본 두개천골요법은 김선애 원장님의 수많은 임상과 경험 그리고 이해와 소통을 토대로 심층적이면서도 이해하기 쉽게 풀이된 기술서의 성격을 띠고 있다고 하겠습니다. 이 책은 의료 종사자, 수기치료사는 물론 일반인 역시 누구나 따라할 수 있는 기술 교본 총서라 보며, 질병 없는 사회를 열어가는 데 큰 역할을 하리라고 봅니다. 무엇보다 국내에 전무했던 이런 종합적인 책이 출간된 것을 기쁘게 생각합니다.

두개천골요법을 통해 놀라운 경험을 하게 될 것입니다. 신비롭다고 생각하는 순간 우리는 체계적 과학의 결정체란 사실을 떠올리게 됩니다. 레이저가 단단한 금속을 통과하듯 신비로우면서도 철저하게 과학적인 사실 말입니다. 특히 우리가 믿고 따라할 때 더욱 놀라운 예방과 치유의 경험을 하게 된다는 사실은 우리가 충분히 이 한 권의 책을 집어들고 시간을 투자할 만한 가치가 있다고 볼 것입니다. 많은 분들이 두개천골요법을 통해 삶의 이정표를 다시 쓰시기 바랍니다.

한계택(CST메니아)

2015년 OECD 통계에 의하면 한국인의 평균기대수명은 81.8세인데 이는 약 20여 년 전에 비해서는 7.4년, 일제시대인 1926-30년에 비해서는 약48년 증가한 수치라고 한다. 또한 이 수치는 30개 경제협력개발기구(OECD)회원국 국민의 평균기대수명과 비슷한 수준이라고 한다. 이와 같이 우리나라 국민의 평균기대수명이 갈수록 늘어나는 것은 아마도 의료기술의 놀라운 발전과 의료혜택 저변의 확대에 힘입은 바가 클 것이다. 이제 오늘날 대다수 사람들의 건강관리 목표는 단순히 수명을 늘려 오래 사는 것이 아니라 일생동안 건강하고 행복하게 오래 사는 참살이(=웰빙)에 있는 것이라고 할 수 있게 되었다.

그렇지만, 지금 이 순간에도 대학병원마다 환자가 넘쳐나고 있고 또한 난치병으로 장기간 고통 받고 있거나 각종의 치료에 끝내 실패하여 결국 죽음에 이르는 사람들을 우리 주변에서 접하는 것도 그리 흔한 일은 아니다. 여기서 '현재까지 알려져 있는 모든 질병 중 3분의 2, 즉 2만 종의 질병에는 현재까지 그 원인을 치료할 방법이 없다.'는 얘기도 있고 '의사들이 의료 활동을 통해서 실제로 고칠 수 있는 병은 전체의 20%에 지나지 않는다.'는 얘기도 있다.

그리하여 약이나 수술 등 위주의 전통적 서양의학이 가진 한계점을, 대증적 부분치료가 아닌 전일적(全一的) 원인 제거치료와 인체의 자연치유력 활성화를 통한 자연친화적 근본치료의 관점에서, 보완·극복하기위한 치료법이 이른바 보완대체의학요법인데 그 중 대표적인 것으로는 두개천골요법(C.S.T), 카이로프랙틱, 아로마요법, 동종요법 등이 있다고 한다. 그 중 두개천골요법은 미국에서 이미 100년 이상의 역사를 가지고 있는 부작용 없는 수기치료요법으로서 스트레스와 긴장으로 발생하는 두통, 우울증, 근육질환, 악 관절 통증, 과잉행동장애(ADHD) 등의 치료에 매우 효과적인 것으로 알려져 있다.

김선애 원장은 두개천골요법의 국내도입 선구자이고 이론과 임상의 대가로 널리 알려져 있는 분인데 이번에 그간의 연구와 임상경험을 바탕으로 두개천골요법의 이론과 실습에 관한 개정판을 펴내게 되었다고 한다.

아무쪼록 위 책의 발간을 축하하고 이를 계기로 두개천골요법이 더욱 널리 보급되어 국민의 건강증진, 나아가 웰빙 증진에 크게 기여하게 되기를 기대한다.

한병식(변호사)

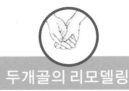

두개골의 리모델링

두개천골요법

차 례

저자의 말
축천사

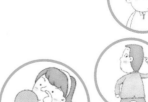

제1장

CST(두개천골요법)의 원리

CST(두개천골요법)의 원리

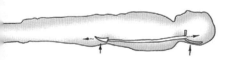

     CST(두개천골요법)는 마음과 믿음의 세계일 뿐만 아니라 과학의 세계며 의학의 최첨단 분야라고 할 수 있다. 마음과 믿음만을 두고 보면 혹자는 이게 무슨 심령과학이나 전적으로 영혼의 세계 아니면 무속이나 정령 같은 세계라고 오해할 수도 있으며, 흔히 요즘 세인들의 입에 회자되는 기공의 세계라고 단정 지을지도 모른다. 그러나 감히 말하건대 이를 믿고 따르는 자는 천년을 앞선 과학과 의학의 천국을 사는 것이다. 21세기 건강과 웰빙의 흐름은 그 중심에 뇌가 존재한다. 뇌의 과학적이며 체계적인 조직과 기능, 인간의 상상을 뛰어넘는 능력을 우리는 신뢰해야 한다.

     CST(*Cranio Sacral Therapy*) 즉, 두개천골요법은 최근 들어 활성화되고 있는 새로운 학문 분야이다. 국내에는 겨우 걸음마 단계에 지나지 않지만 CST를 접한 사람들은 그 놀라운 치유력의 효과에 CST의 마니아로 변할 정도이며, CST 없는 삶이란 무미건조하다고 단정지어버린다. 대체 무엇 때문에 이런 단정을 내리는 것이며, 어떤 마력에 이끌리는 것인가? 두개천골요법은 결코 환상이나 공상과학이 아니라는 점이다. 눈앞에서 펼쳐지고 있는 현실이고 과학적 검증의 정문에서 신비한 경험을 먼저 하게 되는 일이다.

일부이긴 하나 정통의학이나 보수적인 의료층이 간과하고 있는 대목이 있다. 인체에서 가장 중요한 핵심에 대해 이들은 정보도 약하고 그 중요성 역시 인식하고 있지 않다. 두개천골계의 존재와 그 생리학적 중요성에 대해 이들은 인정하려 하지 않는다.

옛날부터 수많은 인류는 다양한 기능적 장애와 까닭 모를 질병을 통해 고통 받아왔다. 그러나 아무리 원인이 밝혀지지 않는 질병이라 하더라도 반드시 그 원인은 존재하는 것이며, 원인이 존재하는 한 해결의 방법 역시 존재하는 것이다. 두개천골계가 보통명사이듯 인간 누구에게나 소중한 인체의 가장 핵심적인 체계이다. 신체의 중심축인 두뇌와 척추, 근육들과 결합조직, 뇌의 발달과 뇌척수액, 그리고 마음과 영혼의 세계까지 포괄적으로 수용하는 방식이다. 이러한 요소들은 지금까지 그 연구가 미흡했을 뿐만 아니라 밝혀진 정보 또한 얕아서 당연히 천대받아 왔다고 보는 편이 옳을 것이다.

그런데 수많은 질병들이 이처럼 두개천골계의 문제로부터 비롯되었다는 사실을 많은 사람들이 깨닫기 시작했다는 점이다. 특히 가벼운 통증이나 장애들이 몇 번의 순간적인 시술을 통해 감쪽같이 치유되는 경험을 통해 주목을 받고 있으며, 현대의학에서 해결할 수 없었던 불치(不治)의 질병이나 장애, 고통 등이 놀랍도록 치유되는 과정을 지켜보면서 인류가 비로소 놀라운 치유의 비밀을 밝혀냈다는 감동의 순간을 맛보고 있다.

너무 거창한 얘기라고 생각해도 좋다. 그러나 결코 거창한 얘기가 아니라 사실보다 강력한 진실이라 할만하다. 생각해 보라. 당신의 뇌가 날마다 움직이고 있다! 머리에서 꼬리뼈까지 끊임없이 어떤 액체가

주기적으로 왕복운동을 하고 있다. 과학자들은 물론 의사들조차 믿지 않았던 이러한 일들이 사실로 밝혀진 것이다. 인간의 뇌는 움직이고 있다. 그리고 뇌척수액이란 호르몬이 일정량 주기적으로 뇌와 척추 아래 엉치뼈, 흔히 천골이라 하는 데까지 오르락내리락 하고 있는 것이다.

두개천골계에 대한 믿음이 불확실한 시대에는 소수의 사람만이 치유의 놀라운 경험을 할 수 있었다. 또한 소수의 환자만이 치유의 혜택을 누릴 수가 있었다. 이들은 모두 마음을 열고 CST에 대한 신뢰를 보여준 사람들이었다. 어떤 과정을 거쳐 치유의 단계에 이르게 되었는지 당시에는 설명할 수 없었다. 따라서 종교적인 신념치료가 아니냐는 비난의 화살을 받을 정도였다. 그러나 어쩌겠는가? 아픈 사람에게 치유면 되는 것이지 그 원인이 밝혀지지 않은들 무슨 대수란 말인가? 미신이 아님 눈속임이야! 돌팔이의 장난 또는 일시적 최면 등등 비난의 화살은 여러 갈래에서 날아들었다.

두개천골계는 인간의 탄생에서 죽음까지 뇌와 척수의 기능이나 성장, 그리고 발달을 위해 내부적 환경을 조성하고 있다. 또한 신경계, 근골격계, 혈관계, 임파계, 내분비계, 호흡계 등등 다양한 부위에 영향을 미칠 뿐만 아니라 이러한 부위에 문제가 발생하면 필연적으로 두개천골계에도 문제가 발생한다는 사실이다. 따라서 CST는 인체를 얘기할 때 결코 빠뜨려서는 안되는 분야임이 천명된 것이나 다름없다.

CST는 다양한 인체 부위의 촉진을 통해 문제가 되는 지점을 파악할 수 있다. 척추 주위 근육의 촉진을 통해서 척수장애나 그 손상의 위치를 측정할 수 있으며, 혈전이나 종양 등의 발생 위치도 추정해낼 수가 있다. CST는 이처럼 인체의 전반적인 분야, 전반적인 질병에 대한 정보와 상태를 읽을 수 있는 놀라운 영역이라 할만하다.

질병이란 대체 무엇인가?

이착 벤토브란 사람은, "신체의 하나 혹은 그 이상의 조직이 조화에서 벗어난 리듬으로 움직이는 상태를 병이라고 말한다. 그러므로 그 부조화를 이루는 조직에 조화를 이루는 강한 리듬을 부여하면 탈이 난 조직의 이상 파동은 다시 조화를 이루는 리듬으로 바뀌게 된다."라고 하였다.

나는 벤토브의 말에 동감한다. 우리가 CST를 통해 이루려고 하는 것은 부조화를 조화롭게 하는 것이며 정상상태로의 복귀를 의미하는 것이다.

두개천골요법은 육체뿐만 아니라 정신과 감성, 체성 등에 강력한 효력을 발휘한다. 이러한 효력은 두개천골의 조직에 몸과 마음, 감정 및 정신에 대해 관여하는 통제 장치가 있을 것이며, 그러한 역할을 리드하는 것이 바로 '핵'조직일 가능성이 신중히 제기되고 있다. 치료 이후 장애를 극복하고 질병의 감염 감소, 스트레스의 감소, 호로몬의 균형 개선, 면역력 증강 등의 임상을 다른 방법으로는 설명하기 어렵기 때문이다.

두개골은 22개의 조각으로 이루어져 있다. 그리고 두개골은 움직이고 있다. 뇌실은 뇌척수액을 만들어 두개골과 천골 사이를 하루에 3회~5회 정도 왕래한다. 두개천골은 1분당 6~12회의 주기를 가지고 율동적으로 움직이고 있으며 이 움직임은 생명력, 면역력과도 직결 된다. 가령, 혼수상태에 있는 환자의 경우(뇌가 죽어가는 사람), 1분당 3~4번

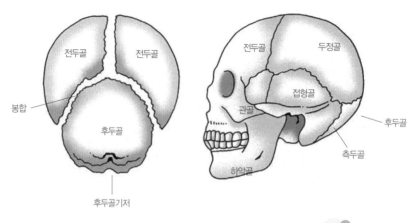

두개골 세부도

미만으로 떨어지며, 항생제 등의 약물복용자(중독자)는 20회 이상으로
관찰된다.

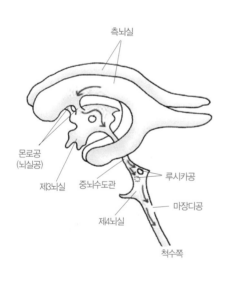

옆에서 본 뇌실과 그 연결망

뇌와 척수에는 그것을
둘러싸고 있는 세 개의 막이
있다. 뇌척수막이라 하는
것인데 세 개의 막이 켜켜이
뇌와 척수를 둘러싼 채로
보호하는 것이다. 가장 안쪽은
연막으로 가장 부드러운
막이며, 그 중간이 지주막이라
하는데 셀로판지 모양을 띠고
있으며, 또한 매우 부드럽다.
그리고 가장 바깥에 있는 막은
경막이다. 두 겹으로 되어
있으며 가장 질긴 막이다. 이

경막은 두개골의 방수역할을 하고 있다. 따라서 경막은 내부에 있는 액체가 새는 것을 방지한다. 뇌척수막의 이러한 경막층에 구멍이나 파열이 생기는 부상을 당할 수가 있다. 만약 이렇게 된다면 뇌척수액이 새어나올 것이 분명하지 않은가?

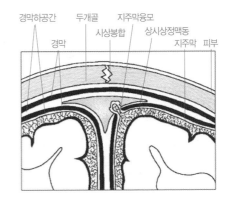

수막의 단면도

이처럼 뇌척수액의 누수가 발생하게 되면 심각한 감염 통로가 생기는 것이며, 또한 누수는 두개천골 조직으로부터 뇌척수액 유출률 증가를 가져옴으로써 뇌척수액의 생산과 방출을 조절하지 못하게 되고, 두개천골 조직내의 주기적 압력 변동폭이 감소하게 된다. 만약 어떤 사람이 이런 경우에 직면한다면, 심각한 증상들이 나타날 수 있다. 만성피로, 두통의 심화, 부상 부위의 통증, 집중력 저하, 의욕의 상실 등 다양한 형태의 문제를 야기하게 된다. 특히 면역력이 급격히 떨어지게 되어 갑상선 기능의 저하나 감기에 몹시 취약하고, 혈당의 저하, 생리불순 등의 호르몬 불균형이 나타나게 되는 것이다. 경막으로부터 현저한 누수가 있다면 이런 케이스에 해당하는 경우가 십중팔구다. 만약 두개천골 수력학 조직이 그 부족액을 자동으로 조절할 수 없게 되면 이러한 증상은 피할 수 없는 결과를 맞이하게 된다.

뇌와 척수는 우리 몸의 신경체계 대부분에 영향을 미치는 것으로 관찰된다. 또한 두개천골은 뇌하수체와 송과체(뇌실 뒤쪽벽에 붙은 분비샘

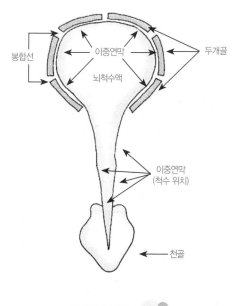

봉합선

이중연막

뇌척수액

두개골

이중연막
(척수 위치)

천골

반폐쇄 수력학 체계

: 성적 발달 촉진, 노화방지, 발암억제)에도 영향을 미치는 것으로 알려지고 있는데 이러한 결과를 바탕으로 내분비선은 물론 호르몬의 기능 등에 강력한 영향을 미치는 것으로 알려지고 있다. 우리 몸의 정상적 활동과 유지를 위해 두개골은 끊임없이 움직이고 있다. 뇌척수액이 바로 그 윤활유 역할을 하고 있는 것으로 생각된다. 뇌척수액은, 반폐쇄수력(수압)학 체계의 구조 안에서 생성과 소멸을 통해 그 압력이 발생되며, 두개골의 끊임없는 움직임은 그 뇌척수액 압력의 변화를 조정하기 위한 작업이다. 따라서 두개천골조직의 변화하는 압력에 대응해 움직이는 능력을 상실하게 되면 이 조직의 기능은 손상되고 질병의 발생을 초래하게 되는 것이다.

뇌척수액은 맥락총이란 기관에서 대부분 생성된다. 그러나 모든 중추신경의 상피(上皮:기관의 내면)에서 아주 소량이지만 계속적으로 생성되고 있다. 뇌척수액은 단백질 소량, 글루코스, 칼륨 그리고 상당량의 염화나트륨(소금)을 함유하고 있다. 외부의 충격으로부터 중추신경계통을 보호하며 완충역할을 한다. 뇌척수액에 잠겨 있을 때 뇌의 무게는 10%로 줄어드는 것으로 봐서 부력의 역할을 하는 것으로 생각된다.
이는 특히 뇌진탕 등의 예방의 역할을 하는 것으로 추측해 볼 수 있다.

뇌척수액의 칼슘이나
마그네슘의 이온
농도변화가 혈압이나
혈관의 반사운동 , 호흡
및 근육긴장과 이완 ,
심박수 , 감정의 굴곡
등의 다양한 영향을
미치는 것으로 보고되고
있다 . 뇌척수액은 하루에
400 ~ 500ml 가 생성되고 있는데
두개골과 천골 사이를 하루에 3 차례 주기를
두고 왕복하고 있다 .

대뇌피질
경막
상시상정맥동
외실 맥락총
교조
대뇌조
메렌디공

뇌척수액의 순환 및 뇌의 세부도

    뇌척수액의 중요성은 아무리 강조해도 지나치지
않다. 다시 한 번 부연하자면, 뇌실 안의
맥락총(뇌척수액을 혈액에서 추출하는 기관으로
삼투압 원리에 의한 모세혈관으로
이루어짐)에 의해 추출되는 혈청과
비슷한 액체라는 것이다.
뇌척수액은 앞에서도
언급되었다시피 경막으로 둘러싸인
공간에 저장되어 있다. 뇌척수액은
사고(事故)의 경우, 뇌와 척수의 완충제 역할을 함은 물론, 뇌와 척수에
영양분을 공급하며, 폐기물을 제거한다. 염기가 산(酸)의 양과 적정량
배합하도록 산도(酸度)를 조절하기도 하며, 고유의 에너지를 가지고
있다는 것이 통설이다.

현대의학은 성인의 두개골이 굳어져서 석회화되어 있다고 말한다. 굳어진 상태로 서로 융합되어 움직임이 불가능하다고 주장한다. 그러나 두개골은 분명히 움직이며 천골(꼬리뼈 위쪽)의 움직임과 더불어 영향을 주고받고 있다는 것이 밝혀지고 있다. CST의 출발점은 두개골의 움직임에서 비롯된다 해도 과언이 아니다. 두개골 움직임이 파악되지 않았다면 CST가 지금까지 존재할 이유란 없는 것이다. 자폐증, 주의산만 아이, 두통, 요통, 우울증, 불치병 등등 수많은 질병들에 있어서 주목할 만한 결과들이 쏟아져 나오고 있다. 이는 특히 부작용이 없는 것으로, 심신의 편안함이나 정신적 안정, 안락한 생활을 요하는 사람들에게 유용하게 활용할 수 있는 분야라는 사실이 입증되고 있다.

우리는 손으로 인체의 모든 부위에서 두개천골 리듬을 탐지할 수 있다. 인간의 몸 다양한 부위와 그 안팎에서 두개천골 리듬의 상태와 기능에 관한 정보를 얻을 수도 있다. 우리는 이러한 정보를 토대로 우리 신체의 어느 부위에 어떤 문제가 있음을 알아내게 된다. 이것이 바로 문제해결의 강력한 출발점이다.

두개천골의 리듬은 스트레스나 면역력 등에 대한 정보를 담고 있다. 건강한 사람의 두개천골 움직임은 매우 안정되어 있다.

우리는 제2장 〈실제편〉에서 이러한 움직임을 촉진할 수 있는 촉진법에 대해 학습할 것이며 훈련받게 된다.

두개천골의 움직임을 이해하는 데 반드시 두 가지를 기억해야 한다. 바로 굴곡과 신전이다. 그러나 나는 이러한 용어 자체가 마음에 들지 않는다. 영어로 발음하는 것은 더욱 싫다. 우리 언어로 표현할 수 없을 때는 사용할 수 밖에 없겠으나 쉬운 우리 말로 변화가 가능하다면 굳이 어려운 용어로 사용하지 않을 것이다. 굴곡이란 말도 쉬운 말은 아니다. 따라서 확장 혹은 팽창으로 이해하는 것이 쉽다. 그러니까 '굴곡'이란 느낌은 우리가 환자의 몸에 손을 얹어놓은 이후 이러한 느낌을 받는데 '부풀어 오르는 느낌'이 바로 그 느낌이다. 몸전체가 바깥으로 회전하며 넓어진 느낌으로 설명되기도 하는데 이는 전문적인 용어를 굳이 쓰자면 '외회전'이라 한다.

　굴곡과 반대의 개념 혹은 반대의 느낌이 바로 신전이다. 이는 수축으로 이해하는 것이 쉽다. 그러니까 '신전'이란 느낌은 '깊숙이

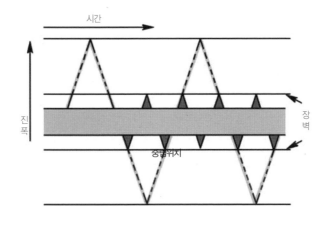

두개천골의 움직임

빨려들어가는 느낌'이 바로 그 느낌이다. 몸 전체가 안쪽으로 회전하며 좁아지는 느낌으로 설명되기도 하는데 이는 전문적인 용어를 사용하자면 '내회전'이라 한다. 두개천골 움직임의 주기는 이처럼 굴곡과 신전, 다시 말해 '확장'과 '수축'의 두 과정으로 이루어진다. 하나의 과정 끝지점과 다른 하나의 과정 시작점은 같은 위치가 되는데 이를 '중립지점'이라 하며 바로 여기에 이르면 정지되는 느낌과 더불어

긴장이 풀리게 되는 '이완'의 상태에 놓이게 된다. 무엇보다 중요한 것은 굴곡과 신전의 주기가 일정하게 같아야 한다는 점이다. 만약 굴곡과 신전이 발생하는 시간의 길이가 서로 대칭적이지 못할 때 우리는 신체의 이상을 예측해 볼 수가 있다.

CST와 자율 신경계

우리가 잠을 잘 때 숨을 쉬도록 하는 것은 바로 자율신경이다. 그리고 흡수를 하고 소화를 하는 것도 자율신경이다. 죽고 싶다고 스스로 심장이 멈추게 하지 못하는 것도 자율신경이 통제를 하고 있어서다. 인간의 의지와 관계없이 스스로 활동하도록 하는 신경계통이 바로 자율신경인 것이다. 상식적으로 알려진 얘기지만, 심장이나 폐, 위나 간장, 소장 및 대장 등의 흉강 역시 자율신경의 지배를 받는다. 복강내의 여러 장기들 역시 자율신경의 지배에서 벗어날 수가 없다.

자율신경계는 운동기능을 담당한다. 인체의 근육이나 장기들이 주인의 명령이 없어도 자율신경의 지배로서 그 기능을 다하도록 한다. 저간의 사정을 보면, 의식적으로 자율제어는 불가능하다는 의견이 팽배했지만 어떤 학자들은 여러 가지 방법을 통해 제어를 할 수 있다는 새로운 주장을 제기하고 있다. 필자 역시 이들의 의견에 긍정적인 사람으로 인간의 장기 등이 자율신경계의 제어만을 받는다고 생각지는 않는다. 생각해 보라! 호르몬이나 펩티드, 여타의 신경전달물질 등이 내부장기에 영향을 미치지 않는가? 또한 혈액내에 존재하는 분자들 역시 영향을 끼치고 있는 것으로 판단된다. CST를 통한 자율신경의 제어는 얼마든지 가능하다. 따라서 자율신경의 중요성은 바로 이런 대목에서 더욱 커지는 것이라고 생각한다.

자율신경계는 두 개로 나누어진다. 교감신경계와 부교감신경계로 나뉘는데 (신경세포의 몸의 집합체인) 신경절이란 것이 있다. 그런데 교감신경절은 대부분 척수 옆에 위치하고 부교감신경절은 자신이 제어하는 장기 주변에 위치한다. 교감신경계는 신경근이 척수의 가슴 부분과 허리 부분을 통해 나온다. 부교감신경계는 그 신경근이 뇌줄기나 척수의 아래쪽 천골에서 나오기 때문에 두개천골부분이라고도 한다.

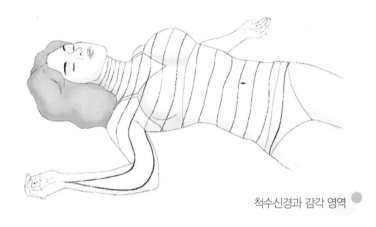

척수신경과 감각 영역

자율신경 가운데 교감신경은 119구조대 역할을 한다. 뇌가 필요하다고 결정하는 순간 초능력을 발휘하도록 돕는 곳이다. 위험한 상황 앞에서 현재의 위기상황을 극복하도록 하는 것이다. 교감신경의 활동량이 늘어나면 만성스트레스가 된다. 각종의 고혈압, 동맥경화, 심장마비 혹은 뇌졸중, 여러 종양 등의 원인이 된다. 또한 자율신경계는 공포와 분노, 쾌락 등의 감정에 영향을 준다.

부교감신경계는 교감신경이 사용한 에너지를 보충한다. 부교감신경은 교감신경의 헤픈 에너지 사용습관에 경고하며 보조를 맞추려고 한다. 우리가 어떤 나쁜 상대와 욕설을 하며 싸우고 있다면 교감신경은 과다긴장, 과다활동하는 것이며, 연인과 행복하게 정원을 거닐고 있다면 교감신경의 활동이 줄고 부교감신경의 활동이 늘어나게 된다. 따라서 교감과 부교감은 서로 조화를 이루게 되는 것이다. CST의 다양한 기법들은 소위 몸과 마음을 일치시켜주는 기법들이며, 교감신경의 활동을 줄이고 부교감신경의 유연한 역할을 살려 건강의 파수꾼이 되리라는 것을 확신한다.

교감신경계는 자극을 받았을 때, 심장박동수를 늘리고 피부에 혈액공급을 줄이며, 신체의 다른 장기들에 혈액공급을 줄인다. 또한 소화과정을 중단하고 콩팥의 기능도 중단시키며 혈당을 높이는 등의 반응을 보인다. 부교감신경계는 이와 반대되는 일을 한다. 심장박동을 느리게 하고, 혈압을 낮추며 피부 및 장기로 혈액을 공급하기 위해 혈관을 확장시킨다. 소화나 대사를 촉진함은 물론 동화작용을 장려하고 영양분과 칼로리를 흡수해 단백질을 축적해 놓기도 한다. 부교감신경은 마치 교감신경과 부부처럼 행동하고 있다. 남편이 바닥낸 에너지를 열심히 복구하는 역할을 하고 있는 것!

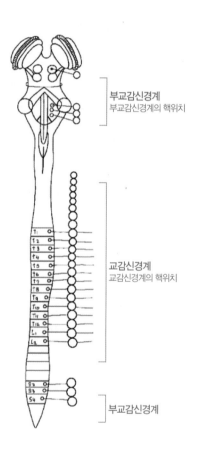

부교감신경계
부교감신경계의 핵위치

교감신경계
교감신경계의 핵위치

부교감신경계

자율신경계의 핵 위치

우리는 신경전달물질인 아드레날린과 아세틸콜린에 대해 많이 들어
왔다. 교감신경계가 비상시에 사용하는 호르몬이 바로 아드레날린이며
부교감신경계는 아세틸콜린을 주요 신경전달물질로 사용하고 있다.
뇌에는 시상(視床)이란 것이 있는데 감각에 대해 대뇌로 그 발생 사실을
전달하는 매개역할을 한다. 중추신경계에서 하는 명령은 대부분 이
시상에서 교감신경으로 내려지는 명령이며, 부교감신경으로 내려지는
명령은 뇌줄기핵이나 척수의 천골쪽 부분에서 내려지게 된다. 따라서
CST가 두개골과 천골의 역할을 통해 활성화된다는 점을 상기할 때 장차
어떤 유익한 일들을 맞이하게 될지 상상해 볼 수 있을 것이다.

CST의 탁월한 기능: 면역력 증가

이제 우리는 면역에 대한 얘기를 꺼낼 때가 되었다. 사실 CST에 있어서
가장 중요한 점은 면역력을 키우는 것이다. 면역이란 모든 질병의
방어막이다. 인간이 암이나 위험한 질병에서 벗어날 수 있는 것은 바로
면역력을 가지고 있기 때문이다. 최근의 한 연구결과에 의하면, 현대인의
면역력을 떨어뜨리는 가장 강력한 요인은 방사선이나 항암제라는 것이다.
이러한 치료는 오히려 면역력을 떨어뜨릴 수밖에 없으며 역으로 암의
발생 가능성을 높일 수가 있다는 것이다.

인간의 혈액에는 산소를 운반하는 적혈구와 피가 흘러나올 때에
응고시키는 혈소판 그리고 고체성분인 백혈구가 있다. 면역을 담당하는
놈은 바로 백혈구란 놈이다. 백혈구는 인간의 혈액 $1m^3$에
4,000~8,000개 정도가 있다. 혈액은 뼈의 내부에 있는 부드러운 조직,
이른바 골수라는 데서 생성된다. 백혈구란 놈은 일부가 비장이나 임파절
등에서도 만들어진다고 한다. 백혈구는 이물질을 삼켜서 소화시키는
작용을 한다. 이물질이 몸 안에 들어오면 당장 그곳으로 달려가 이물질을

먹어 분해한다. 백혈구를 구성하는 종류를 보면 과립구와 임파구가 있다. 과립구가 이물질을 삼켜 소화시키는 데 핵심역할을 한다. 입자가 커다란 이물질이 들어오면 과립구가 먼저 덤벼서 이물질을 삼켜버린다. 그러나 이물질이 너무 작은 경우에는 임파구란 놈이 접착분자를 이용해서 이물질을 응고시켜 처리하게 된다.

만약 이물질이 별로 없는데 과립구의 활동이 지나친 경우, 오히려 자신의 몸을 공격하며 조직을 파괴해 염증을 유발한다. 급성맹장, 급성폐렴 등 급작스럽게 문제가 발생되는 경우 이런 사례에서 연유한 것이다. 또한 과립구는 몸 안에서 죽게 되는데 죽으면서 장기나 혈관 등의 조직에서 강력한 산화력으로 조직을 공격하며 활성산소를 배출한다. 체내에서 활성산소를 해독하는 장치가 제 역할을 다하지 못할 때 조직이 크게 파괴된다. 이러한 경우, 암이나 위궤양, 궤양성 대장염, 당뇨병, 백내장 등등 다양한 질병을 유발하게 된다.

임파구는 이물질이 너무 작은 경우 수천 배로 늘어나 이물질을 물리친다. 이물질과 싸움을 끝내면 다시 휴면상태로 돌아가게 되는데 이 때 일부의 임파구는 항원(이물질)을 기억한다. 나중에 항원이 재침입하는 경우 재빠르게 세포분열을 해서 병이 심해지기 이전에 병균을 물리쳐버린다. 이것이 바로 면역의 시스템이다. 면역만 키우면 어떠한 질병도 이겨낼 수 있다는 것을 우리가 이런 시스템을 통해 이해할 수 있어야 한다.

CST의 가장 탁월한 기능은 면역력을 증강시키는 것이다. 따라서 백혈구 수치를 늘려 충분한 임파구를 만드는 데서 대단한 효과를 보이고 있다. 적어도 암환자의 경우, 암이 비록 몸속에 있다 하더라도 면역력의

강화로 더 이상 진행이
되지 않으며, 시간이
지남에 따라 그 크기
또한 작아진다는 점,
CST의 효능이 고약한
암의 공격까지
정지시키고 막아낼
정도이니 기타의
질병이란 그리 염려할
것이 못되는 것이다.

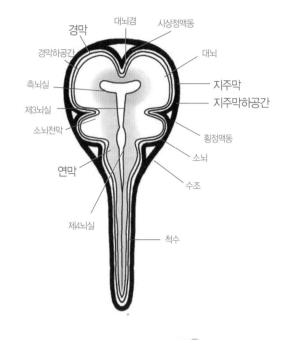

인체의 대사나
호르몬의 기능이
원활하게 작동하는 것!
나는 CST가 해결하지

3층으로 이루어진 수막

못할 것은 없다고 믿는다. 지금까지의 모든 경험을 통해 CST는 내게
이렇듯 확고한 믿음을 주었으며 그 덕분에 오직 CST를 연구하고
보급하게 되었던 것이다. 치유가 일어나는 과정은 과학적인 범위에서
가능한 법이다. 일반적인 지식과 상식으로는 그렇다. 그러나 CST를
접하게 되면 설명할 수 없는 일들이 연쇄적으로 일어난다는 점, 하나의
부분이 호전되면 연쇄적으로 문제가 있던 다른 부위들이 박수를 치듯
반응을 보인다는 것이다. 이 또한 CST의 매력이요 CST의 장점이라 할
수 있다.

시술자는 언제나 충만한 여유를 가지게 된다. CST에 몰입한 시술자의
이미지는 천사의 이미지! 하얀 가운을 입고 내려온 천사 같은 모습이다.

환자는 시술자와 일심동체의 순간을 맛본다. 서로 믿고 위로하는 마음이 없다면, 반드시 치유된다는 간절한 믿음이 없다면 이미 소통의 통로는 막히는 것, 그러나 서로 마음이 열린 상태에서는 누구나 놀라운 경험을 하게 된다. 과학과 정신이란 결코 다른 공간에서 따로 존재할 수가 없음을 느끼게 된다.

척추의 구조와 그 역할

사람의 두뇌와 척수는 어머니의 뱃속에서부터 시작된다. 정자와 난자의 결합으로 수정란이 되면 이 단세포는 세포분열을 통해 결국 두뇌가 된다. 척수는 이때부터 가지처럼 자라기 시작해 2주쯤 뒤에는 가는 거미줄 같은 줄이 형성된다. 이 줄이 성장하여 척수와 척수신경이 되는 것이다. 이렇듯 두뇌와 척수가 가장 먼저 형성되는 까닭은 무엇일까? 인간이 되기 위한 모든 기관을 자라도록 조정하기 위함 때문이다.

두뇌와 척수를 우리는 중추신경이라 부르기도 한다. 두뇌와 척수는 너무도 중요하고 예민한 기관이다. 따라서 강력한 보호장치가 필요하기 때문에 두개골이란 뼈로 두뇌를 감싸며 허리까지 연결된 척수는 24쌍의 추골이 자식처럼 감싸며 보호하고 있다. 척추는 생명을 유지하기 위한 필수적인 기관이다. 척추의 곧음을 통해 활동하고 보행할 수 있는 것이며 두뇌로부터 척추뼈를 향해 내려오는 척수를 보호한다. 또한 두뇌와 몸 사이에 필요한 생명작용이 원활히 이루어질 수 있도록 하는 역할은 척추로부터 비롯된다.

척추는 모두 합쳐 24개의 척추뼈로 구성되어 있다. 제1에서 제7의 척추뼈까지를 우리는 경추라고 한다. 제8번째에서 제19번 까지의 척추뼈를 흉추라 하는데 흉추는 모두 12개를 이루고 있다. 갈비뼈 12개는 바로 여기에 붙어 있는 것이다. 끝으로 20번째에서 24번째까지 5개의 척추뼈가 있는데 이를 우리는 요추라 부른다. 허리뼈의 마지막 척추뼈는

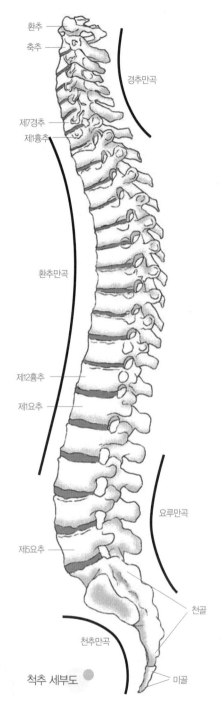

환추
축추
경추만곡
제7경추
제1흉추
환추만곡
제12흉추
제1요추
요루만곡
제5요추
천골
천추만곡
척추 세부도
미골

천골 위에 앉아 있는 형상을 하고 있다. 척추뼈와 척추뼈 사이에 바로 디스크추간판이란 물렁뼈가 있는데 이 디스크가 많은 말썽을 부리고 있는 장본인이다.

디스크는 척추뼈가 제자리를 벗어나지 않도록 하는 역할을 한다. 또한 척추관절 구멍(관)을 통해 나온 척추신경(생명선)이 압축되지 않도록 두 개의 척추뼈를 분리한다. 그런데 디스크가 낡고 쇠퇴하면 아래로 처지거나 구멍이 좁아져서 조금만 움직여도 쉽게 생명선이 압축되고 그럼으로써 통증이 심하게 발생하는 것이다. 디스크가 없다면 인간이 중력으로부터 받는 압력이나 척추뼈에 오는 다른 압력을 흡수하기 어려울 것이다. 디스크는 충격을 흡수하는 기능 이외에 척추가 구부러지게 하고 전후좌우로 움직이고 회전할 수 있도록 해준다.

디스크 바로 뒤에 척추관이라는 것이 있는데 이 척추관은 머리에서 꼬리까지 뻗쳐 있는 척수의 보호막 역할을 한다. 이 척추관 안쪽에 보면 더욱 척수를 보호해 줄 수 있는 막이 있는데 이 막조직은 앞에서도 보았듯이 3개의 막조직으로 되어 있다. 이러한 막조직은 척수와 신경근에 영양을 공급해 주는 임무를 맡고 있다. 따라서 막조직 안에는 영양이 원활히 흘러가도록 혈관이 흐르고 있는 것이다. 막조직의 각 사이에는 유동액이 흐르고 있다. 유동액은 막과 막이 서로 달라붙지 않고 부드럽게 미끄러질 수 있도록 기능한다. 몸을 구부리고 움직일 때 척추를 자연스럽게 움직일 수 있도록 하는 윤활제 역할을 하는 것이다. 이것이 바로 뇌척수액이 되는 것이다.

척추는 정상일 때 앞면과 뒷면의 모습을 보면 일직선으로 보인다. 그러나 옆면에서 볼 때는 굴곡이 존재하게 되는데 이러한 모습이 정상적인 척추의 모습이다. 척추의 굴곡은 태아에서부터 형성되는데 출생 후 아이는 머리와 목을 쳐들면서 목의 굴곡이 형성되고 그로부터 몇 개월이 지나 기어다니기 시작하면서 배의 무게 때문에 허리에 굴곡이 형성되는 것이다. 따라서 성장을 하면서는 배의 중량이 심할수록 허리의 굴곡에 심한 압력을 가하게 되고 이로 인하여 생명선의 압축을 유발하게 되면서 여러 가지 질병을 초래하게 되는 것이다.

정면에서 바라본 척추가 일직선이 되지 않았을 때 우리는 이를 척추측만증이라 부른다. 대개 기질적인 원인이 아니라 자신의 태도나 자세에 따라 발생하게 되는 척추측만증은 건강의 적신호임과 동시에 한 인간의 지혜와 슬기, 총명과 기억 등을 위협하고 있으며 스트레스를 받게도 한다. 척추를 곧고 건강하게 하는 것이 삶의 성공을 보장하는 첩경임을 명심해야 한다. 특히 자동차 시대에 도래하고 인터넷 시대에 도래하면서 척추의 변형이 심각한 문제로 대두되고 있는 현실이다.

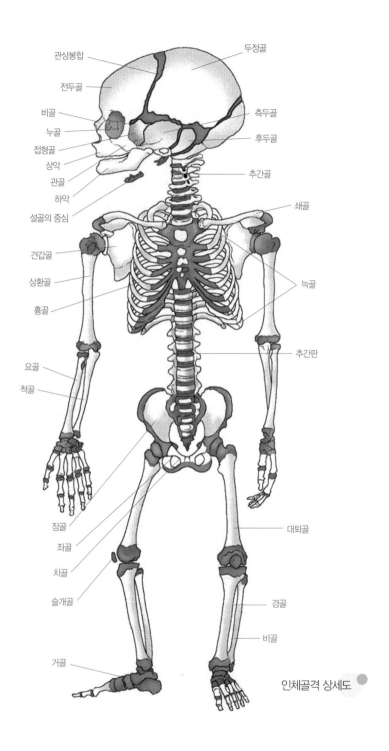

관상봉합

두정골

전두골

비골

누골

접형골

상악

관골

하악

설골의 중심

견갑골

상환골

흉골

요골

척골

장골

좌골

치골

슬개골

거골

측두골

후두골

추간골

쇄골

늑골

추간판

대퇴골

경골

비골

인체골격 상세도

CST 세계로 들어가기 위한 기초적 이해

　지금 우리는 CST의 세계로 들어가기 위해 필요한 기초적 원리들을 하나씩 풀어나가고 있다. CST를 접하기 위한 선결과제는 먼저 휴머니즘적인 인격체가 되는 일이다. CST는 철저히 상호 접촉의 과정을 통해 시작되고 완성되는 것이다. 마음 속에 상대를 배려하고 사랑하는 마음을 품지 못한다면 CST는 결코 마음을 열지 않는다. 우리는 모든 생명체에 존재하는 숭고한 생명력을 가장 존중한다. 그 생명력이 원활하게 작용할 수 있도록 철저히 조력자의 입장에 서게 된다. 우리는 결코 리더의 입장이 아니며 항해사 같은 입장도 아니다. 다만, 몸 안에 존재하는 강렬한 생명력의 오른편에서 가장 필요한 조력자가 되고자 하는 것이요, 이 정신이 진정한 CST의 정신인 것이다.

호흡기 횡경막

흉추와 갈빗대 사이를 우리는 흉곽이라 한다. 호흡기 횡격막은 바로 이 흉곽의 내층인 두 겹의 막으로 폐를 덮고 있다. 이 두 겹의 막 사이에는 윤활제 역할을 하는 장액이 흐르고 있다. 근육을 덮은 여러 개의 막은 근막이라는 것인데 대개 인체의 근막은 가로 방향보다는 세로 방향으로 많이 배열되어 있다. 그런데 근막이 과다하게 긴장하거나 상처를 입을 때는 불균형을 초래하게 된다. 특히 세로로 배열된 근막이 가로로 배열된 근막과 만나는 교차점에서 문제가 발생하는 경우가 태반이다. 근막의 부드러운 움직임은 인체가 원활하게 기능 하도록 한다. 그런데 이런 교차점에서의 긴장이나 손상은 이러한 부드러운 움직임을 쉽게

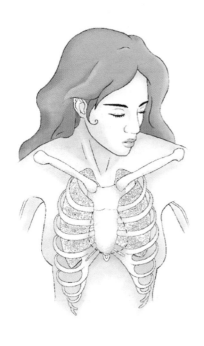

쇄골과 늑골 전면도

손상시킴으로써 정상적인 활동에 지장을 주는 것이다.

횡격막은 인간의 몸을 흉부와 복부로 나누는 막으로 가로로 배열된 막조직으로 가장 뚜렷한 긴장을 발산하는 지점이다. 특히 호흡기 횡격막은 끊임없는 호흡의 기전 때문에 가장 많은 스트레스를 유발하고 있다. 호흡기 횡격막은 여러 조직 가운데 횡적 구조가 매우 발달된 조직이다. 횡격막의 주변은 근육질로 되어 있으며 다양한 구조물들의 통로 역할을 하는데 식도, 대동맥, 대정맥, 흉부관, 미주신경 등이 이 통로를 통과하고 있다. 호흡기 횡격막의 근육이 수축할 때 흉부 안의 압력은 감소한다. 반대로 흉부내의 용량은 증가된다. 또한 이 경우 복부내의 압력은 증가하며 복부내의 용량은 감소한다. 만약 호흡기 횡격막이 수축되거나 긴장된다면 근막의 연결을 통해 두개천골의 움직임이 현저히 감소한다. 이럴 경우 우리는 만성 횡격막 환자라는 결론을 내리게 된다.

골반횡경막

골반횡격막은 그물처럼 골반을 가로지른다. 항문터널, 요도 및 질 역시 골반 횡격막을 가로지른다. 항문이나 미골의 근육, 여타의 근막으로 조성된 골반횡격막은 비뇨기나 생식기 등의 기능에 조력자의 역할을 한다. 골반횡격막의 지나친 압박을 통한 과긴장이나 다른 스트레스 등은 천골 등에 영향을 미치며 두개천골계의 자연스런 흐름을 방해하고 근막의 운동성을 강력히 제한한다. 따라서 골반 횡격막의 기능이 정상적으로 돌아가기 위해 릴리즈하는 것이 관건이다. 만약 골반 횡격막이 릴리즈되면 두개천골계를 가동화시켜서 두개골 움직임이나 균형이 즉시 호전된다.

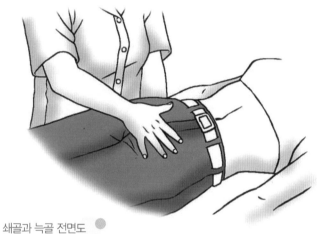

쇄골과 늑골 전면도

흉곽입구

횡적 제한이 심한 데를 더 살펴본다면 흉곽입구이다. 흉곽입구는 머리에서 가슴 쪽으로 내려오는 혈액이나 임파액을 위한 통로 역할을 한다. 만약 흉곽입구의 기능에 장애가 있다면 두개골 내부에 혈액과 임파액의 부족에 의해 심각한 손상을 초래할 수가 있다. 흉곽입구는 경추뿐만 아니라 흉추, 늑골, 쇄골, 흉골 등을 포함하고 있어서 그 중요성이 더욱 부각되고 있다. 등줄기에서 다른 근육들과 함께 어깨뼈의 운동을 맡은 삼각형의 큰 근육인 승모근뿐만 아니라 가슴쪽의 근육들(이것을 흉쇄유돌근이라고 부른다)은 모두 비스듬한 근막들이다. 따라서 이러한 비스듬한 형태들이 흉곽입구의 기능에 영향을 미쳐서 유동액의 흐름이나 근막의 움직임들에 장애요소가 될 수가 있다.

설골 등의 근육들도 가슴쪽으로 뻗어 내려가고 승모근을 교차하여 문제를 촉발할 수가 있는 것이다. 특히 승모근은 전체 근육의 긴장과 제한을 감지하는 데 가장 먼저 촉진하는 부위로 중력은 물론 의복 등에 의해서도 쉽게 제한을 받을 수 있는 근육이다. 어지럼증이나 긴장성 두통, 어깨의 시림현상, 뒷머리 및 어금니 통증 등을 유발하는 근육이기도 하는 것이다.

여기에서 살펴보았듯이 인체의 다양한 근막들이 서로 교차하면서 계속적으로 이어지는데 이러한 현상이 설골 주위나 경추 부위, 여러 지점에서 일어나며 인체에 많은 장애를 가지고 오는 것이다. 따라서 그 중심축인 흉곽입구를 푸는 일이야말로 건강을 지키는 일이 아닐 수 없다. 그리고 우리가 명심할 것은 어떤 부위라도 근막이 세로줄로 되어 있다 하여 가로줄의 제한이 전혀 없는 것이 아니라는 것이다. 특히 인간이 움직이도록 만들어진 관절, 다시 말해 무릎이나 발목, 어깨, 고관절 등등 제한의 가능성은 항존하고 있다. 이러한 제한이 근막을 잡아 끌어서 두개천골계의 자연스런 동작을 손상시킬 가능성이 있다는 것을 명심할 일이다.

경막

이제 경막에 대해 마음을 열고 진지하게 얘기해 보는 시간이다. 우리는 경막을 뇌와 척수를 둘러싸고 있는 세 겹의 가장 바깥에 있는 막이며 가장 질긴 막이라고 이해하고 있다. 특히 경막을 거론하게 된 것은 두개천골계의 장애요소 가운데 가장 흔한 요소가 경막이기 때문이며 따라서 임상적으로 중요한 위치에 놓여 있는 까닭이다. CST의 초석은 바로 경막이다. 두개천골에 있어서 경막이 붙어 있는 뼈들을 토대로 수막계(뇌와 척수를 감싸고 있는 세 겹의 막)에 대한 비정상적 긴장과 얽힘 또는 꼬임 등을 풀어주는 것이 CST의 핵심이다.

경막은 섬유성(세포에서 분화, 일정방향으로 지속적으로 뻗음, 동식물의 조직) 결합조직으로 질긴 성질이 있다. 경막은 아교성의 끈끈한 다발로 되어 있으므로 탄력적이라 할 수 있다. 경막은 두 층으로 되어 있는데 서로 단단하게 붙어 있다. 이러한 경막들이 중추신경계와 그 신경의 근원지에 혈액이나 뇌척수액 공급을 원활하게 해주는 역할을 하며, 이러한 막들을 통해 뇌와 척수, 척수신경 등에 가해지는 비정상적 압력 혹은 압박을 풀어주게 되는 것이다.

경막이 오랜 시간 어떤 방향으로 긴장이 되었다면 경막을 이루는 섬유성 다발들은 서로 작용함으로써 긴장의 방향으로 스스로 배열되는 것으로 관찰된다. 죽어가는 사람들 대부분이 이러한 형태를 하고 있다는 것은 많은 것을 시사해 주는 지표라고 본다. 필자 역시 시체의 해부를 통해 죽은 시체들의 경막이 주름이 잡혀 있음을 본적이 있다. 경막이 느슨해지면 안되는 것은 바로 주름화의 가능성이 있기 때문이며 경막은 벨트처럼 팽팽해야 한다는 점을 기억해야 한다. 우리 CST의 초점은 이러한 경막에 윤활유가 공급되면서 섬유조직이 탄력을 회복하게 하는 데에 있다. 놀라운 일은 어린이들의 경우 CST 시술 3개월 이후에 신장이 3~8센티미터 성장한다는 점이다. 우리는 CST의 결과 유연성을 통해 근막이 이완되었을 것으로 판단하고 있다.

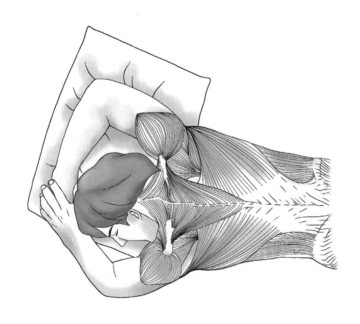

어깨와 등 주변에 분포하는 거대한 사다리꼴 근육

CST에 의한 경막의 이완은 접촉의 힘에 크게 영향을 받는다. 힘이 너무 약하거나 힘이 너무 강하면 이완은 효과가 없다. CST를 시술하는 사람의 전체적 긴장, 다시 말해 어깨뿐만 아니라 호흡, 또는 시술 받는 자의 긴장과 호흡, 두 사람의 자세 등등 다양한 요소에 의해 그 효과 또한 크게 좌우되는 것이다. 경막의 릴리즈를 위해 시술자와 환자 사이에는 비록 짧은 시간이지만 커다란 공감대를 형성하고 있다. 만약 그 자리에 구경꾼이 있다면 구경꾼은 그 순간이 참으로 무료할지도 모른다. 그러나 시술이 완성될 때 환자의 표정이 몰라보게 편안하고 안정된 느낌은 받을 수 있을 것이다. 시술자와 환자 두 사람 사이에는 내부적으로도 커다란 움직임을 느끼며 치유를 위한 하나의 목표지점에 협력해서 열심히 뛰어가고 있다는 느낌을 또한 받게 될 것이다.

두개골 치료의 목적은 경막의 긴장을 균형으로 돌려놓는 데 있다는 점을 명심할 필요가 있다. 경막의 긴장이 지속된다면 두개골 내의 여러 문제들이 결코 정상적으로 돌아올 수가 없다. 결국 경막의 긴장을 균형되게 하는 것은 두개골의 움직임이 원활히 이루어지도록 하는 것이라 할 수 있다. 두개천골 문제는 경막에 생기는 비정상적 압박의 문제이다. 이러한 문제는 원초적으로 태어날 때에 골반의 뒤틀림이 척추관 안의 경막에 압박을 가해 경막조직을 통해 목의 상부와 머리에 전달된 것으로 이해하고 있다. 뇌척수액의 원활한 흐름이 되도록 하여 항상성을 획득하는 일이 무엇보다 중요한 법이다.

상악골

상악골은 두개골의 한 부분으로 입천장을 구성하는 한 쌍의 뼈이다. 상악골은 대부분의 경구개를 형성하며 안구의 부분적인 바닥을 이루고 있는 오목한 부위라 할 수 있다. 구개골을 횡적(가로면)으로 나누며 코와 입천장의 신경이 통과하고 치아가 연결되어 있다. 전두골과 접형골, 관골 등 다른 뼈와의 연접을 통해 두개천골계 기능에 강력한 영향력을 행사하고 있다. 상악골에는 여러 근육들이 부착되어 있는데 이런 근육들 역시 매우 중요한 작용을 하는 것으로 알려져 있다. 상악골에 문제가 있을 때는 가장 먼저 안면마비가 올 수 있으며 부정교합(치아의 부정렬)이 있을 수 있다. 기타 다양한 질병의 문제가 되며 특히 코와 관련된 문제 등도 연관이 있는 것으로 알려져 있다.

하악골

하악골은 아래턱의 뼈이다. 말굽 모양의 뼈로 아래턱을 버티게 하는 기둥 같은 존재이다. 포물선 모양을 하고 있는데 원래는 좌우 두 개로 되었으나 태어나 두 해 정도쯤 되어 유착하여 하나의 뼈가 된다.

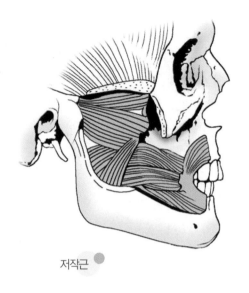

저작근 ●

위쪽에는 치조돌기가 있어 아랫니를 거느리고 앞쪽에는 턱융기와 턱결절이 있다. 하악골은 저작근(음식물 씹는 근육)과 부착되어 있으며 측두골과도 연결되어 있다. 하악골은 또한 빈번한 두개천골계의 장애의 요인이 되고 있다. 이는 측두골을 통해 두개관과 소뇌 부위를 거쳐서 두개골의 경막 쪽에 영향을 미치는 것으로 짐작된다.

하악골에는 많은 근육들이 부착되어 있다. 하악골의 불균형적 긴장은 저작근에 영향을 끼치는데 가볍게 넘길 상황을 훨씬 뛰어 넘는다. 턱관절에 문제가 발생하면 허리의 통증을 호소하게 되며, 이명(耳鳴 : 귀에서 소리 나는 현상), 균형감각의 흐트러짐, 안면의 통증이나 머리아픔, 척추 측만증 등의 다양한 장애를 가져오게 된다. 음식을 어느 쪽으로 씹느냐에 따라 문제의 소지가 될 만큼 민감한 데가 바로 턱관절이다. 입을 꽈악 다무는 습관이 결코 좋을 리가 없다. 이러한 문제는 가끔 경추의 변이를 통해서도 발생할 수 있다는 사실을 명심할 필요가 있다.

설골

설골은 혀뿌리에 붙어 있는 뼈다. 전문적인 용어로는 경부(목의 부분)의 전상부에 위치하는 뼈라고 할 수 있다. 모양은 V자를 하고 있는데 두개천골계에 직접적인 부분은 아니지만 중요성은 매우 높다. 설골에는 많은 근육과 근막들이 부착되어 있는데 작은 크기에 무려 14쌍의 근육과 결합조직들이 연결되어 있다. 이렇듯 다양한 근육과 조직들은 설골을 들어 올리거나 고정하고, 누르는가 하면 뒤로 당기는 등의 기능을 한다. 설골은 두개골에게 있어서는 대단한 조력자 역할을 한다. 경부의 피부는 반드시 설골을 거쳐서 하악골을 지나 흉곽으로 향한다. 설골은 두개골의 근육들이 부착하는 데 쉽도록 공중에 놓인 횃대 역할을 한다. 두개골의 근육들이 마치 옷가지들처럼 횃대에 부착되어 있는 것과 같은 이치다.

비골

비골은 흔히 코뼈를 말하는데 좌우 한쌍의 작은 뼈다. 비골은 직사각형의 모습으로 내부 측면은 관절로 서로 연결되어 있으며, 위로 전두골과 연결되어 있다. 또한 상악골과도 연결되어 있다. 코의 삐뚤어짐이 건강의 적신호란 사실을 통해 우리는 비골의 중요성 역시 무시할 수가 없다. 비골과 전두골 사이는 굵은 실선처럼 봉합이 되어 있는데 이 봉합 부위의 압착이 많은 문제를 가져오는 것으로 알려져 있다. 비골은 특히 외상에 의해 장애를 일으키게 된다. 두개천골테크닉을 통해 촉진해 보면 비골의 장애시에 움직임이 정상적으로 되지 않고 제한되어 있음을 느낄 수가 있다. CST를 통해 압착제거를 하는 일은 그리 어렵지 않다. CST실제편에서 자세히 다루게 될 것이다.

관골

관골은 흔히 우리가 광대뼈라고 부르는 부위를 말한다. 관골은 측두골이나 전두골, 상악골, 접형골 등과 폭넓게 연결되어 있다. 관골의 문제는 전두골, 측두골, 상악골 등의 문제와 맞닿아 있다는 증거이다. 어떤 물리적 충격, 특히 외상에 의해 장애가 발생할 가능성이 매우 높다. 장애는 다른 뼈의 중요성, 또한 뇌에 관련된 만큼 중요한 분야라 하지 않을 수 없다. 장애의 발생시 관골이 다른 뼈와 만나는 이음새, 즉 봉합 부위를 움직여야 한다. 그런 다음에 그 뼈를 움직이면 된다. 놀라운 것은 CST를 통해 실제로 뼈가 움직인다는 점이다. 뒤에 설명하게 되는 CST의 액세서리 테크닉인 에너지 전송을 통해 놀라운 경험을 하게 될 것이다.

서골

척추동물의 두개상을 이루는 쟁기 모양의 서골이란 뼈가 있다. 서골은 얇은 뼈로서 연골막으로 이루어져 있다. 비골연골을 형성하기 때문에 매우 부드럽다. 서골이 삐뚤어지면 다양한 문제가 발생한다. 가장 큰 문제는 호흡의 장애를 가져오는 것이다. 따라서 입으로 숨을 쉬게 된다. 코를 심하게 고는 것도 이것이 한 원인이 된다. 기관지염이나 귀의 문제, 턱관절 장애, 하악골과 관련한 치아의 문제를 가져올 수 있다. 또한 서골이 잘못되면 관골이나 비골 등을 비롯해 모든 안면골에 비대칭을 초래하게 된다.

사골, 누골

그밖에도 두개골의 하나로 사골이 있는데 이는 두 눈 사이에 있는 벌집처럼 엉성한 뼈이며, 신경구조들이 통과할 수 있도록 많은 구멍들이 있다. 기타 누골을 비롯 다양한 뼈들이 두개천골계와 연관이 있으며 계속 진행하면서 설명해 나갈 것이다.

CST에서 접촉은 매우 중요하다. 촉진은 접촉을 통해 시작되고 또한 접촉을 통해 치유도 시작되기 때문이다. 우리는 누구나 시술자가 될 수 있다. 자기 자신을 치유하고 싶으면 자기가 자신의 시술자가 되는 것이다. 자신의 배우자나 가족, 이웃이나 친지, 누구를 막론하고 사람을 치유해 주고 싶은 마음이 있고 테크닉에 들어가면 또한 누구나 시술자가 되는 것이다. CST에서는 부드러운 접촉이 매우 중요하다. 부드러움은 어떤 것보다 강렬한 방식이다. 뇌는 아주 조심스럽게 다루어야 한다. 뇌뿐만 아니라 인체의 모든 근육이나 뼈, 신경 역시 마찬가지이다. 부모가 갓난 아이를 다루듯 만지면 터질세라 하는 마음으로 조심스럽게 다루어야 한다. 이러한 마인드는 부드러운 접촉으로 밖에 설명할 수가 없다. 말하자면, 우리의 테크닉은 매우 다양하지만, 기본적으로는 압력이 들어가면 안된다는 점이다. 종이 한 장을 들어 올리는 아주 미세한 힘의 작용만이 필요하다. 또는 달걀이 깨지지 않도록 아주 살짝 접촉하는 방식이다.

CST를 받는 피시술자는 모든 세상의 시름과 걱정을 내려놓아야 한다. 정신과 마음이 이완되면 신체의 이완도 더불어서 오게 된다. 치유를 이룬다는 마인드를 가지고 시술자에게 몸을 맡기면 된다. CST는 놀라운 일들이 벌어지는 의학 분야이다. 그래서 어떤 이들은 CST를 일컬어 기적이 일어나는 것이라고 말한다. 실제로 미국에서는 CST에 관련하여 Working Wonders(기적이 일어나다)라는 책이 출판되어 베스트셀러에 오른 적도 있다. 실제로 따라 하면서 아마 기적 같은 일들을 경험할지도 모른다. 미리 말씀 드리는 것은 우선 겁먹지 말라는 것이다. 어떤 사람은 기분이 좋아져서 마구 몸을 흔들어대는 경우도 있고 제 설움에 북받쳐서 엉엉 울음을 우는 경우도 있다. 수없는 일들이 우리가 시술하는 과정중에 일어나게 된다. 바로 이러한 반응들이 치유를 반영한다는 점을 의심할 필요는 없다.

CST와 신경계

이제 CST에서 역시 중요하게 다루는 신경분야에 대해 기본적인 지식을 익히도록 하자. 신경은 뇌와 척수에서부터 시작해 우리 몸의 발끝까지, 좀 더 전문적인 표현을 하자면 말초신경에까지 걸쳐 분포되어 있는 기관으로, 지각, 운동, 분비, 영양을 모두 지배하는 지배인 노릇을 하고 있다. 따라서 신경에 문제가 발생하면 지각에 문제가 생기며 운동장애는 물론 생리대사의 불균형, 몸의 각 기관 등에 제공하는 영양에 심각한 문제를 초래하게 된다.

지금 당신이 우울증에 시달리고 있다면 어떻게 하겠는가? 우울증은 현대인들이 가장 흔히 앓을 수 있는 병이며, 심지어 우울증에 빠진 사실조차 모르면서 살아가고 있다. 우울증에서 벗어난 사람들은 생활이 어려워도 비관하거나 슬퍼하지 않으며 불만스럽지 않고 행복한 모습으로 힘차게 살아간다. 가난하다 하여 죽는 경우란 없기 때문이다.

우울증이 만약 뇌의 신진대사가 제대로 되지 않아 발생한 것이라면 어찌하겠는가? 당연히 우리는 뇌의 신진대사를 활성화시키려고 노력할 것이다. 중추신경계 전달물질인 도파민과 세로토닌이 균형을 잃으면 뇌의 신진대사는 깨지게 되어 있다. 따라서 대개는 이러한 전달물질에 영향을 주는 약품이나 약물로 치료하려고 할 것이다.

그러나 CST는 이러한 약물을 배제하며 효과는 배(倍)로 늘릴 수가 있는 요법임을 자신한다. 이렇게 설명하는 이유란 바로 CST의 놀라운 효과와 안전한 테크닉에 대해 말하기 위함인 것이다. 신경의 자극은 정확해야 한다. 자극을 전달하거나 자극을 억제하는 모든 신경세포가 정확히 연결되어 있어야 한다. 연결이 어느 한 군데라도 끊어지게 되면 전체적인 기능에 문제가 발생하게 되는 것이다. 신경세포는 우리 몸의 전체로부터 정보를 받기도 하고 전달하기도 하는 송수신자 역할도 동시에 수행하고 있다. 따라서 인체의 원활한 기능을 위해 신경계의 작용 역시 원활하도록 해야 하는 것이다. CST의 능력은 여기에서도 쉽게 확인할 수 있을 것이다.

신경계는 크게 중추신경계와 말초신경계로 나눈다. 뇌와 척수가 중추신경계를 이루며, 중추신경밖의 모든 신경들이 말초신경계를 이루고 있다. 중추신경계는 우리가 알다시피 너무도 중요한 때문인지 뼈의 구조로 보호된다. 뇌는 두개골이 감싸고 있으며 척수는 척주의 척주관 속에 들어 있다. 중추신경계는 말초신경계에서 들어오는 감각을 받아 적절히 반응을 취하는 역할을 한다. 말초신경계는 외부의 자극을 받아들이고, 중추부의 명령에 따라 지각이나 운동을 수행하고 있다. 말초신경계는 뇌와 뇌간에서 두개골에 있는 구멍을 통해 12쌍의 뇌신경과 척수에서 척주관을 빠져나오는 31쌍의 척수신경으로 이루어져 있다. 말초신경은 피부, 근막, 관절 등지에서 중추신경계로 자극을 전달하는 감각세포(체성감각세포-자기 의지대로 가능하기 때문에 수의신경이라고도 한다)와 내부장기들로부터 중추신경계로 자극을 전달하는 감각세포(내장감각세포-자기 의식적으로 조절될 수 없기 때문에 불수의 신경이며 자율신경이라고 한다)역시 포함하고 있다.

뇌신경 12개를 본격적으로 살펴보기에 앞서 언급하자면, 척수신경은 경(목부위)신경8쌍, 흉(가슴부위)신경 12쌍, 요(허리부위)신경 5쌍, 천골(엉치뼈부위)신경 5쌍, 미골(꼬리뼈부위)신경 1쌍으로 구성되어 있다는 것 정도를 기억하기 바라며 이 신경들 또한 CST에서 매우 중요한 역할과 기능을 하고 있음을 인식할 필요가 있을 것이다. 그럼 지금부터 뇌신경 12개를 집중적으로 살펴보기로 한다. CST 학문은 특히 뇌를 접촉하는 분야이기 때문에 뇌에서 뻗어나가는 12개의 신경세포 각각에 대해 매우 비중있는 관심을 기울이지 않으면 안 될 것이다.

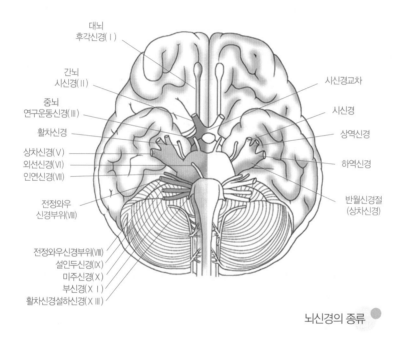

뇌신경의 종류

뇌신경의 종류와 기능

| 후신경 : 대뇌반구에서 시작되어 사골(비골의 뒤편)의 사판공(사골의 판을 이루는 구멍)을 지나 후구(嗅球:냄새에 관여한 공모양의 둥근부위)에서 끝나는 신경, 후각의

감각기능을 담당하고 있다. 태어난 지 하루인 신생아 역시 후각기능이 있는 것으로 본다.(본능적 후각기능)

Ⅱ 시신경 : 간뇌에서 시작되어 시신경관을 지나 두개강내로 들어가며 마지막으로는 후두엽의 시각영역에 도달하는 신경, 망막의 시각을 뇌로 전달하는 신경으로 시각의 전반적인 기능을 담당하고 있다. 신생아의 시각은 근시이며 빛을 비추면 머리를 움직여 시각적 자극을 따라간다.

 * 후신경과 시신경은 엄밀한 의미에선 신경이 아니라 뇌의 조직이라 볼 수 있다. 코와 눈으로 뇌조직이 늘어난 형태이다. 또한 시냅스로 뇌와 연결되어 있지 않기 때문이다.

Ⅲ 동안신경 : 중뇌에서 시작되어 해면정맥동의 상벽(위쪽벽?)을 따라 앞으로 가서 위쪽 안와(眼窩: 안구가 들어있는 자리)의 갈라진 틈을 지나 위쪽 눈의 한 근육에 분포하는 신경, 눈동자를 상하, 좌우로 돌릴 수 있도록 하는 기능을 하는 신경이다. 마비의 경우, 눈을 옆과 아래쪽으로밖에 움직이지 못한다. 눈꺼풀이 처지며 동공의 수축 역시 일어나지 않는다. 동안신경에 문제가 생기면 빛을 비추어도 동공이 수축되지 않는다.

Ⅳ 활차신경 : 중뇌에서 시작되는 신경으로 뇌신경 가운데 가장 작은 신경, 중뇌의 뒷면에서 나오는 유일한 뇌신경으로 위쪽의 안구가 들어 있는 구멍(갈라진 틈)을 지나며 상사근에 분포한다. 눈의 위쪽 비스듬한 근육(상사근)의 기능을 맡고 있다. 한쪽의 활차신경에 문제가 생기면 다른쪽 안구가 옆이나 위로 움직일 수가 없게 된다.

Ⅴ 삼차신경 : 후뇌에서 시작되는 신경으로 뇌신경 가운데 가장 굵은 신경이다. 삼차신경은 혼합된 신경으로 안면의 피부와 비강, 구강 등에 분포하는 감각섬유와 저작근이나 설골 등에 분포하는 운동섬유가 있다. 삼차신경을 분류해 보면, 안신경지(안면상부의 감각섬유),상악신경지(안면중앙부의 감각섬유), 하악신경지(3차 신경 중

가장 큼, 운동신경의 전부를 포함, 3차신경절을 나와 경막지, 저작근지, 설신경 등을 발생)
등이다. 코의 피부, 이마, 두피 관여, 윗니와 볼의 피부, 혀와 아랫니, 턱의 피부 관여,
눈물관 관여, 눈썹 및 결막 관여, 특히 삼차 신경은 저작근 운동에 관여한다.
삼차신경의 문제는 경막이 비정상적으로 긴장될 때 발생할 수 있다. CST를 통해서
즉시 바로잡을 수 있다.

Ⅵ **외전신경** : 후뇌에서 시작되어 위쪽 안구가 들어 있는 구멍을 지난다. 안구를
외전 시키는 근육(외측직근)에 분포한다. 손상 받기 쉬우며 안구운동에 관여하며,
외측직근의 기능을 수행하고 있다. 다른쪽으로 전혀 교차하지 않으며 오직 하나의
근육인 외직근 근육에만 관여한다. 눈운동 및 눈썹 움직임, 초점 맞추기와 관련이
있다(사시의 문제). 양쪽에 문제가 생기면 완전사시가 되지만 대개는 한쪽에 문제가
발생한다.

Ⅶ **안면신경** : 후뇌에서 시작되는 신경으로 혼합신경이다. 측두골의
내이도(내부청각관)로 들어가 안면신경관을 거치며 목부위 젖꼭지 모양의
구멍(경유돌공)을 빠져나와 얼굴의 측면에서 방사선 처럼 나누어진다. 안면의 표정근
역할(운동섬유)을 관여하며, 혀의 앞 부위 미각 기능(감각섬유)에 관여하고 있다. 그리고
안면신경의 구성 요소의 하나인 부교감섬유는 혀밑의 호르몬선(설하선:호르몬을 만들어
배출하는 기관), 눈물선(누선: 호르몬을 만들어 배출하는 기관), 아래턱선(악하선 : 아래턱쪽에
있는 호르몬 등의 액체를 만들어 배출하는 기관) 등에 신경을 분배한다. 안면근육의 의식적
제어, 침샘과 눈물샘의 운동을 제어한다. 코와 목의 점액을 생산하며 시고 단 맛을
감지한다.

Ⅷ **내이신경** : 청신경이라고도 한다. 중뇌와 숨뇌를 기능적으로 연결해주는 굵은
신경섬유인 교뇌에서 시작해 안면신경과 더불어 내부의 청각관(聽覺管)을 통해
두개강(頭蓋腔)을 나와 청각에 관여한다. 그리고 균형감각 기능에도 관여하고 있다.

청신경은 달팽이 신경(와우신경)부분, 나머지는 전정신경이다.

Ⅸ **설인신경** : 뇌수(머릿골:연수의 한 부분)에서 시작되어 목부위의 작은 구멍(=경정맥공)을 통해 두개강을 나온 후 구강(口腔)의 뒤와 인두(咽頭)의 구조물들을 다스린다. 설인신경은 음식물을 꿀꺽 삼키는 역할과 미각에 관여한다. 운동섬유와 귀밑선에서 오는 부교감섬유를 내며, 중이(中耳)의 감각섬유를 받고, 또한 혈압조절반사를 담당하는 감각신경을 받는 것으로 알려져 있다. 혀의 뒤쪽 미각 기능 담당, 인두(咽頭 : 식도나 후두에 잇달려 있는 근육성 기관)와 경동맥동(목의 좌우에서 머리에 피를 보내는 굵은 동맥)의 일반감각에 관여하고 있다.

Ⅹ **미주신경** : 머릿골의 한 부분인 연수(목 뒤에 있어서 뇌와 척수를 잇는 부분)에서 시작되어 설인신경을 따라 목 부위의 작은 구멍(경정맥공)을 통해서 두개강을 빠져나온다. 설인신경처럼 음식을 꿀떡 삼켜서 넘기는 역할, 소리를 내는 역할에 관여하고 있다. 인두와 후두부의 근육, 혀 뒤의 미각 그리고 흉강과 복강기관의 내장감각 기능을 담당하고 있다. 다른 뇌신경이 머리와 목의 부위에 분포하는 데 반해 미주신경만이 배부위까지 내려가 분포하고 있다. 기관지나 심장, 식도, 위 및 소장, 간, 신장, 비장, 대장 등으로 향하는 운동섬유를 내는 것이 중요한 대목이다.

Ⅺ **부신경** : 연수(뇌수의 한 부분)에서 시작해 경정맥공(목 부위의 작은 구멍)으로 나오는 신경으로 음식물을 삼키는 연하기능과 발성 및 머리와 목의 운동에 관여하는 것으로 알려져 있다. 승모근과 흉쇄유돌근으로 가는 운동섬유를 내며 이들로부터 들어오는 감각섬유를 받는다. 부신경은 인두와 후두의 근육으로 가는 곳에서 미주신경과 합쳐지며 더불어 내장의 기능과도 일부가 합쳐진다. 승모근과 흉쇄유돌근에서 오는 고유의 감각섬유를 내는 것으로 알려져 있다. (9~11신경은 협력하여 침의 분비, 입, 목, 식도, 위 등의 점액을 생성한다. 혈압과 뇌로 피가 충분히 공급되도록

감시한다. 소화와 대사에도 연관이 있는 것으로 알려져 있으며, 목의 움직임과 귀의 감각, 맛의 미각에도 미약하게 관여하고 있다. 9∼11신경에 문제가 있으면 CST를 통해 경추1번에서 후두기저를 풀면 된다.)

XII **설하신경** : 목 뒤에 있어서 뇌와 척수를 잇는 연수의 앞과 부신경 아래에서 시작해 설하신경관을 통해 두개강을 경유하면서 설근에 명령한다. 혀의 운동에 관여하며, 혀와 관계한 근육들의 운동섬유와 감각섬유를 발생한다. 혀를 내미는 것은 설하신경의 과다활동에 기인하며 혀의 한쪽을 움직이지 못하는 것도 설하신경의 기능장애로부터 비롯되는 것임이 밝혀지고 있다. 설하신경은 혀의 근에 분포하며 목부위의 신경과 더불어 목의 다른 근육에도 분포하는 것으로 알려져 있다. 설인신경이나 안면신경, 삼차신경, 미주신경 그리고 부신경과 같이 혼합신경으로 구성되어 있다.

척추신경총의 종류와 기능

척수신경은 여러 신경들로 구성되어 있다. 여러 신경들의 집합을 우리는 '모으다'의 뜻이 담겨 있는 총(叢:*plexus*)이라 이르는데, 따라서 척수신경총은 척수신경의 복잡한 것들을 한데 모아놓은 것으로 이해하면 된다. 척수신경총에는 경신경총(목부위의 신경들), 완신경총(팔부위의 신경들), 요신경총(허리부위의 신경들), 천골신경총(엉치부위의 신경들)등이 속해 있다.

경신경총

경신경총은 위에서 잠시 살펴 보았던 설하신경을 비롯, 가장 중요한 역할을 하는 횡격신경(횡격막 지배)과 쇄골상신경, 후두신경 등등 여러 개로 집합을 이루고 있다. 척수신경의 제1신경에서 제4신경들로 구성되며, 피부에서 뻗어나간 가지들은 턱이나 귀의 뒤, 목의 피부를 지배하고 있다.

완신경총

완신경총은 액와신경(겨드랑이 신경), 근피신경(근육의 표피신경), 정중신경(중앙의 신경:중동맥 혹은 중정맥), 요골신경(허리부위 신경), 척골신경(등골뼈부위 신경)을 이루고 있다. 액와신경은 삼각근(어깨를 둥글게 하고 팔을 움직이는 근육)의 운동을 지배하며 또한 삼각근 상부에 있는 피부감각을 지배하고 있다. 근피신경은 팔의 위쪽에 대한 운동지배 및 피부감각을 지배한다. 그리고 정중신경 역시 팔의 굽히고 펴기나 회전 등에 대한 운동을 지배하며 손바닥의 피부에 대한 감각을 관장하기도 한다. 요골신경 역시 팔에 대한 다양한 운동에 관여하고 있으며, 손의 뒤쪽 피부의 감각에도 관여하고 있다. 척골신경 역시 등골 부위의 움직임에 관여하며 여러 근육의 운동에 연관되어 있다. 척골신경 또한 팔의 안쪽부위피부에 대한 감각을 다스리는 것으로 알려져 있다.

요신경총

요 신 경 총 은 대 퇴 신 경 , 폐쇄신경(밀폐장치의 신경)으로 구성되어 있다. 대퇴신경은 대퇴부의 근육을 다스리며 아랫배의 벽면, 바깥쪽 생식기, 대퇴의 피부를 다스리고 있다. 폐쇄신경은 대퇴의 근육에 대 한 운 동 지 배 를 일 부 관여하고 있으며, 피부의 가지(branch)는 대퇴부 내측의 피부에 대한 감각을 지배하는 것으로 알려져 있다.

천골신경총

천골신경총은 척수의 제4요신경부터 제4천골신경까지로 구성되는데

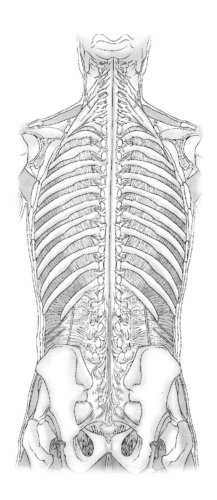

척수신경총

둔부, 회음부, 외음부 및 대퇴부와 발의 근육과 피부를 관장한다.

천골신경총에는 좌골신경, 총비골신경, 경골신경, 음부신경이 있다.

좌골신경은 사람의 몸에서 가장 길고 커다란 신경이며, 대퇴부의 잡아당기는 근육과 대퇴부 아래쪽 근육의 움직임에 대한 운동지배를 하고 있다. 또한 피부에 대한 감각지배에 관여하고 있다. 좌골신경은 두 개의 곁가지를 가지고 있다.

총비골신경 즉, 바깥쪽 넓적다리 신경은 몸통 아래의 움직임 및 종아리 근육에 대한 운동지배와 발등의 피부 감각을 지배하고 있다.

경골(脛骨)신경은 하퇴의 안쪽에 있는 긴 뼈를 따라 있는 신경으로 안쪽 넓적다리신경은 하퇴와 발의 근육에 대한 운동을 지배하고 있다. 또한 몸통 아래의 다리 및 발의 피부에 대한 감각지배를 담당하고 있다.

음부신경은 회음부의 근육에 대한 운동의 지배를 담당하고 있으며, 방광이나 항문의 괄약근에 대한 운동을 관장하고 있는 것으로 알려져 있다.

그리고 회음부 및 외음부의 피부에 대한 감각을 다스리고 있다.

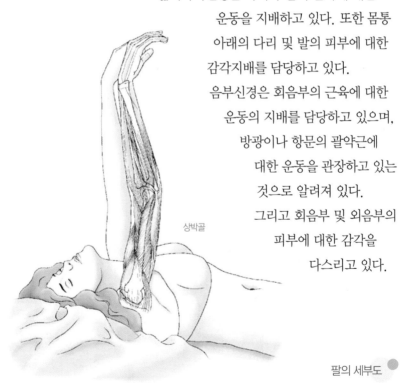

상박골

팔의 세부도

신비스러운 뇌의 구조와 기능

인간을 가장 인간답게 하는 역할은 뇌가 맡고 있다. 뇌가 고장나면 인간의 숭고한 존엄성 마저 위협받게 된다는 사실! CST를 통해 뇌기능 개선이 탁월하게 되는 과정에 대해 우리는 모든 경험을 가지고 있다. 인간의 모든 행동과 분별, 고유의 인격체로 만들어주는 뇌의 구조와 역할에 대해 정리할 시간이다. 먼저 강조하고자 하는 것은 앞에서도 언급했듯이 두개골은 여러 조각으로 구성되어 있는데 이러한 구조물들이 서로 이어지는 이음새 부위를 우리는 전문용어로 봉합(suture)이라고 부른다는 점을 먼저 기억해둘 필요가 있다.

인간의 의지란 무서운 것이다. 마음이 만들어내는 것이 의지 아닌가! 우리가 자라면서 귀에 따갑도록 들어오던 것이 있다. 엄마손이 약손이다! 이는 정확히 말하면 생각하는 대로 이루어지는 효과이다. 환자가 마음 속에 가지고 있는, 도움이 되리라고 믿는 기대효과가 바로 이것이다. 우리는 이를 '플라시보'효과라고 하기도 한다. 마음의 상태에 따라 영향을 받는 질병의 경우, 더욱 그 효과가 강력하다는 사실을 주목할 필요가 있다.

현대는 불면증, 우울증, 불안과 공포 등의 질병을 앓는 사람들이 특히 많은 시대이다. 어떤 실험에서 통증을 호소하는 환자들을 대상으로 비타민C를 진통제라 속이고 테스트를 해본 결과, 거의 모든 환자들에서 통증이 사라지는 놀라운 결과를 얻었다는 보고가 있다. CST는 물론 최첨단의 과학이요 의학이지만, 여기에 당사자의 마음이 긍정적으로 작용한다면 그 효과를 엄청나게 배가(倍加)할 수 있는 분야이다.

달을 보라는 마음을 담아 손가락 끝으로 달을 가리키면 우리의 뇌는 이미 달을 보아버린 것과 같다고 한다. 뇌는 비록 달을 만지지 않더라도 만진 것과 같은 반응을 보인다. 뇌는 광대한 우주의 세계이다. 우주의 세계가 여전히 미지(未知)의 세계인 것처럼 뇌의 세계 역시 아직은 많은 부분 베일에 감춰져 있다. 그러나 현대과학에서 아주 활발한 연구가 진행되어 오고 있다.

스트레스에 항상 노출되어 있는 현대인들이 긴장을 하게 되거나 정신적인 스트레스를 받는다고 해서 뇌를 의식하는 경우란 보기 드물 것이다. 인간의 마음과 몸은 뇌를 중심에 두고 언제나 상호작용을 통해 반응하고 있다. 여기에서 우리가 잠시 생각을 가다듬을 필요가 있는 것은 눈에 보이는 세계를 모든 것으로 여기지 말라는 점이다. 눈에 보이는 것은 잠시뿐일 수도 있다. 그러나 마음 속에 믿음을 가지고 있으면 비록 현재는 사라져도 뇌의 이미지 속에는 오래오래 남아 있는 법이다. 우리가 단 한 번의 만남이지만, 오래오래 잊지 못하는 경험들처럼 말이다.

CST에서 가장 핵심은 역시 뇌라고 할 수 있다. 그렇다고 CST가 오직 뇌에 관한 학문은 아니다. 뇌를 원천으로 모든 정신과 육체의 화합의 과정, CST는 바로 그 중심에 놓여 있는 것이다. 앞에서 인체의 신비스런 원리들을 다양하게 살펴보았듯이 CST(두개천골요법)는 복잡하고 심오한 관계 속에서도 정연한 반응과 치유의 체계를 지니고 있다. 단지 그 중심에 가장 큰 역할을 하는 것이 뇌란 점이다.

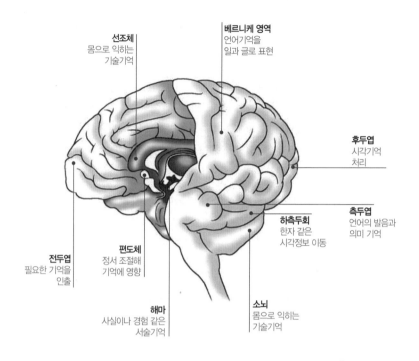

선조체
몸으로 익히는
기술기억

베르니케 영역
언어기억을
일과 글로 표현

후두엽
시각기억
처리

측두엽
언어의 발음과
의미 기억

하측두회
한자 같은
시각정보 이동

전두엽
필요한 기억을
인출

편도체
정서 조절해
기억에 영향

해마
사실이나 경험 같은
서술기억

소뇌
몸으로 익히는
기술기억

영역별 담당 기억

　뇌가 아무리 똑똑하고 부지런하다 해도 모든 신경이나 골격, 근육 등이 등을 돌린다면 어려운 상황에 봉착하게 된다. 우리가 앞에서 다양한 인체의 구조와 작용, 기능 등을 살펴본 것은 이러한 까닭에서다. 그러나 뇌에 관한 지식을 많이 확보할수록 우리가 CST에서 얻게 되는 만족 또한 그만큼 다를 것이다. 이제 뇌에 관해 좀 더 진지한 얘기를 나누어 보자. 지금껏 공개되지 않은 신비한 부분을 접하는 경험 또한 여기에서 가능할 것이라 믿는다.

　우리는 태아일 때 어머니의 감정을 뱃속에서 전달받게 된다. 따라서 산모의 정신적 스트레스는 태아에게 심각한 후유증을 남기는 것이다.

특히 스트레스는 부신피질자극호르몬 분비에 영향을 주는데 이러한 호르몬이 미숙아의 출산을 유발할 수가 있다. 인간은 태아일 때 가장 평화롭다고 한다. 어머니의 잔잔한 강에서 이제 얼굴을 보게될 날들을 기다리며 아이는 평화롭게 보내고 있다. 태아를 뱃속에 두고 있는 임산부가 바른 말과 행동을 해야 하는 이유가 여기에 있다. 아이는 뱃속에서 자신의 어머니에 대한 성품을 미리 알고 있다. 그리고 어머니의 성품을 본받게 되는 것이다. 가족에 대한 갈망이나 만나게 되는 새로운 세상에 대한 기대로 부풀어 있을지도 모른다. 그런데 태아의 긴장이 시작되는 것은 어머니의 자궁벽이 수축할 때부터이다. 이른바 출산의 과정이 시작된 때이다.

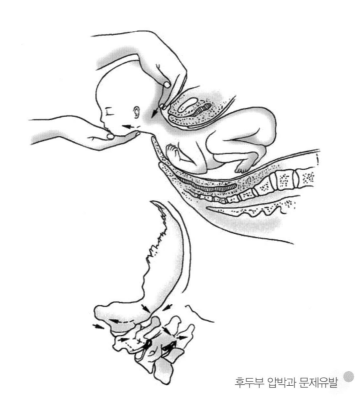

후두부 압박과 문제유발

자궁벽이 수축하면 자궁내의 공간이나 양수의 부피가 줄어든다. 양수는 압력이 낮아지는 산도(産道)쪽으로 몰린다. 자궁벽이 수축한다고 하였는데 이 때 양수막은 압력의 상승에 힘입어 산도쪽으로 밀려가 자궁벽의 수축과 더불어 양수의 양이 늘어나 산도를 넓혀주는 기능을 한다. 태아는 이제 서서히 자신의 머리가 산도로 들어가는 것을 느끼게 된다. 태아의 희망은 양수막이 터지지 않는 것이다. 막이 터지지 않아야 산도의 높아진 압력을 막이 흡수하게 되기 때문이다.

막은 조금 뒤 자연적으로 혹은 산파의 도움으로 터지게 되는데 태아는 지금부터가 고비이다. 머리를 꽉 조이는 산도를 뚫고 나가야 하기 때문이다. 산모가 둔부에 힘을 가하지 않으면 태아의 세상으로 탈출여행은 좀 더 쉬워질 것이다. 그러나 산모가 병원에서 마취를 당했다면 태아 역시 마취의 영향을 받을 수 있다. 태아는 이렇듯 태어날 때부터 혼란에 빠지게 된다. 이러한 혼란은 성장한 후에도 계속되는데 CST와 그 응용 테크닉을 통해 교정(矯正)받을 수 있다.

태아는 하나의 인격체다. 정신과 육체를 가지고 있으며, 섬세한 감정뿐만 아니라 자신이 아직 약한 존재란 사실도 알고 있다. 그런데 태아가 태어날 때 산파에 의해 혹은 다른 이유 때문에 두개골이 겹쳐지는 수가 있다. 태아의 두개골은 일시적으로 겹쳐진다 하더라도 매우 부드러워 다시 풀리게 되는데 간혹 풀리지 않을 수도 있다. 이 때 뇌로부터 발생하게 되는 장애가 나타날 것은 뻔한 일이다. 읽기의 어려움이나 산만한 아이들, 주의력 결핍장애 혹은 과잉행동 장애, 정신발작이나 뇌성마비, 요즘 대두되고 있는 다양한 형태의 틱장애 등등 수없는 장애가 예상되는 것이다. 이러한 아이한테 두개천골요법을 일찍 받게 하면 예상되는 이러한 장애의 불행으로부터 헤어날 수가 있다.

CST는 뇌기능의 문제를 해결할 수 있는 매우 안전하고 적절한 의료행위에 해당한다. 노련한 CST치료사는 출생의 순간에 맞게될 위험한 결과들을 안전하게 되돌릴 수 있는 최고의 적임자라 할 수 있을 것이다.

우리의 근육은 긴장과 이완을 되풀이한다. 팔꿈치를 굽히는 근육은 이두박근이며 펴는 근육은 삼각근이다. 팔을 펴고 굽히는 일은 두 근육의 조화를 통해서 이루어진다. 굽히라는 명령만 있고 펴라는 명령이 없다면 몸은 한쪽으로밖에 움직일 수가 없을 것이다. 조화가 깨질 때 몸이 마비되고 관절의 움직임이 어려워지게 된다. 척수는 펴고 굽히는 움직임들을 직접 관장하고 있다. 뇌의 중추에서보다 즉각적 반사동작은 척수에서 조정한다. 우리 몸의 근육 안에는 고유수용체란 것이 있는데 근육의 수축과 팽창에 관한 업무를 보고한다. 이러한 고유감각의 전달은 척수로 향하게 된다. 그리고 뇌와 신호를 주고받으며 명령을 기다리도록 하는 것이다.

연수

목 뒷부분의 뇌와 척수를 잇는 부분이 연수라는 것은 이미 앞에서 설명했다. 성인의 연수는 약 2.4cm 정도로 신경섬유의 교차는 연수에서 일어난다. 오른쪽 뇌의 신경은 왼쪽의 몸과 연결되어 있고, 왼쪽 뇌의 신경은 오른쪽 몸과 연결되어 있다. 이러한 연수는 여러 개의 핵을 가지고 있는데 이러한 핵들이 음식물 삼키기, 숨을 쉬는 문제, 혈압의 조절, 심장박동 등의 기초적 생리현상들을 지배하고 있다. 교뇌는 후뇌의 앞부분인데 교뇌에 있는 핵 가운데 하나가 청반핵이란 것이다. 이 것은 뇌의 거의 모든 부분과 신경세포로 연결되어 있다. 뇌의 노르에피네프린을 생산하는 역할을 이 청반핵이 한다. 따라서 청반핵은 감정이 치솟는 일에 관여하는 셈이 된다. 쾌락과 분노, 공격성 등은 청반핵이 관여하며, 학습장애, 기억의 문제, 수면장애 등도 여기에서 관여하고 있다.

소뇌

소뇌는 반구(半球) 두 개로 이루어진다. 특히 소뇌는 근육의 움직임을 통제한다. 달리고 뛰고 걷는 행위, 연주 등의 동작을 기억하며, 몸의 정확한 움직임을 지휘하는 사령부 역할을 한다. 섬세한 동작은 모두 소뇌에서 나오게 되는데 몸의 모든 감각 및 운동신경에 연결되어 있다. 따라서 몸의 움직임에 관한 문제는 소뇌의 문제와 직결된다. 술에 취한 사람은 순간적이지만 소뇌의 기능이 마비된 상태라고 보면 된다. 이러한 문제의 해결에는 역시 CST의 활용이 최대한 효과를 낼 수 있다. 반면에 중뇌는 쾌락이나 기분 등에 영향을 주는데 중뇌를 덮고 있는 위쪽 두껑에 문제가 생기면 시각이나 청각에 장애를 일으킬 확률이 매우 높다는 점이다. 중뇌의 뒤쪽에 문제가 생기는 경우, 눈을 굴리거나 상하좌우로 움직이는 안구의 문제도 생길 수 있다.

중뇌

중뇌는 또한 뇌의 다른 부분으로 도파민이란 물질을 공급하는데 이 도파민의 부족이 우울증이나 파킨슨병의 원인이 된다는 점을 기억해야 한다. 중뇌의 뒤쪽에 있는 동안신경(3번뇌신경), 활차신경(4번뇌신경)에 문제가 생기면 안구운동이나 초점을 맞추는 문제에 장애를 일으키게 되며, 후뇌에 핵을 지닌 외전신경(6번뇌신경)에 문제가 생기면 사시(斜視)가 될 수 있다. 중뇌의 뒤판 부분을 지나가는 망상체에 문제가 생길 경우 비상시에 재빠르게 대처하는 반사행동이 나타나지 못하게 된다. 또한 망상체의 문제는 정서와도 연관이 있는 것으로 알려지고 있다. CST에는 이러한 중요한 뇌의 부분을 조절하는 기능이 강력하다.

현대의 의술이 해결하지 못한 문제들을 해결할 수 있는 최첨단 분야가 나는 CST라고 생각한다. 실제편에서 익힌 다음 적용편을 통해 확실한 경험을 하기까지, 우리는 이렇게 말하는 것들을 다만 환상이나 신비로운 한 분야라고만 여길 수밖에 없을 것이다. 그러나 진득하게 기다리며 읽어나가고 지시하는 대로 하다보면 결코 환상이 아니었음을 몸소 느끼게 되지 않을까?

간뇌

간뇌는 전뇌(前腦)의 측면 벽이 두꺼워지면서 만들어지는데 자율신경계와 뇌하수체를 통제한다. 그리고 감각자극을 중추로 보내는 매개자 역할도 하고 있다. 간뇌의 뇌실에서 뇌척수액을 생성해 중추신경계 등으로 보낸다.

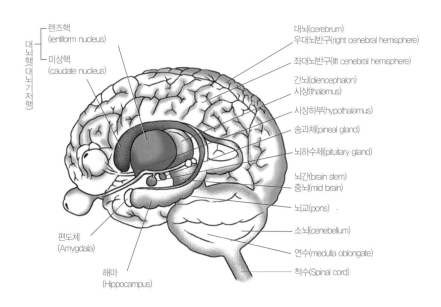

렌즈핵 (lentiform nucleus)
대뇌핵(대뇌기저핵)
미상핵 (caudate nucleus)
편도체 (Amygdala)
해마 (Hippocampus)

대뇌(cerebrum)
우대뇌반구(right cenebral hemisphere)
좌대뇌반구(lift cenebral hemisphere)
간뇌(diencephalon)
시상(thalamus)
시상하부(hypothalamus)
송과체(pineal gland)
뇌하수체(pituitary gland)
뇌간(brain stem)
중뇌(mid brain)
뇌교(pons)
소뇌(cenebellum)
연수(medulla oblongate)
척수(Spinal cord)

시상과 시상하부

시상(視床)은 간뇌의 제3뇌실 옆에 위치해 있는데 두 개가 쌍을 이루고 있다. 시상은 송과체를 감싸고 있으며, 여러 개의 핵들이 뇌외 척수의 여러 부분과 연결되어 있다. 후각을 제외한 모든 자극이 주어졌을 때 그 자극을 판단하고 구별하는 역할을 시상이 한다. 자극을 인식하면 대뇌 쪽으로 자극이 전달된다. 어떤 고통의 자극은 시상까지 전달되지 않을 수도 있다. 비상시의 고통이나 지속되는 고통이 그런 것인데 엔돌핀이란 물질이 고통을 막기 때문으로 짐작하고 있다.

알코올로 인하여 뇌뿐만 아니라 시상에 심각한 손상을 입을 수가 있다. 이럴 경우, 기억상실이나 치매, 사고(思考)의 혼란 등을 겪게 된다. 알코올 중독자를 어머니로 둔 아이들은 시상의 장애가 나타나는 경우가 흔하다. 시상의 장애로 일어날 수 있는 모든 경우들이 어김없이 나타나고 있다는 연구 결과가 있다. 시상의 장애는 중추신경계의 기능에 나타나는 장애로부터 비롯되는 것으로 알려지고 있다.

시상저부에 문제가 발생하면 반무도병을 유발한다는 보고가 있다.

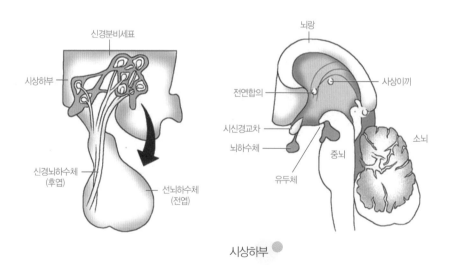

신경분비세표

시상하부

신경뇌하수체
(후엽)

선뇌하수체
(전엽)

뇌량

전연합의

시신경교차

뇌하수체

유두체

사상이끼

중뇌

소뇌

시상하부

반무도병이란 춤을 추는 듯이 몸의 반쪽 특히 상체를 통제할 수 없는 병이다. 또한 우뇌와 좌뇌의 연결이나 감정 등에 영향을 끼치는 것으로 알려져 있다. 시상상부는 송과체와 고삐삼각 등으로 이루어져 있는데 송과체는 방향감각에 관여하고 있으며, 면역체계 등과도 관련이 있다. 사람이 똑바로 직립할 수 있도록 하는 것도 송과체가 조절하고 있기에 가능하다. 시상후부는 간뇌에 위치하고 있다. 이는 청각 자극의 중개소 역할을 하는 것으로 알려져 있는데 시각에 의한 자극은 이 후부의 피질로 연결되어 판독을 거쳐서 우리가 보는 영상으로 나타나게 되는 것이다.

시상하부는 제3뇌실의 아랫면과 등을 지고 있다. 뇌하수체의 위와 시상의 아래에 위치하고 있다. 뇌 전체 무게의 0.5%도 되지 않은 아주 작으며 가볍다. 그러나 이렇게 작은 조직이 그 기능에 있어서는 인체의 어느 부위 못지 않게 중요할 뿐만 아니라 삶의 중심을 이루는 일과 직결되고 있다는 데 놀라울 뿐이다. 체온의 유지는 물론, 성욕을 느끼거나, 갈증, 감정, 허기 등과 연관되며, 내분비나 자율신경계의 활동을 통제하는 기능을 하고 있다. 시상하부는 성호르몬이나 소금농도 등을 스스로 인식해 그 생산속도를 조절하며 이성과 본능의 균형적인 삶을 영위하도록 조절하는 기능을 하고 있다. 특히 시상하부에는 펩티드라는 신경전달물질이 가장 많이 존재하는데 아편제처럼 강력한 엔돌핀 역할을 하고 있다.

대뇌피질

대뇌피질은 여섯 개의 층으로 이루어져 있으며, 각각의 층은 나름의 기능을 부여받고 있다. 대뇌피질은 굴곡이 많이 있고 대뇌반구를 덮는 물질로써 회색으로 되어 있다. 이것은 가장 고등한 조직으로 기억이나 인식, 언어의 이해, 고차원의 운동기능 등의 역할을 한다. 최근에 많이 들어서 우리가 알고 있는 브로카영역(대뇌의 언어에 필요한 특정 영역), 베르니케영역(운동언어와 관련 영역), 시각 영역, 체성감각 영역 등으로 구성되어 있다. 이러한 영역들에 대해 우리가 새롭게 주지할 일은 반드시 그 영역들이 담당하는 유일한 영역은 아니라는 사실, 뇌의 어떤 부분이 손상받게 되면 다른 부분이 손상된 기능을 떠맡는다는 보고도 있기 때문이다. 그리고 더욱 새로운 사실은 뇌의 크기와 지능의 정도는 비례하지 않는다는 것이다. 어떤 연구결과를 보면, 아이큐가 130 정도인 학생의 뇌실 상부조직은 고작 1밀리미터 밖에 되지 않았다. 뇌가 클수록 똑똑하다는 말은 녹슨 담론이 되고 말았다. 그러나 어떤 아이가 언어에 노출되지 않으면 언어관련 영역이 스스로 도태되어버리는 결과를 얻었다는 점 또한 주지할 필요가 있다.

해마

해마가 기억에 관련되어 있다는 사실은 모두가 알고 있다. 현장에서 주워들은 어떤 정보를 대뇌피질로 보내 기억의 창고에 저장한다. 우리는 필요할 때 이 정보를 꺼내어 활용할 수 있는 것이다. 그리고 하나의 정보에 관한 기억은 뇌의 한 지점에만 저장되는 것이 아니라 여러 군데에 저장되어 있음도 확인되었다. 따라서 손상된 쪽의 뇌의 영역을 다시 회복할 수도 있다는 말이다. 어린 아이의 경우, 2~3세 때에 많은 언어에 노출되지 않으면 아이의 언어구사능력이 떨어지게 된다. 어떤 외상의 경우에도 마찬가지인데 이 경우 다른 영역이 더 발달하여 보완해 주는 것으로 알려져 있다.

아이는 자신의 언어능력을 한 곳에 정렬시킨다. 그래서 왼쪽의 뇌가 언어를 맡고 음악, 창의적인 분야는 오른쪽 뇌가 맡는다. 성인의 경우, 측두엽이 단어의 선택에 영향을 미치게 되는데 오른쪽은 직관, 창의,

추상적 생각 등에 집중하며, 왼쪽은 사실과 객관 등에 집중한다. 이는 논리성이나 사리에 분별한 집중적인 사고(思考)를 한다. 이러한 사실들을 종합해 보았을 때, 재미있는 하나의 사실은 지구상의 약 30%의 왼손잡이는 왼쪽의 대뇌피질을 사용해서 상황을 읽는다는 점이다. 이는 아직 정확한 원인은 밝혀지지 않은 것으로 보고되고 있다.

기저핵

기저핵이란 대뇌의 안쪽 깊숙이 위치해 있으며 회색의 덩어리로 되어 있다. 기저핵은 뇌조직과 척수의 모든 부분과 연결되어 있는데 소뇌와 함께 몸의 모든 움직임을 통제한다. 따라서 기저핵에 문제가 생기면 운동성 제어의 장애로 나타난다. 파킨슨병의 경우 움직임 장애와 떨림이란 기저핵에 문제가 있어서 발생하는 것이다. 소화뿐만 아니라 심장의 박동이나 호흡 등에 기저핵이 밀접하게 연관되어 있는 것으로 알려져 있다.

후각뇌

후각뇌는 뇌의 가장 오래된 부분의 하나로 후각의 기능과 관련 있다. 코 안에는 후각수용체가 있는데 이 수용체의 섬유는 사골뼈의 작은 구멍들을 지나 연결되면서 후각로를 따라 후각과 기억, 감정, 식욕 등과 또한 연결되는 여러 기관으로 전달된다. 머리의 외상은 상당한 정도로 후각을 상실하게 한다. 뱃속의 아이한테도 후각은 존재한다. 가장 먼저 성장이 이루어지는 신경계가 바로 후각계라고 알려져 있다. 후각신경은 특히 재생이 가능한 신경으로 아이가 배 안에서 후각을 잃어버렸을지라도 밖으로 나온 이후 얼마 지나지 않아 재생되므로 냄새를 다시 맡을 수 있게 된다.

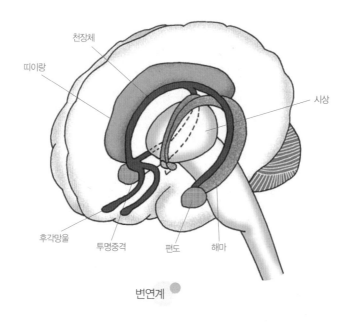

천장체

띠이랑

시상

후각망울   투명중격   편도   해마

변연계

변연계

변연계는 측두엽에 속해 있으며 뇌줄기 위쪽 간뇌 밑에서 V자 모양을
하고 있다. 미각과 후각, 촉각이나 청각, 시각, 몸의 전체적 감각,
균형감각의 전달을 받는다. 가족 공동체에 대한 애정과 귀소본능 뿐만
아니라 성욕, 즐거움, 공포와 증오, 분노 등의 감정을 관장하고 있다.
변연계가 놀라면 후각을 비롯한 오감(五感)의 환각증세를 가져온다.
가령, 괜히 어떤 냄새가 맡아지며 누군가 등을 만진다는 착각, 귓속을
때리는 어떤 환청, 눈에 왔다갔다 하는 시각적 장애를 가져오는 것이다.
또한 혀를 차는 행위(이유없는 움직임) 등도 변연계의 놀람과 관계가 있는
것으로 알려져 있다. 발작환자들은 행복이나 쾌락, 고통과 슬픔 등을
느낄 수가 있으며, 성적인 흥분이나 과격한 공포, 공연한 분노 등을 느낄
수 있으며, 동시에 여러 경험을 하는 수도 있다. 변연계는 3차원
공간으로 이루어져 있어서 도면에 제시하는 일도 쉽지 않다. 우리의

CST는 심층적인 부분까지 그 효력이 미치는 것으로 밝혀지고 있으며, 필자 역시 충분한 임상을 지니고 있다. 발작증세의 환자를 CST를 통해서 10여분 이내에 안정을 취할 수 있도록 유도한다. 이는 동물의 경우에서도 같은 임상을 경험한 바가 있다.

망상체

망상체란 뇌줄기의 중앙에 위치하고 있다. 그물처럼 되어 있는 망상체는 척수의 천골뼈까지 연결되어 있다. 망상체는 근육이나 힘줄의 다양한 수용체들(체성감각, 균형감각, 후각, 미각, 촉각)의 감각입력을 전달 받는다. 망상체는 우리가 위급한 일을 당할 때 급히 대처하는 역할(자기방어)을 하고 있다. 또한 망상체가 지나치게 활동을 개시하면 이빨갈기의 원인이 되는 것으로 알려져 있다. CST는 망상체의 과다활동을 억제함으로써 이빨가는 문제를 해결할 수 있는 해결사 노릇을 하는 테크닉이기도 하다. 그러나 과다활동은 어째서 비롯되는지 아직 그 원인은 밝혀지지 않았다.

뇌하수체

뇌하수체는 시상하부에서 뻗어나온 줄기에 매달려 있는데 전엽과 후엽의 기능과 구조가 다른 것으로 알려져 있다. 뇌하수체 전엽은 갑상샘 기능을 하며 성장 호르몬의 분비와 월경의 문제, 임신이나 남성의 호르몬을 통제하고 있다. 후엽은 콩팥의 문제, 소변을 배출하고 혈압을 조절하는 등의 기능을 관여하고 있다. 뇌하수체는 베타 엔돌핀이란 물질을 생산한다. 이 물질은 최근에 새로 발견된 물질로 삶의 이분법적 문제, 다시 말해 행복과 불행, 슬픔과 기쁨 등의 문제와 연관이 있으며, 베타 엔돌핀은 모르핀과 유사한 구조라서 중독이 될 수 있다. 운동에 중독된 사람이 있다면 베타 엔돌핀에 중독된 경우라는 연구 보고도 있다. 베타

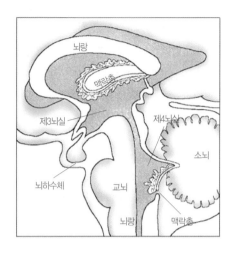

엔돌핀은 최악의 고통에 진통제 역할을 하는 자연스런 호르몬이란 사실을 기억할 필요가 있다. 그런데 CST를 하면 베타 엔돌핀이 발생한다는 보고가 있다. CST를 통해 통증환자뿐만 아니라 이유없는 고통에 시달림 받는 다양한 환자들을 안정시킬 수가 있다는 점이다.

맥락총의 시작

송과체

송과체는 연막에 둘러싸여 있는데 이는 배아기 때부터 생겨나와 시상하부 뒤쪽에 위치한다. 송과체의 명령에 따라 교감신경과 부신에서는 노르아드레날린의 분비가 활성화되는데 인간의 경계심을 강화시키는 역할을 한다. 만약 주위가 어둡다면 송과체는 멜라토닌을 많이 생성하게 된다고 한다. 송과체는 우리가 몸의 상체와 하체를 구분할 수 있도록 해주며, 위치를 감지하는 나침반 역할을 하는 것으로 알려져 있다. 송과체의 기능이 떨어진다면 아연의 섭취를 통해 기능을 되찾을 수가 있다. 송과체의 장애로 인해 암의 발생률을 높인다는 보고가 있다. 송과체는 한때 배아기 때만 영향을 끼친다는 보고는 분명히 문제가 있다고 생각된다.

뇌척수액

뇌척수액은 앞에서 잠깐 언급한 바와 같이 뇌실벽의 맥락총(신경아교세포와 모세혈관으로 이루어지며, 삼투압의 원리를 이용한다)에 의해 생성된다. 성인의 뇌척수액 부피는 125 입방밀리리터이고 성인의 경우 생성과 재흡수의 속도는 하루 500 입방밀리리터이다. 뇌척수액은 봉합과 막을 반폐쇄수력(수압)학(=삼투압과 같은 원리, 삼투란 두 가지 액체가 사이벽을 통하여 서로 섞이는 현상을 말하며, 삼투압이란 이 현상이 일어날 때에 사이벽이 받는 압력이다) 체계에 따라 이동한다. 반폐쇄란 반개폐와 같은 말로, 한쪽은 완전히 개방이 되어 있고, 다른 한쪽은 반만 개방이 되어 있는 상태라고 생각하면 쉽게 이해할 수 있을 것이다.

위에서 언급하듯이 맥락총이란 데서 뇌척수액이 생성되어 정맥순환계로 흡수되는 속도에는 차이가 있는 것으로 알려지고 있다. 맥락총에서의 생산은 매우 빠른 속도이나 시상정맥동(=시상정맥공도 같은 의미, 일종의 구멍이나 관)을 통해 흡수되는 속도는 느리다. 따라서 지주막하강의 뇌척수액은 늘어나며 어느 순간에는 팽창이 최고조에 달하게 된다. 최고로 팽팽해지면 일시적으로 생산이 멈추고 멈추는 순간에도 흡수는 계속적으로 이루어지고 있다. 흡수된 만큼 팽창한 것이 빠져나가면 다시 생산이 시작되며 생산이 시작되면 지주막하강은 다시 부풀어 오르게 된다. 뇌척수액이 흡수되고 생성되는 과정이 반복되면서 뇌는 일정한 주기를 통해 수축과 팽창을 하게 된다. 이것이 바로 뇌의 율동적 움직임이 되는 것이다.

이렇게 흡수된 뇌척수액은 시상정맥동(=시상정맥공)이나 경정맥공(맨 마지막 빠져나가는 구멍, 일종의 하수관)을 통해 빠져나와 온 몸으로 분배된다. 이때 경정맥공이 막히면 뇌압이 생기거나 안압이 생기거나 두통은 물론 머리가 커지는 수두현상 등의 다양한 장애가 발생할 수 있다. 그리고 뇌척수액은 영양분을 공급할 뿐만 아니라 폐기물을 처리한다. 외상에 의해 뇌에 충격이 가해지는 순간 뇌척수액은 완충장치

역할을 한다. 뇌척수액은 뇌의 속으로 침투하며 원활한 기능을 하도록 작용한다. 이 용액은 뇌전체를 관통하며 독성이나 약물, 폐기물 따위를 배출하는 기능을 하는 것으로 알려져 있다.

전두엽 : 정수리의 앞쪽, 사고(思考), 개념화, 계획, 감정 인식 중요 역할, 근육의 큰 움직임과 섬세한 움직임 연관, 자세의 무의식적 제어, 전두엽 피질은 안구운동,초점 맞추는 기능 담당, 피질 들의 연결을 통해 생각, 직관, 기억, 지성 등을 돕는다. 또한 피질의 시상하부에서 집중력, 정보의 분류, 응용영역을 담당한다. 특히 창의성과 연관이 있는 부위이다.

두정엽 : 정수리쪽, 운동이나 방향, 계산, 일정 종류의 인식 담당, 감각의 수용이나 운동언어 관련, 특히 운동언어는 측두엽과 공동 기능한다. 따라서 말은 못해도 노래는 하거나 말은 하는데 노래는 못하는 현상이 발현할 수 있음, 전두엽의 피질과 상의해 움직임의 필요성을 결정한다.

측두엽 : 귀 근처 위치, 소리나 언어의 이해, 일부 기억 관여. 에로틱 감정 담당, 시각 자극의 판독, 언어의 선택에 영향, 새로운 경험에 대한 분류를 통해 저장, 측두엽의 피질이 해마와 편도를 감싸고 있음, 단기기억을 장기기억으로 저장하는 데 도움.

후두엽 : 가장 뒤에 위치, 시각 처리 영역, 눈에서 전달되어 오는 시각자극에 대해 수용하고 판독하며 중개하는 역할, 가장 정보가 밝혀지지 않는 부위로 어떤 학자는 두개천골의 두개골에서 가장 중요한 부위로 후두엽을 꼽기도 함.

접형골 : 두개저의 중앙부에 위치, 나비가 날개를 편듯한 모양. 두개골 리듬 운동에 매우 중요한 위치, 측두골과 뒤통수 뼈의 앞에 위치, 중심이 이마뼈 바로 뒤의 벽을 이룸, 뇌하수체가 위치한 안장이 있음.

CST와 체온

CST는 체온을 올리는 역할을 한다. 그 역할이 매우 두드러진다. 체온이 상승하면 면역력이 강화되는 것이다. 체온을 유지하게 하고 반신욕 등을 하는 것도 체온을 유지하기 위함이다. 암세포는 35도에서 가장 빨리 증식하며 39도에서 사라지는 것으로 알려져 있다. 암환자의 경우 비록 체온이 높게 오르더라도 생명에 지장이 없다. 체온을 올리면 암세포가 죽는다. 우리는 CST를 통해 체온을 최대한 끌어 올린다. 면역력의 증강은 물론 암세포의 성장억제나 제거를 위해 체온을 끌어 올린다.

심장에는 암이 없다. 항상 뛰고 있어서 열이 높기 때문이다. 비장도 역시 열이 높기 때문에 암이 없다. 그러나 자궁이 냉하면 자궁암에 노출될 확률이 높다. 유방은 항상 밖에 노출되어 있으므로 암이 자주 발생한다. 모두 열과 관계하고 있다. 추운 겨울에 환자의 사망률이 높은 것도 체온과 일정한 부분 관계가 있는 것으로 생각된다. 따라서 체온의 저하는 면역력의 저하와 직결되어 있다. 찬 방에서 웅크리고 자는 사람한테 암이 발생할 확률은 매우 높다. 그래서 잠을 잘 때는 반드시 배를 덮고 자라는 어른들의 말씀은 이치에 맞는 것이다.

일본 출신 의학자인 이시하라 유미는 그의 저서 『체온혁명』에서 '체온을 1도 높이면 병이 낫는다.'고 말한다. 체온을 1도 높일 때 면역력은 30% 이상 증강한다. 저체온이 모든 질병을 부른다고 그는 강조하고 있다.

인간은 바닷물과 밀접한 관계를 지닌다. 상처가 났을 때 바닷물에 담그면 쉽게 낫는다. 상처도 쉽게 아물고 덧나지도 않는다. 소금물은 따뜻한 기운을 오래 유지함으로써 몸이 항상 따뜻해져서 발한이 촉진된다.

생강이나 홍차 등을 마시게 되면 역시 몸을 따뜻하게 하는 효과가 있다. 몸이 따뜻하면 혈액순환이 순조롭게 진행되므로 당연히 문제가 해결되기 쉽다. 체온이 따뜻한 사람은 고지혈증에 걸리지 않는다. 그래서 열대지방에 사는 사람은 대개 고지혈증 등의 병을 찾아보기 어렵다고 한다. 체온이 낮은 경우 지방이 연소되지 않고 몸에 남아 있어서 당연히 고지혈증이 되는 것이다.

CST는 오직 손의 테크닉을 통해 체온을 유지하고 상승하게 한다. CST를 통해 체온을 38도까지 올린다 하더라도 전혀 문제가 없으며 암 등을 앓고 있는 환자의 경우 엄청난 효과를 보게 된다. 우리는 CST를 시술함으로써 체온을 높여 면역력을 상승하고 질병을 예방하는 고도의 치밀한 프로그램을 가지고 있다. 그리고 다양한 임상도 지니고 있다. 다만 이러한 테크닉 뿐만 아니라 이론적 측면을 믿고 따르라는 점이다. 믿고 따를 때 우리의 몸은 놀라운 반응을 보인다. 결코 기적이 아닌 임상이 눈 앞에 나타나게 된다.

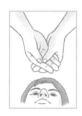

제 2 장

CST(두개천골요법)의 실제

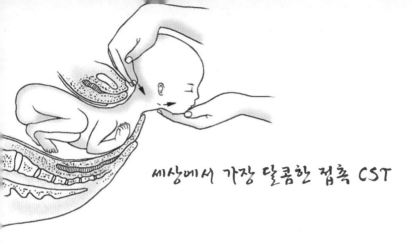

세상에서 가장 달콤한 접촉 CST

우리가 CST를 시행하기에 앞서 기억할 것은 접촉이다. 군이 촉진이란 표현은 하지 않으려고 한다. CST에 있어서의 촉진은 일반의료에서 의미하는 것과는 비교할 수 없을 만큼 심층적인 의미가 담겨 있기 때문이다. 흔히 촉진은 손 전체를 활용하고 있는데 손의 감촉이 매우 민감한 부위여서일 것이다. CST에서의 촉진은 말했다시피 단순히 손으로 만져보는 개념으로는 설명할 수 없다. 손은 물론 팔이나 배, 몸의 모든 부위, 그리고 믿음을 움직이는 마음으로까지 활용할 수 있어야 한다. 촉진이라는 일반의료의 개념을 피하고자 하는 까닭은 여기에 있는 것이다.

CST에서의 접촉은 세상에서 가장 달콤한 접촉이라 생각하면 틀림없다. 과연 이렇듯 달콤한 접촉은 어떤 것인가? 가벼움의 미학이란 표현이 적절하지 않을까 생각한다. 가벼울수록 두개천골요법에서의 접촉은 성공하는 것이다! 암탉이 갓 낳은 달걀을 깨지지 않도록 아주 가만히 품는 것 혹은 솜사탕을 바스러지지 않도록 잡는 그런 정도의 힘으로 가볍게 접촉하면 되는 것이다. 그리고 오직 몰입해야 한다. 모든 정신을 한 곳에 집중해야 하는 것, 시술자의 몸이 피시술자의 몸과 하나되어 조화롭게 움직이는 유영(遊泳)의 세계와도 같은 경지에 이르면 우리는 비로소 접촉을 통해 상대의 문제를 감지할 수 있게 된다.

우리의 접촉은 어느 정도 수련이 된 시술자에게 많은 정보를 가져다 줄 것이다. 피부로 느끼는 것이든 마음으로 느끼는 것이든 긍정적으로 받아들여야 한다. 접촉을 통해 느낌이 없을 경우, 적어도 마음의 문을 열어 움직임을 감지하려고 한다면 결국 서로의 접촉은 응답이 있게 마련이다. 이러한 과정이 설령 사실이 아니라도 지속적으로 느낌을 받고 있다고 믿게 되면 피시술자의 몸이 반응을 보여오게 된다. 특히 초보자의 경우 이런 경험을 흔히 하게 될 것인데 차분히 기다리며 상대에게서 변화의 느낌을 가지려고 노력해야 한다.

이런 마음의 자세를 익혔다면 이제 우리가 느껴야 하는 것은 움직임이다. CST에서의 움직임이란 매우 중요한 대목이다. 1장의 원리를 통해서 두개천골계의 움직임이 우리에게 엄청난 정보를 제공하는 것을 우리는 보았다. 리듬을 가지고 율동적인 움직임이 감지된다면 이미 시술자와 피시술자(=환자)의 유대감이 형성된 것이며, 만약 피시술자에게 어떤 문제가 있다면 이러한 율동적 움직임을 통해 치유의 과정에 이르고 있음을 인식할 필요가 있다. 믿음을 가졌다 해서 치유되는 것이 아니라 다만 믿음이란 시너지 효과를 만들어내는 역할을 하기 때문이다.

움직임이 느껴지지 않는다면 제한되어 있는 경우이다. 이렇게 제한되어 있는 것이 풀리는 순간 우리는 움직임을 느낄 수가 있다. 이러한 과정을 통해서 문제가 하나씩 개선되며 정상을 회복해 나가게 된다. 피시술자(=환자)의 천골에 손바닥을 올려 놓았다면 손바닥으로 천골의 움직임을 느끼려고 하라! 만약 손끝으로 전두골을 들어올리는 테크닉을 하고 있다면 손끝을 통해 전두골이 보내는 움직임을 느끼려고 하라! 부풀어 올랐다가 수그러드는 과정의 반복을 통해 율동적 움직임을 느끼는 순간 우리 몸의 반응이 시작된 것이라 할 수 있다.

두개천골치료의 효과를 우리가 논하는 까닭의 하나가 자율신경계의 정상적 회복이다. 현대인의 스트레스는 물론 외부적 손상이나 자극에 대해 효과적인 반응을 보이는 것이 바로 자율신경계이다. 이는 생명력을 향상시키며 본능적인 생존을 위해 작용한다. 인체의 항상성, 다시 말해 언제나 활발한 기능을 유지하는 성질을 CST를 통해 보존할 수가 있는 것이다.

특히 인간의 몸은 스스로 낫게 할 수 있는 치유의 능력을 지니고 있다. 목덜미의 뾰루지는 저절로 사라지며 눈에 돋아난 다래끼도 저절로 터지며 사라진다. 몸이 감기 등을 치유하는 데 보름 정도 시간이 소요된다. 피곤한 기색은 몸의 변화가 있기 때문인데 피곤기가 사라지는 것은 결국 인체 스스로 변화를 정상으로 회복했기 때문에 결국 치유된 것이다. 이렇듯 인체 스스로 치유의 능력이 없다면 인간은 언제든지 병에 걸려 죽을 수가 있다.

몸은 병을 스스로 고칠 수 있다. 엄청난 능력과 지혜를 가진 것, 시술자는 이러한 믿음을 통해 최고의 치유혜택을 누리게 되리라. 시술자는 시술을 시도하는 기간 내내 자신을 향해 몸의 이러한 능력과 지혜를 주지시킬 필요가 있다. 사실 인간의 이해를 훨씬 뛰어넘는 놀라운 일들을 우리의 인체는 해내는 신비로운 능력을 지니고 있다. 긍정적인 사람은 긍정적인 결과를, 부정적인 사람은 부정적인 결과를 만들어 내는 법! 늘 활짝 웃으며 살아온 사람의 주름은 비록 같은 주름이라도 그만큼 너그럽고 온화한 주름인 것이다.

시술자는 이제 이러한 믿음을 가지고 완전히 몰입해야 한다. 100%를 몰입하면 100%의 치유결과가 나오며, 50%만 몰입하면 50%의 치유결과만 얻게 될 것이다. 기본적으로 CST는 몰두한 만큼 수확을 얻게 되는 테크닉이란 사실이다. 모든 잡념은 한데 뭉뚱그려 뒤켠에 몰아두고 시술 중에는 오직 피시술자(=환자)의 신체적, 정신적 감각을 느끼려고 모든 접촉(마음까지 포함)의 세포들을 완전히 개방해 놓아야 한다. 자신의 모든 것, 자신의 모든 에너지, 정신집중, 영혼의 세계까지 피시술자의 고통과 장애를 위해 완전히 바친다는 신념을 바칠 때 엄청난 치유의 경험을 얻게 될 것이다. 이제, CST테크닉을 하나씩 살펴보도록 하자.

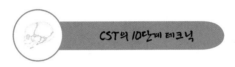

CST의 10단계 테크닉

피시술자(=환자)의 몸에서는 생리적 움직임이 일어난다. 앞에서 말한 율동적 리듬감이 바로 이러한 움직임이다. 두개천골의 움직임도 역시 이와 같은 움직임이라 생각할 수 있다. 시술자가 접촉한 피시술자의 신체 부위에서 움직임이 감지되는데 이때의 움직임은 부풀어 올랐다가 꺼져드는 과정을 되풀이 한다. 대개 15차례 안팎으로 움직임이 감지되며 그 움직임이 어느 순간에 정지되는 지점이 있다. 바로 이러한 지점을 스틸포인트(*still point*)라고 한다. 흔들림이나 박동의 형태로 움직임은 감지되며, 이러한 움직임이 중립위치에 머물 때 정지되고 바로 이러한 스틸포인트는 치료의 완성과정에 속한다고 할 수 있다. 스틸포인트의 순간은 모든 긴장된 것들이 이완되는 순간이다. 만약 통증이 있었다면 사라질 것이며, 두통이 있었다면 말끔히 사라질 것이다. 비로소 호흡은 안정되고 안도의 얼굴이 될 것이다.

스틸포인트는 주기를 가지고 나타나게 된다. 몇 초에서 몇 분까지 나타나며 정지한 다음에 다시 시작된다. 우리는 움직임의 범위와 규모 등을 관찰하며 피시술자의 상황을 주시할 필요가 있다. 부풀었다 꺼져드는 과정이 그 진폭에 있어서 조화를 이룬다면(스틸포인트에 도달한 것임) 이제 피시술자의 몸에서 떨어져도 된다. 1회의 테크닉이 성공적으로 끝난 것이다. CST를 자주 시행하여 여러 번의 스틸포인트를 경험한다 하더라도 전혀 부작용은 없으며, 많이 할수록 우리의 몸은 정상적인 기능을 회복하게 된다.

CST(두개천골요법)야말로 현대의학의 보배이다. 따라서 현대의학이 도달하지 못한 치유의 분야를 극복할 유일한 대체의학의 분야라고 본다. 이른바 통증신드롬이나 틱장애, 인류가 이해 못하는 한국인들의 홧병 등등 원인불명의 질환들에 대한 의문을 벗길 수 있는 방법이며 치료법까지 제공해 주는 요법이다. 이미 다양한 분야의 사람들이 CST의 혜택을 받고 있는데 이는 선택받은 자들의 몫이다. 믿고 따르는 자만이 누릴 수 있는 최고의 황제요법이며 신비한 요법이다.

CST(두개천골요법)는 기본적으로 10단계로 진행된다. 여기에 진행되는 순서는 반드시 지켜야 한다. 그러나 독립적으로 사용한다 하더라도 효과는 놀랄 만 하다는 게 우리들이 체험한 바이다. 10단계 이후에는 우리가 앞에서 액세서리 테크닉으로 명명했던 테크닉을 병행할 수도 있다. 이 테크닉 또한 독립적으로 활용할 수 있으며, 더불어 사용했을 때 효과가 더욱 탁월하다는 임상 결과에 주의를 기울여야 할 것이다.

제4실 압박법 (CV-4 : *Compression of the 4th Ventricle*)

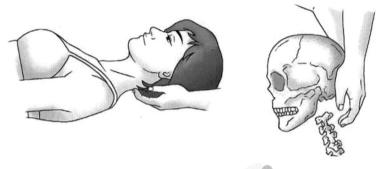

CV-4 테크닉 손의 자세

피시술자(=환자)의 후두골에 적용하는 테크닉이다.

뒤통수 즉 후두 융기 부분인데 마치 복숭아뼈처럼 툭 튀어나온 부분으로, 양쪽에 두 개가 튀어나와 있다. 취침시에 베개를 괴는 부분으로 정수리에서 아래쪽으로 반뼘쯤 되는 위치로 테크닉을 적용함으로써 스틸포인트를 유발시키는 것을 말한다. 흔히 CV-4라고 부르며, 제4실이란 4뇌실을 말한다. 제 4뇌실을 압박하면 뇌실이나 뇌실 안의 모든 신경중추에 영향을 미치는 것으로 알려져 있다. 이는 뇌척수액의 움직임을 조절한다. 그 움직임이 활발하도록 촉진하며 횡격막의 원활한 활동을 돕고 자율신경조절에 또한 영향을 미쳐 호흡의 조절에 크게 관여하고 있다. 교감신경의 긴장을 현저히 완화시키는 작용을 한다.

그림에서 보는 바와 같이 배구에서 리시브를 하는 방식으로 양쪽 손을 이용하여 양쪽 손의 엄지손가락 뿌리줄기를 후두 융기 튀어나온 부분에 가져다 대는 것이다. 복잡하다 여겨지면 그냥 그 자세로 손만 대고 있으면 된다. 시간은 3분 정도로도 충분하나 10여분 이상 시도하면서 환자와 교감하는 것은 매우 중요하다. 가능한 시술중에 율동을 느껴보도록 정신을 집중해야 한다. 우리는 이러한 테크닉을 돕기 위해 CV-4를 위한 전용베개를 만들어 사용하고 있다. 따라서 뒤에 다시 언급이 되겠지만, CST는 셀프테크닉 또한 가능한 영역이다. 상대를 구할 수 없거나 시술자를 만날 수 없을 때는 스스로 하는 테크닉 역시 상당한 효과를 볼 수 있다.

이 테크닉 최고의 효과는 몸의 열을 내리는 역할이다.

테크닉 시도 30분 이내에 열을 약 섭씨2도, 화씨4도 정도 내려버리는 놀라운 테크닉이다. 인체의 모든 결합된 조직에 있어서 이완의 효과를 발휘한다. 그러므로 근골격계 장애에 특히 유익한데 만성의 경우에도 탁월한 효과를 보이고 있다. 고열이나 만성통증의 문제, 류머티스 관절염, 분만의 중요한 순간, 몸이 붓는 데에 효과적이다. 그리고 자동차 사고 등이 원인인 후유증에도 탁월한 효과를 보이고 있다. 조직과 뇌척수액의 움직임을 활성화시켜서 자율신경의 반응을 자연스럽게 복원시키는 역할을 하고 있다.

두 손의 무지(=엄지손가락)가 V형태가 되게 하여 두 손을 모으고 V자의 뾰족한 끝이 환자의 제2경추나 제3경추 부위에 있어야 한다. 시술자는 환자의 후두골이 신전과정에서 좁아질 때는 자연스럽게 이러한 움직임을 따라가는 것을 잊지 말아야 한다. 반면에 후두골이 넓어지려 할 때(우리는 앞에서 이것을 굴곡이라 하였다) 시술자는 이를 저지해야 한다. 두 손을 움직이지 말고, 압박을 가해서도 안 된다. 후두골이 좁아진다고 느낄 때, 두 손은 좁아지는 움직임을 따라가면서 느슨해지는 것을 끌어당겨야 한다. 또한 후두골이 넓어진다고 느낄 때, 넓어지는 것을 막아야 한다. 이러한 동작을 두개골의 리듬이 중단될 때까지 지속한다.

스틸포인트란 두개골의 움직임이 멈추었을 때에 발생하는 것이다. 환자는 한숨을 내쉴 수 있으며 땀을 흘릴 수도 있다. (이 경우 우리는 접촉하고 있는 손을 통해 따뜻한 느낌이나 부드러운 느낌을 받게 된다.) 이제 피시술자 (=환자)는 호흡이 안정되고 긴장이 풀리며 몸에서 감지할 수 있을 정도의 나른함이 나타나게 되는데 이러한 나른함은 이완의 결과이며 몸의 항상성을 회복한 결과라고 보면 된다. 따라서 CV-4는 불면증에도 탁월한 효과를 보인다. 나른함 뒤에 이루지 못한 수면을 깊게 취할 수가 있다.

테크닉 실시

환자를 바로 눕게 한다. → 시술자는 환자의 머리쪽에 앉는다. (시술자는 언제나 환자의 오른쪽에서 요법을 시행한다.) → 환자를 가장 편안한 상태로 안정시킨다. (긴장해소) → 시술자는 손바닥을 감싸며 배구에서 리시브하듯이 양 손을 포갠다. → 환자는 편안히 누워 신체의 힘을 완전히 뺀다. → 시술자는 엄지손가락 융기부위를 환자의 뒤통수 융기부위 복숭아뼈처럼 툭 튀어나온 부분에 가져다 댄다. → 이런 방식으로 접촉을 하며 시술자는 환자로부터 율동적 움직임(=리듬)을 느낄 때까지 기다린다. → 만약 부풀어 오르는 느낌이 있으면 압력을 아주 천천히 가해준다. (이 때의 압력은 손의 힘으로 가하는 것이 아니라 팔의 앞쪽 근육의 힘으로 은근하게 가해주면 된다.) → 열감 혹은 부드러운 느낌에 이르면 멈추며 가한 압력을 서서히 풀어준다. (또한 수축할 때 풀어주고 부풀어 오를 때 압력을 가하는 방식으로 몇 번을 되풀이하는 테크닉도 있다.)

경험에 의하면 어떠한 방식이든지 놀라운 효과를 보여준다. 이러한 테크닉은 특히 두개골의 움직임을 아주 율동적이며 리드미컬하게 만들고 몸 전체에 림프의 흐름을 원활하고 왕성하게 한다. 림프의 원활한 흐름은 면역력에 가장 효과적인데 면역력의 강화는 어떤 질병의 원인이 인체에 발생한 경우라도 거뜬히 막아낼 수가 있으며, 암세포 등이 결코 발현하지 못하도록 억누르는 역할을 한다. 제4실 압박법(CV4)은 반드시 실시해야 하는 테크닉이다.

(2) 천골 풀어주기

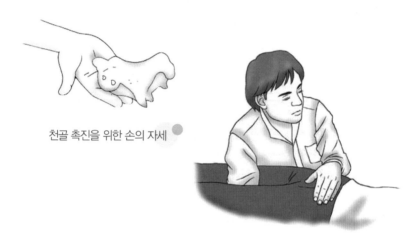

천골 촉진을 위한 손의 자세

환자 앙와위(supine)에서 천골 검사

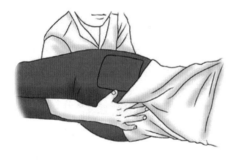

환자 측와위(lateral resumbent position)에서 천골 검사

천골 풀어주기는 두 번째 단계로 본격적으로 두개골을 풀기 위한 전단계(前段階) 과정이다. 뒤에 이어질 골반횡격막 풀어주기와는 비슷한 성격의 테크닉이다. 천골 역시 두개천골요법에서 핵심 부위에 속한다고 할 수 있다. 두개골에서 천골까지 뇌척수액이 흐르고 있다. 이러한 뇌척수액이 원활하게 흐르기 위해서 긴장된 부위를 이완시켜야 하는 것은 당연한 이치다. 천골을 통해 테크닉에 들어갈 때는 시술자의 손을 반드시 천골에 접촉시키면서 팽창과 수축이 일어나는 것을 감지해야 한다. 만약 팽창과 수축 가운데 어느 하나가 우세할 경우, 우세한 쪽으로 천골의 움직임을 따라가도록 하라. 스틸포인트를 느낄 때까지 몇 차례 반복한다. 천골이 중립위치로 돌아오려 하면 저지해야 한다. 이렇게 함으로써 우리는 스틸포인트에 도달하게 되는 것이다.

테크닉 실시

시술자는 피시술자(환자)의 천골부위(=꼬리뼈 삼각부분)에 손바닥을 올려놓는다. → 꼬리뼈가 시술자의 셋째 손가락과 넷째 손가락 사이에 있도록 한다. → 시술자의 손가락 끝은 반드시 피시술자의 천골저에 있어야 한다. → 그러면서 천골을 자신의 손 방향으로 가볍게 끌어당긴다. → 천골저가 팽창하면 못하도록 유도하며, 느슨해지면 자연스럽게 따라 들어가도록 한다.

천골이 풀려야 다음의 순서로 진행할 수 있다. 천골이 풀리지 않으면 다음의 단계를 하더라도 효과가 없는 것이다. 차례로 아래쪽에서부터 이완시켜 나가야 본격적으로 두개골을 이완시킬 수가 있다. 천골 풀어주기는 2~3분 정도 시술시 반응을 느낄 수가 있다. 아래쪽에서 열감과 더불어 움직임을 감지할 수가 있으며, 손 전체를 통해서 이완되는 느낌 역시 느낄 수가 있다. 주의할 점은 무엇보다 부드러운 힘을 가해야 한다는 점이다. 강한 힘은 결코 릴리즈시키는 데 성공하지 못한다. 가볍고 부드럽게 잡고 시술하는 것이 관건이다. 그런 다음 기다리면 되는 것이다. 천골 풀어주기의 효과는 물론 다른 테크닉과 함께 병행될 때 놀라운 효과를 가져오지만, 디스크 환자에게 효과적이며, 요통, 두통 환자에게도 탁월한 효과를 보이고 있다. 특히 자폐증 어린이의 경우, 다른 테크닉 역시 병행해야 하지만, 1차 시도 때 천골 풀어주기를 통해 매우 긍정적인 결과를 만들어낼 수가 있다.

(b) 양발 리듬 촉진하기

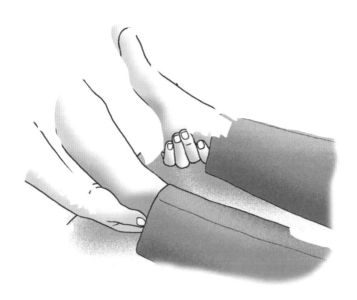

발에서의 리듬 촉진 ●

발을 통한 테크닉은 매우 쉬운 요법으로 누구나 쉽게 배워 생활속에서 활용할 수 있다. 두개천골계의 움직임을 가장 쉽게 느낄 수가 있으며 부드럽게 조율하는 방법을 익히기에 매우 뛰어난 테크닉이다. 그림에서와 마찬가지로 두 손으로 먼저 발뒤꿈치를 감싸준다. 감쌀 때에 시술자는 가능한 환자의 발이 안쪽으로 향하도록 내측을 향해 힘을 투사한다. 그리고 움직임을 감지하려는 마음을 지니고 기다린다. 그러면 불과 몇 분 이내에 움직임이 감지될 것이다. 부풀어 오름과 꺼져드는 과정이 거듭되면서 조절된다.

몸의 상태가 굳은 이들, 특히 퇴행성관절염 만성질환자들이나 암의 상태가 깊은 환자들은 발에 시술자의 손을 접촉했을 때 매우 무겁고 묵직하며 딱딱한 느낌을 받는다(마치 나무토막을 만지고 있는 느낌이다). 설령 몸무게가 매우 적게 나가는 환자라도 몸에 장애가 심하면 매우 무겁게 느껴지고 시체처럼 굳은 느낌을 받게 된다. 만약 몸무게가 무거운 사람이 건강에 문제가 없을 때, 다시 말해 겉으로 보기에는 몹시 뚱뚱한 사람인데 손을 접촉하면 매우 가벼운 느낌을 받는 경우가 있다. 48킬로그램 밖에 나가지 않는 환자를 시술하면서 너무나 무겁게 느껴져서 곤욕을 치른 경험이 있다. 환자는 암(폐암, 간암)을 앓고 있는 사람이었는데 처음 임상은 몸무게에 비해 너무나 무거웠기 때문에 놀랄 수밖에 없었던 것이다.

시술자의 임무는 이렇게 딱딱한 몸을 부드럽게 만드는 일이다. 환자의 발에서 움직임이 느껴지면 이제 반응을 보인 것이다. 반응이 없을 때는 마음 속으로 반응을 만들어 보아야 한다. 접촉된 발의 부위에서 열감을 상상하며 부풀어 오르는 움직임과 꺼져드는 움직임을 마음속으로 상상하게 된다. 그런데 이렇게 하다보면 어느 순간 정말로 이러한 움직임이 시작되고 있는 것을 느끼게 된다. 이제 환자가 지니고 있는 문제에 대해 치유가 시작된 것이다.

환자를 편안한 자세로 반듯하게 눕도록 한다. → 환자의 다리를 어깨넓이 만큼 적절하게 벌린 상태에서 안으로 모은다. (내회전시킨다.) → 시술자는 두 손으로 발뒤꿈치를 감싸준다. (흔히 아킬레스건이라 부르는 부분을 감싸쥔다.) → 발이 밖으로 벌어지려고 하면 못나가도록 저지한다. → 안으로 들어가려고 하면 자연스럽게 따라 들어간다. (여러차례 이런 동작을 반복한다.) → 이렇게 하여 3회 정도 스틸포인트를 유도한다.

우리는 이러한 테크닉을 통해 움직임이 대칭적인지 아니면 비대칭적인지 감지할 수 있다. 발에 대한 테크닉을 시도하는 동안 퍽, 소리가 나는 경우가 있으며, 환자의 경우 시소를 타는 듯이 자신의 발을 가지고 장난을 치는 듯한 느낌도 간혹 받을 때가 있다. 시술자는 그냥 가만히 발을 움켜잡고 있는데 환자는 자신의 발을 잡고 비잉비잉 돌리는 듯한 느낌, 마구 흔들어대는 듯한 느낌들을 받게 된다. 이러한 순간이 바로 시술자와 환자간의 무의식적인 커뮤니케이션이 잠재적으로 진행되고 있는 것으로 생각한다. 그리고 이러한 과정이 문제를 해결하는 과정이라 보는 것이 정확한 판단이다.

천골과 천장골에 문제가 있을 때 교정이 두드러지는 것을 알 수 있다. 그리고 체성기능 장애의 경우도 자연스럽게 교정되는 것을 느낄 수가 있다. 긴장이나 어떤 장애적 요소가 달아난 것이다. 환자는 다만 천정을 바라보고 누워 있을 뿐인데 신체 내부에서는 여러 가지 문제들이 정상으로 돌아온 것이다. 시술자는 환자의 정신적 상태(맑은지

혼미한지)를 파악한다. 눈의 맑기, 피부의 색깔, 호흡의 상태 등을 신중히 관찰할 필요가 있다. 환자는 한동안 이완의 상태에 놓여 있게 된다. 스틸포인트(이런 반응은 머리와 천골에서 특히 많이 발생한다.) 상태에 놓일 때 환자는 통증의 심화를 호소할 수 있으며, 과거의 통증들이 재발하는 것을 느끼게 된다. 물론 이러한 과정이 완전한 치료의 과정이라 단정할 수는 없다. 스틸포인트를 여러 번 실행할수록 이완이 강력하게 일어나며 간혹 졸립기도 한다. 이러한 과정을 여러 차례 되풀이 했을 때 우리의 인체가 놀라운 변화를 가져오는 것은 분명한 사실이다. 발을 잡은 손을 통해 좌우의 움직임이 대칭을 이룬다고 판단될 때 우리는 테크닉을 종료할 수 있는 것이다.

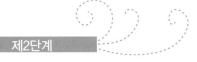

제2단계

(2) 골반횡격막 풀어주기

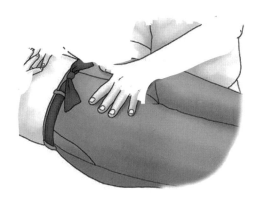

골반횡격막 풀어주기 위한 손의 자세

골반횡격막은 골반과 생식기 부위의 횡격막을 일컫는 말이다. 원래 위치는 섬세하게 보아 나누어져 있지만 기능적으로는 하나로 간주하고 있기 때문에 하나의 어휘로서 골반횡격막이라 일컫는 것이다. 항문을 잡아당겨 수축시키는 항문거근과 미골근 그리고 이들 근육을 감싸는 막으로 구성되어 있다. 항문거근은 배 안의 압력이 증가하는 것을 제한하며 여성 질의 근육이 수축과 팽창을 자유롭게 하도록 돕는다.

골반횡격막은 골반의 내장을 받치고 있다. 요도나 질의 통로를 열어주며 골반횡격막을 풀어주면 과긴장이나 불균형적 긴장으로부터 오는 장애들로부터 벗어날 수 있다. 골반횡격막의 풀림은 곧장 두개골의 움직임을 활성화시키는 역할을 한다. 골반횡격막은 항문의 수축과 팽창에도 관여한다. 미골근은 미골을 앞쪽으로(=전방으로) 끌어당기므로 두개천골계에 굴곡(=부풀어 오름)을 유발하게 된다. 또한 천골첨 역시 전방으로 끌어당겨 긴장을 발생하게 만든다. 골반은 스스로 힘을 키우지 않으면 안 된다. 전방으로 당겨짐으로써 일어나는 장애들을 골반 스스로 치유할 수 있어야 한다.

횡격막은 두 개의 근막층으로 이루어져 있다. 이들이 요도나 질의 통로를 제공하고 있기 때문에 미골이나 천골의 운동성은 매우 중요하며, 유동액의 흐름 또한 중요한 작용을 하는 것으로 알려져 있다. 두개천골계의 움직임이 원만하게 유지되기 위해서는 골반횡격막의 흐름이 원활해야 한다. 골반횡격막이 과긴장되어 있거나 불균형적으로 긴장되어 있다면 먼저 풀어야 두개천골계의 흐름이 정상적으로 작동되는 것이다.

골반에 비정상적 문제가 있으면 시술자는 손으로의 접촉을 통해 움직임의 형태를 느낄 수가 있다. 움직임은 부풀어 오르거나 꺼져들며 회오리바람처럼 빙빙 돌기도 한다. 그리고 무엇인가 가로지르며 뚫고 나가는 느낌이나 한쪽으로 쏠리는 느낌 등을 느낄 수가 있다. 이러한 움직임이 있을 때 시술자는 저항하지 말고 자연스럽게 이러한 움직임을 따르도록 한다. 스스로 치유할 수 있도록 최소한의 힘만을 부여하면 되는 것이다. 만약 과긴장이 풀리거나 비정상적 긴장이 느슨해지면 부드러워지는 느낌이나 따뜻해지는 느낌을 받게 될 것인데 우리의 테크닉은 바로 이 시점에 멈추어야 한다. 긴장이 완전히 풀렸는지 간파하기 어려울 때는 다시 한 번 시도하는 것도 괜찮다. 여러 번 시행한다 해도 부작용은 없으며 환자에게는 오히려 긍정적인 작용으로 반응한다.

테크닉 실시

오른쪽 손을 천골 밑에 집어넣는다. (손바닥이 천골과 접촉한다. 요추5번과 손바닥이 직각이 되게 한다.) → 왼쪽 손은 환자의 상부치골 바로 위에 가져다 댄다. (가만히 올려 놓기만 해도 된다. 피부에 직접 접촉하는 것도 좋지만 옷 위에 올려 놓아도 효과면에서는 크게 차이가 없다.) → 치골 부위에 올려놓은 손으로 리듬을 느끼려고 노력한다. → 부풀어 오르는 느낌이 들 때나 그런 느낌이 들지 않더라도 치골 부위에 올려놓은 손을 밑을 향하여 압박을 천천히 가한다. → 골반횡격막의 긴장이 서서히 풀리게 된다. (이러한 과정은 3분 정도로 충분하며 10분 안팎 정도가 적당하다. 이완이 늦어진다 생각하면 오래 해도 괜찮다.)

골반 횡격막은 골반을 가로지르고 있는 막이다. 근육이나 골반의 교차지점에선 언제나 긴장이 발생할 수 있다. 교통사고가 교차로에서 많이 발생하는 것과 같은 이치다. 그곳의 문제를 해결해야 소통이 원활하게 되는 것이다. 골반 횡격막이 풀려야 연이어 호흡기 횡격막을 풀수가 있다. 만약 골반 횡격막을 풀지 않으면 호흡기 횡격막 역시 풀리지 않는다. 따라서 이러한 테크닉은 하나의 테크닉이 독립적으로 사용되는 것보다 테크닉 모두가 통합적으로 사용되어야 치유의 기대치에 도달하게 되는 것이다. 골반횡격막을 풀고 이어서 호흡기 횡격막을 풀면 흉곽이나 설골 등이 쉽게 열리게 된다. 이렇게 되면 신체의 대사작용은 물론 에너지의 충만과 더불어 면역력의 증가로 질병의 예방과 치유에 탁월한 효과를 얻을 수가 있다. 우리가 흔히 원인불명의 병을 앓고 있을 때 특히 이 요법의 효능이 탁월하다는 임상이 속속 나타나고 있다(한국의 대표적 병인 홧병이나, 틱장애, 만성통증, 과잉행동장애, 산만한 아이 등등 불치병에 특히 탁월).

(b) 호흡기 횡격막 풀어주기

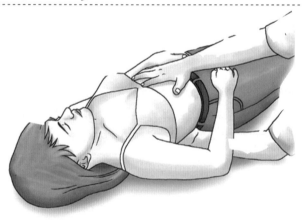

호흡기 횡격막 풀어주기 위한 손의 자세

호흡기 횡격막은 인체의 심장에 해당하는 부위(그만큼 중요하다)라고 할 수 있다. 호흡기 횡격막이 막히면 전체적으로 많은 문제가 발생한다. 호흡 과정에서 만성적인 횡격막의 긴장을 유발할 수가 있으며, 횡격막의 수축으로 인하여 과도한 긴장이 일어나게 되는데 이러한 원인이 정상적인 호흡을 방해하게 된다. 이러한 횡격막은 근육의 수축을 통해 횡격막의 중심체를 끌어당기면서 가슴부위의 압력을 감소시키는데 흉부 내부의 용량은 공기의 유입으로 오히려 늘어나게 된다. 흉부와 반대로 복부의 압력은 증가하며 복부 내부의 용량은 감소한다. 이러한 일련의 과정을 통해서 간이나 쓸개, 다른 복부에 속한 장기들에 장애를 일으킬 수가 있으며, 특히 염증으로 발전될 수도 있다.

횡격막은 인체를 복부와 흉부로 나누는 경계에 놓여 있다. 횡격막의 근육은 횡격막을 지탱하는 중심건, 다시 말해 심줄을 뼈에 달라붙게 만드는 튼튼한 끈에 부착되어 있다. 이러한 횡격막은 흉부와 복부를 지나는 여러 중요한 혈관이나 신경, 근육이나 기관 등의 통로가 된다. 따라서 호흡기 횡격막과 관련한 문제는 다양한 문제를 일으킬 수가 있는 것이다. 횡격막의 기능장애는 두개천골계의 기능과 뇌척수액 운동의 감소와 관련한 제반 문제들을 야기하며, 우울증이나 만성피로, 불쾌감 등의 문제를 촉발시킨다.

테크닉 실시

시술자는 환자(피시술자)의 흉요추 부위에 왼쪽 손을 넣는다. (등의 파인 홈을 손바닥이 가로지르는 자세, 압박을 가할 때 지주대 역할을 한다.) → 오른쪽 손은 명치 부위에 엄지손가락을 머리쪽으로 하고 가져다 댄다. (손바닥을 펼 때 엄지와 검지가 V자를 만들도록 한다.) → 접촉한 손은 지그시 앞쪽에서 뒤쪽을 향해 압박을 가한다. → 움직임이 느껴진다고 느낄 때까지 지그시 누르기를 하게 한다. (움직임이 느껴지면 움직임의 방향을 따라가라!) → 횡격막이 자연스럽게 움직이는 느낌과 열감을 느낀다면 이제 오른쪽 손은 부채꼴을 그리며 오른쪽 횡격막의 약간 아래쪽으로 옮기며, 역시 같은 느낌을 감지할 때 오른손을 왼쪽 횡격막의 약간 아래쪽으로 옮겨 이와 같은 느낌을 다시 얻도록 한다.

호흡기 횡격막은 두개골 테크닉을 시도하기 앞서 반드시 선행되어야 한다. 호흡기 횡격막을 통과하는 구조물은 대동맥, 대정맥, 식도, 임파배출관, 미주신경, 횡격막신경, 내장신경 등 다양하다. 따라서 과긴장이 많으며 청결해야 하는 것은 물론이다. 뇌를 풀려면 반드시 호흡기 횡격막이 풀려야 한다. 여기를 풀지 않고 뇌를 접촉하면 그 효과는 크게 기대할 수 없을 뿐만 아니라 인체의 원활한 기능 역시 바랄 수가 없다. 시술자는 왼쪽 손을 통해서 리듬감을 느낄 수도 있으며 오른쪽 손을 통해서 느낄 수도 있다. 대개는 오른쪽, 그러니까 명치 부위에 올려놓은 손을 통해 움직임을 감지하게 된다. 움직임의 형태는 맥박이 뛰듯이 일정한 간격을 가지고 리듬을 만들어 내는 모양과 회전을 하는 모양, 비비꼬는 모양 등 복합적인 형태를 띤다. 내 경험에 의하면 가장 늦게 풀리는 부위가 바로 이 지점인 것 같다.

시술자는 두 손을 통해 리듬감과 열감을 느끼기 시작할 것이며, 이를 통해 환자의 몸은 새로운 균형점을 찾아가며 정상을 회복하게 된다. 기능의 원활한 회복이 미덥지 못하다면 다시 한번 횡격막 풀기를 시도할 필요가 있다. 이 테크닉은 여러 번을 되풀이 하더라도 해로울 것이 없기 때문이다. 횡격막의 긴장을 주의해야 하는 이유는 바로 이러한 긴장을 통해 2차적 문제로 옮겨갈 수 있다는 점이다. 따라서 문제가 깊어지기 이전에 횡격막 풀기를 통해서 균형을 되찾도록 해야 하는 것이다.

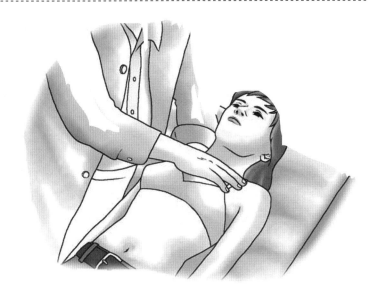

흉곽입구 풀어주기 위한 손의 자세

인체의 혈액과 임파액(면역담당)들은 모두 흉곽 입구를 지난다. 따라서 흉곽 입구에 비정상적 긴장이 발생한다면 두개골 움직임은 손상받게 될 것이다. 왜냐하면 혈액과 임파액이 정체되어 정상적으로 뇌에 공급되지 못할 것이기 때문이다. 흉곽 입구는 세로로 뻗어 있는 근막과 가로로 뻗은 근막의 교차로 많은 제한이 발생하는 지점이다.

근막 이완의 운동성을 활발하게 하며 척추 부근 관절들의 움직임을 활동적이게 하는데, 근막이 만약에 긴장이 풀려 활성화된다면 신경계의 흐름에 따라 목부위 근육의 긴장을 감소시키게 된다. 흉곽입구에는 여러 개의 비스듬히 뻗어내린 근막들이 존재하고 있다. 이들 근막들이 뼈의 움직임이나 유동액 및 근막 자체의 움직임에 큰 영향을 미치는 것으로 알려져 있다. 특히 이러한 근막은 두개골과 천골, 미골 등에 뻗어 있기 때문에 근막의 과긴장과 제한, 불균형은 장애의 중요한 요소가 되는 것이다.

테크닉 실시

환자를 편안한 자세로 눕게 한다. → 시술자의 왼손은 환자의 목과 등의 연결 부위(뒷덜미 좀 더 아래, 경추와 흉추 연결 부위)를 접촉한다(왼손이 받침대 역할도 한다.) → 오른손을 환자의 흉곽 입구에 올려 놓는다. → 5g 정도의 압박을 가하도록 한다. → 가능한 오른손의 엄지와 검지가 V자가 되게 올려 놓는다. → 양손을 가볍게 아주 미세한 힘으로 누른다. → 부드러운 느낌과 더불어 열감이 느껴지면 멈추도록 한다.

테크닉이 끝나게 되면 환자는 몸의 활성화를 느끼게 될 것이다. 이제 긴장이 풀린 것이다. 테크닉을 하는 동안 우리가 특히 주의할 대목은 조직의 긴장을 풀기 위해서는 환자의 움직임을 따라가야 한다는 점이다. 어떤 방향이든지 어떠한 형태로든지 움직이도록 자연스럽게 놔두어야 한다. 다만 하나의 움직임이 다른 방향으로 다시 움직이는 것을 저지하면 된다. 시술자의 손이 만약 무의식적으로 움직인다면 그 움직임을 따라가되 시계 반대 방향으로 회전시키지는 말아야 한다. 어떠한 움직임이 일어나든지 가능한 그대로 하도록 내버려 두어야 한다.

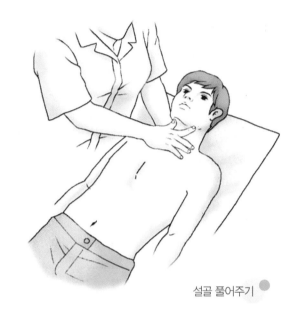

설골 풀어주기

설골은 성인 남자의 상징으로 턱밑의 볼록 튀어나온 부분이다. U자 모양을 하고 있는데 가로의 길이가 세로의 길이보다 2배 정도 길다. 두개천골계의 직접 부위는 아니지만 중요한 근막이나 근육들이 붙어 있기 때문에 중요하게 다루지 않을 수 없다. 특히 CST에서는 설골이 풀려야만 두개골이 풀리는 것이다.

설골은 다양한 근육으로 구성되어 있다. 하악골과 연결된 근육은 혀나 설골을 끌어 당기는 역할을 하며, 음식을 삼키며(=연하작용) 빠는 기능을 하고 있다. 이러한 근육에 장애가 발생하면 기분상의 문제나 심성의 문제, 불안함이나 목이 조여드는 듯한 이상을 느끼게 된다. 또한 설골에는 설골을 상하운동하게 하는 근육이 있는데 이는 하악골이나 측두골과도 긴밀히 연결되어 있으므로 설골의 문제는 하악골이나 측두골의 문제로 받아들일 수도 있다. 설골의 어떤 근육은 저작활동뿐만

아니라 빨고 삼키는 행위, 공기를 흡입하고 내뿜어 바람을 내는 등의
활동에 도움 역할을 하고 있다.

환자가 편안히 누워 있는 상태에서 흉곽입구 풀기를 마친 뒤에 설골
풀기를 시도한다. → 왼쪽 손바닥을 펴서 후두골 부위를 가볍게 잡는다. (지지대로
활용한다. 왼손 검지와 중지를 V자로 만들어 경추 2, 3번에 가로로 댄다.) → 오른쪽 손으로
U자형의 설골을 끌어당기듯이 잡는다. (설골은 남자는 턱밑 튀어나온 부분이며
'복숭아뼈'라고도 부른다. 여성의 설골은 만져지지 않으므로 침을 삼키도록 하여 U자형
설골을 접촉한다. 설골을 만지지 않으려면 왼손은 그대로 두고 오른쪽 손 엄지와 검지로
V자를 만들어 설골을 향해 약간 떨어져서 쓴다. 이른바 뒤에 나올 에너지 전송 테크닉을
시도한다.) → 설골을 오른손 엄지와 검지로 잡아 약간 안쪽으로 넣은 다음 뒤로
밀어넣는 듯이 앞으로 잡아당긴다. (부드러워지거나 열감이 느껴질 때까지 3분정도
기다린다.) → 환자로 하여금 침이 고이는 것을 막지 말고 삼키도록 한다. (침이
고이는 것은 반응을 보이고 있다는 증거이다.) → 부드러운 느낌과 열감이 느껴지면
테크닉을 마쳐도 된다.

설골부위를 통과하는 경추신경들에 의한 신경총이나 동맥의
압박은 손이 저리게 만든다. 어깨의 통증이나 뻐근함도 이런 과정에서
발생하게 된다. 따라서 설골을 풀면 경추와 대후두공 사이에 존재하는
모든 연조직을 이완시켜 주는 것이다. 움직임이 느껴지면서 열감과
더불어 풀리는 현상이 나타날 것이다. 설골 부위는 턱관절에 관련된
문제들과 긴밀하게 연결되어 있으므로 이를 이완시키며 푸는 것은 매우
중요한 과정이라 할 수 있다.

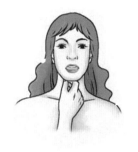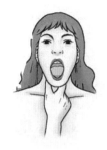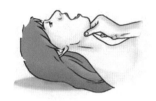

설골 풀어주기

설골에 부착된 근육 가운데 특히 갑상설골근은 설골이나 연골을 끌어당기며 두개천골계와 연결하는 기능을 한다. 이는 매우 중요한 기능을 하는 것으로 생각된다. 갑상선 문제 역시 설골의 문제와 관련이 높은 것이다. 또한 견갑설골근도 이러한 기능을 하는 것으로 알려져 있는데 두개골과 쇄골을 연결시키며 두개천골과 흉곽입구의 상호적 영향을 주고받는 것으로 관찰되고 있다. 견갑설골근의 문제가 두개천골과 흉곽입구 문제와 긴밀히 연관되어 있는 것이다. 따라서 설골이 두개천골에 미치는 영향과 갑상선과 흉곽입구 상호 영향을 연결짓는 것은 당연한 것이라 할 수 있다.

목이 잘 쉬는 사람 혹은 침이 잘 나오지 않는 사람의 경우, 설골 풀기를 자주 할 필요가 있으며, 목을 많이 사용하는 직업을 가진 교사나 교수, 아나운서, 손님을 상대하는 장사들에게 유익한 테크닉이다. 특히 CST의 모든 테크닉을 적어도 1주에 1~2번 정도 받았을 때 몸의 기능은 놀라울 정도로 항진된다. 무엇보다 CST는 항기능성에 크게 작용하며 면역력 증강으로 암의 예방 및 치료에 탁월하며 모든 불치병(동맥류,뇌출혈 제외)에 탁월한 대안(代案)이 될 수 있는 것으로 임상결과 드러났다.

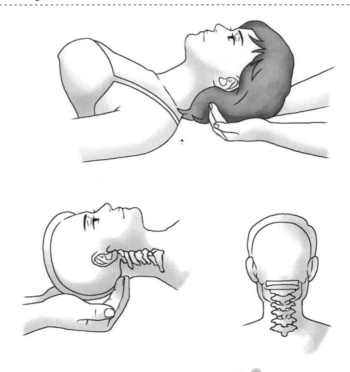

두개저 테크닉을 위한 손의 자세

현대인의 스트레스나 다양한 종류의 문제들을 해결할 수 있는 훌륭하고 효율적인 테크닉이다. 두개저(전두골, 사골, 접형골, 측두골, 후두골을 포함) 풀어주기에 있어서 두개저 부위는 두개천골계 기능장애의 주요 요인이 된다. 정상적 환경일 때 뇌척수액의 압력이 율동적으로 움직인다. 후두골 뼈끝의 돌기(=과상돌기)에 가해지는 압박을 해소하여 두개저를 움직이고 경정맥공 주위의 조직을 이완시켜 뇌로부터 경정맥을 통한 뇌척수액이 원활하게 배출되도록 한다. 뇌척수액이 정상적으로 배출되면 두개천골계의 움직임이 더욱 왕성해진다.

경정맥공을 통과하는 다양한 신경들, 이를테면 설인신경, 미주신경, 척수부신경 등의 통과로 후두골의 압박을 이완시키면 이들 신경기능에 의해 발생되는 다양한 문제들을 해결할 수가 있다. 혀와 목구멍, 뒷머리 부위의 기능을 향상시키며 위장과 대장의 기능을 활성화시키게도 된다. 목과 어깨의 통증, 머리 및 요통을 줄어들게 만들 것이며, 전체적인 몸의 긴장을 누그러뜨리게 될 것이다.

테크닉 실시

시술자는 먼저 양손을 가지런히 편다. → 양손의 엄지손가락만 빼고 손가락을 모은다. → 손가락을 수직이 되게 칼날처럼 세운다. (세울 때는 손가락 끝들이 경추 1번과 후두골에 접촉되도록 한다.) → 약 3~5분 정도 지나면 손가락 끝이 뜨거워진다. → 천천히 숨을 길게 들이마신 다음 아주 천천히 내쉬기를 2~3회 반복시킨다.

주위의 조직이 충분히 이완되었을 것이다. 뇌의 부분을 중점적으로 관리에 들어가기 전에는 반드시 두개저를 풀어야 한다. 물론 흉곽입구나 두개저, 설골 등이 순서대로 풀린 다음에 시도하는 것을 잊지 말아야 한다.

두개저의 뒤틀림 현상은 여러 가지 요인에 의해 관절들에 가해진 긴장의 불균형이 만들어내는 문제이다. 뒤틀림 상태에서 두개천골계의 움직임은 계속되는데 원리편에서 언급한 굴곡과 신전의 과정이 지속된다. 머리의 양쪽 부위에서 더욱 볼록해지는 쪽에 근본적으로 더 많은 장애가 있다는 점을 주의할 필요가 있다.

시술자는 환자의 두개저 부위가 부드러워지는 순간을 맛보게 된다. 이렇게 부드러워지는 것은 두개골 내의 경막이 긴장되어 있다가 부드러워지는 것인데 이를 '풀린다' 혹은 '이완된다'라고 한다. 두개저의 측방에서 일어나는 장애는 출생 과정에서 발생하는 경우가 많으며 이는 학습장애, 독서장애, 기억력, 발달장애, 자폐증 등의 문제로 불거질 확률이 매우 높은 것으로 조사되고 있다. 3~5분 정도 지나면 머리의 무게로 손가락 끝이 목덜미 언저리에서 깊게 박혀들어갈 것이다. 이렇게 되면 주위의 조직이 풀리는 것이며, 손끝이 접촉한 부위의 조직 역시 몇 분 뒤에 풀리게 된다. 환자는 공중에 부웅 떠 있는 듯한 느낌을 호소할 수가 있으며, 나른함을 느끼거나 수면에 빠질 수도 있다. 손가락 끝에 뜨거운 기운을 느꼈을 것이다. 이는 뇌의 독성물질이 밖으로 배출되는 의미로 해석할 수 있다. 용광로처럼 뜨겁게 느껴지더라도 꾹 참고 지속해야 한다. 뜨거운 느낌과 차가운 느낌은 몇 회에 걸쳐 반복될 수도 있다.

두개저의 압박장애 가운데 빼놓을 수 없는 것은 우울증에 관한 장애이다. 이는 신경성과 관련한 우울증인 것으로 알려져 있으며, 특히 두개저의 압박은 어린이에게 심각한 신체적 장애를 불러 일으키고 있다. 뇌성마비나 발작증, 자폐증 등의 문제도 이와 연관이 깊은 것으로 임상결과가 나오고 있다. 이 밖에도 두개저와 관련한 수많은 장애들이 나타나고 있는데 위에서 잠깐 언급했듯이 두개저는 여러 부위와 연결이 되어 있으므로 여러 방향에서 압박이 유발될 수 있으며, 그 각각의 방향에 따라 장애의 형태가 다르게 나타나는 것이다. 가령, 후두골의 저면(底面)이나 접형골의 저면 관절에서 앞뒤로 압착이 될 수가 있으며, 두개골의 봉합에 문제가 생겨 기능적인 장애가 있을 수도 있고, 전형적인 경막의 제한으로 인한 장애가 나타날 수도 있는 것이다. 이렇듯 두개저는 중요한 부분이므로 우리는 환자를 시술할 때 어떤 문제가 있으면 항상 두개저의 문제를 의심할 필요가 있음을 알아야 한다. 만약 두개저의 외측인 측두골 기능에 문제가 있다면 우리는 뒤에 언급이 될 '귀당기기'를 통해 효과를 볼 수가 있다.

요추와 천골 풀어주기

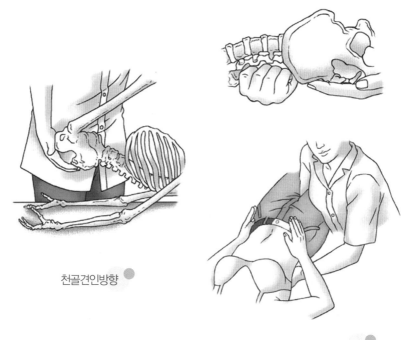

천골견인방향

천골 스틸포인트 손의 자세

심각한 두개천골계 장애의 요인 중 하나가 요추와 천골 사이의 압박이다. 요추와 천골이 압박되면 두통, 지적장애, 우울증 등 정신과적인 병이 오게 된다.

요추와 천골의 압박은 두개골의 과상돌기에 붙어있는 두판상근, 두장근, 전두직근의 과긴장을 불러와 두개저를 압박하는 한 요인으로 작용한다. 그래서 요추와 천골을 분리시킬 때 다른 한 사람이 두개저를 동시에 이완시키면 매우 효율적이다.

만약 요추천자(내척수액 뽑기)를 했다면 틀림없이 두개저에 압박이 있다는 것을 이미 알고 치료에 들어가야 한다.
능숙한 CST전문가라면 경막과 지주막이 유착과 요추 5번과 천골 1번 사이에 뇌척수액이 고여 있는 것을 쉽게 발견하게 될 것이다.

요추와 천골 사이의 압박이 계속되면 우리 몸의 보호기전(*protective mechanism*)이 발생하게 되는데 이러한 보호기전은 요추와 천골 사이의 결합조직들을 경직(칼슘화)시켜 허리(요추와 천골)의 유연성을 떨어뜨리게 된다.

테크닉 실시

환자는 바로 눕는다. → 시술자는 한 손을 환자의 천골 밑에 놓는다. → 다른 한 손은 제5요추와 제1천골 사이 공간에 횡으로 놓는다. → 중지와 검지를 중심으로 제4, 제5요추에 닿게 한다. → 나머지 손가락은 환자의 요추를 받친다. → 천골을 받친 손으로 천골을 미방(아랫방향)으로 가볍게 끌어당긴다. → 천골저가 벌어지거나 팽창하면 가려는 방향으로 더 이상 못 가게 유도하고 느슨해지면 자연스럽게 따라 들어간다. → 3분에서 5분 정도 하게 되면 열감과 함께 천골저가 활성화된다.

악관절(TMJ)의 장애가 존재할 경우 요추와 천골 사이의 압박은 반드시 해소되어야 한다. 하악골의 관골돌기에 위치한 디스크의 빠짐

현상은 소뇌천막과 대뇌겸자, 소뇌겸자를 지나는 경막의 긴장(팽창)을 조성한다. 경막의 긴장은 천골까지 뻗어있는 경막에 영향을 줌으로써 천골과 요추를 압박하는 또 다른 요인으로 작용하기 때문이다.

요추와 천골 사이의 압박을 해소해야 하는 또 다른 이유 하나가 있다. 두개골과 이어진 과상돌기에 붙어있는 두판상근과 두장근, 그리고 전두직근 때문이다. 우리의 목은 운명적으로 굴곡과 신전을 하게끔 되어있다. 목의 굴곡과 신전은 바로 이 두판상근과 두장근, 그리고 전두직근을 긴장 또는 압박하여 두개저에 영향을 끼친다. 그래서 노화가 일어나면 뒷목이 뻐근해지는 것이다. 요추와 천골 사이의 압박을 해소하면 두개저의 부담을 덜어 줄 수 있다.

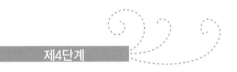

제4단계

뇌경막관 풀어주기

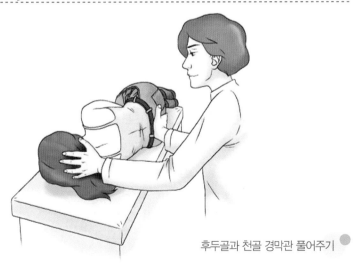

후두골과 천골 경막관 풀어주기

뇌경막관 풀어주기는 후두골과 천골 사이에 있는 경막관을 늘려줌으로써 수축되어 있는 경막관의 긴장을 이완시키는 테크닉이다.

환자는 옆으로(측와위)로 눕는다. 그리고 머리가 밑으로 치우치지 않게 하기 위해서 베개를 놓는다. 한 손으로 후두골을 터치하고 다른 한 손은 천골을 촉진한다. 천골 촉진 시 천골의 긴장점을 찾는다. 천골이 긴장된 부분을 감지하였다면 후두골의 경막관을 촉진한다. 그러면 경막관이 고무줄처럼 늘어났다 좁혀졌다 하는 것이 느껴질 것이다.

뇌경막관 풀어주기에서 경막관을 2mm 정도 늘려준다고 생각하고 이 테크닉을 행한다

테크닉 실시

환자는 옆으로 눕는다.(측와위 자세) → 시술자의 한 손은 후두골에 터치한다. → 다른 한 손은 천골을 촉진한다. → 환자의 후두골에 터치한 손으로 후두골을 촉진한다. → 뇌경막관이 늘어남(팽창)과 좁혀짐(수축)을 감지한다. → 천골을 촉진한 손은 후두골 쪽으로 손의 위치를 옮기면서 뇌경막관의 긴장점을 찾는다. → 다시 후두골과 천골을 터치하고 2mm 정도 양 옆으로 흔들어 준다. → 뇌척수액의 유동성(부드럽게 흐르는 듯한 움직임)을 느낀다.

후두골을 촉진한 손의 역할이 중요하다.

후두골에는 목의 굴곡을 관장하는 두장근과 전두직근, 그리고 두판상근이 있다. 이러한 근육은 운명적으로 목을 움직일 때 스트레스를 받게 되어있다. 후두골을 촉진할 때 뇌경막관이 이완되는 동시에 이러한 근육들이 같이 이완된다. 왜냐하면 두장근과 전두직근의 수축은 뇌경막을 움직이지 못하게 잡고 있는 역할을 하기 때문이다.

척추의 경막은 제2, 제3 경추의 척추관 뒷면에 부착되어 있다.

경추 제2번과 제3번은 태아가 산도를 빠져나올 때 의료인에 의해 쉽게 상처(압박)을 받는 부분이다. 산도에서 태아가 세상 밖으로 얼굴을 내밀 때 성급한 의료인은 태아의 측두골과 후두골을 잡고 끌어당기게 되는데 이 과정에서 경추 제2번과 제3번이 압박 받게 되는 것이다. 이 부의 경추가 압박 받게 되면 경막이 후두골의 과상돌기에 끼이게(압착) 되는데 이것이 나중에 체성기능장애로 나타난다. 이렇게 태어난 아이들은 ADHD, 학습장애, 틱 장애가 될 확률이 높아진다. 뇌경막관 이완 시에 후두골의 터치가 중요한 이유가 여기에 있다.

뇌경막관 이완이 능숙한 CST전문가라면 경추 제2, 제2번의 경막이 부착되어 있는 끼임현상(압착)을 발견할 수 있다.(체성기능장애 교정은 응용프로그램 참조)

천골을 촉진한 손은 뇌척수액의 순환을 느껴야 한다. 만약 느끼지 못한다면 많은 훈련을 거쳐 섬세한 감각을 가져야 한다. 그래야 척추로 뻗어있는 경막관의 유착 또는 긴장점을 찾을 수 있기 때문이다. 뇌경막 풀어주기는 교감신경을 안정화 시키는 데 탁월한 효과가 있다.

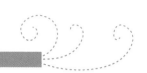

제5단계

전두골 들어올리기

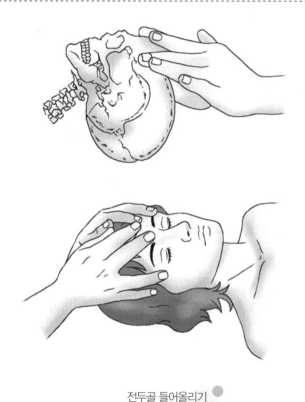

전두골 들어올리기

어떤 사람이든 몸의 움직임이 있게 마련이다. 건강한 사람이나 그렇지 못한 사람이나 신체의 움직임이 나타나는데 이러한 움직임이 자유롭게 진행되어야 몸의 기능에 문제가 되지 않는다. 전두골 풀기는 두개골을 풀기 위해 뇌에 주어지는 첫 번째 테크닉으로, 전두골 역시 두정골이나 측두골, 접형골 등과 긴밀히 연결되어 있는 관계로 전두골의 경직된 부위를 푸는 문제는 매우 중요한 문제이다. 요즘 특히 집중력의 저하로 여러 가지 장애를 호소하는 사람들이 많다. 어린이의 경우, 집중력의 저하는 곧바로 학습장애로 연결되는 탓에 방치하면 위험하다. 다양한 관계를 맺고 살아가는 현대인들의 정서상태와 직결되는 것이 바로 전두골의 문제라고 볼 수 있다. 또한 치밀한 계획을 세우고 이를 실천하기 위한 태도를 정립하는 일들이 전두골의 문제와 연관되어 있다.

테크닉 실시

두개저 풀어주기를 마친 다음에 실시한다. → 환자의 머리를 안정되게 위치시킨다. (베개를 적당히 조정한다. 베개는 높지 않고 경추 부위를 편하게 지지할 수 있는 정도의 높이가 좋다.) → 손바닥과 무지로 전두골을 안으로 접촉 후 상방으로 살짝 끌어 올린다. (양쪽 집게손가락을 이용해 양 눈썹에서 1센티미터 정도에서 살짝 집어넣은 다음 상방으로 끌어 올려도 된다.) → 힘을 가하지 말고 작은 힘으로 상태를 유지한 다음 3~5분 정도 기다린다. → 열감과 동시에 이완되는 느낌을 받으면 테크닉을 마친다.

전두골의 봉합이 열리지 않으면 전두골에 긴장이 생기며 저항력이 느껴지게 된다. 위에 언급한 테크닉을 통해 어느 정도 기다리면 봉합이 열리며 긴장이 풀릴 것이다. 이른바 열감과 더불어 박동이 느껴질 것이다. 그리고 불균형적 압박이 풀리며 자유로운 리듬을 연출하게 된다. 두개골의 움직임은 사람마다 다른 리듬을 가지고 있다. 따라서 다른 사람의 리듬 터치를 가지고 모두 적용해선 안 된다. 그 사람의 움직임이 지닌 특성을 파악하는 일도 몹시 중요한 분야이다. 처음에는 그 움직임의 정도나 리듬을 잘 파악하기 어렵더라도 몇 번의 테크닉을 통해 나름의 규칙을 세울 수 있어야 한다.

뇌는 오른쪽과 왼쪽으로 나누어져 있다. 그러므로 대뇌를 두 개의 반구로 나누는 고랑을 볼 수 있는데 바로 대뇌겸이 이 고랑을 갈라주는 세로로 된 경막이다. 전두골은 바로 이 대뇌반구를 나누는 경막에 의해 제한되는 경우가 많다. 시술자가 전두골을 들어올릴 때에 이러한 제한으로 인한 저항이 생기게 마련인데 이 저항 역시 테크닉을 통해 기다리다 보면 서서히 완화되는 것을 발견하게 된다. 이러한 경막의 저항이 잘 풀리지 않을 때 우리는 에너지 전송을 통해 경막의 긴장을 완화시킬 수가 있다. 이 때의 에너지 전송은 중지와 무지를 통해 V자를 만들게 되며 중지와 무지의 사이가 에너지 전송의 영향을 받게 되는 것이다. 이는 매우 고급 테크닉이며 효과 역시 탁월한 테크닉이다.

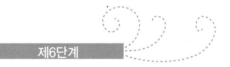

제6단계

두정골 들어올리기

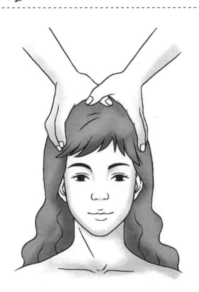

두정골 들어올리기

두정골 들어올리기는 알기 쉽게 말하면 뇌의 두껑을 위쪽에서 미세한 힘으로 벗겨내는 동작을 연상하면 된다. 마치 독수리가 먹이를 낚아채 비상하는 듯이 아주 나지막한 힘으로 두정골을 감싸는 동작이다. 엄지손가락을 제외한 나머지 모든 손가락은 두정골을 둥그렇게 감싸 안아야 한다. 엄지손가락은 피부에 닿지 않는 것이 좋으며 서로 환자의 머리 위에서 X자로 교차시키는 것을 원칙으로 한다. 이 테크닉은 다양한 장애에 몹시 효과적인 테크닉인데 특히 다리에 문제가 있거나 중풍의 예방과 뇌경색 예방에 탁월한 효과를 보이고 있다. 그리고 언어적인 문제의 경우에는 십중팔구 두정골의 문제에서 비롯되는 것으로 알려져 있다.

테크닉 실시

환자를 편안히 눕게 한다. (침대에 눕는 것이 가장 좋다.) → 시술자는 환자의 머리 위쪽에 역시 편안한 자세로 앉는다. → 시술자는 엄지를 제외한 나머지 모든 손끝을 모아 두정골의 측면을 가볍게 접촉한다. (독수리가 먹잇감에 살포시 앉는 듯이) → 손가락 끝을 두정골의 측면에서 안쪽으로 살며시 압박한다. (압박의 힘은 약 5g이하) → 3~5분 정도 지속적인 압박을 준다. → 접촉의 부위가 열리는 듯한 느낌이 올 때 테크닉을 멈춘다.

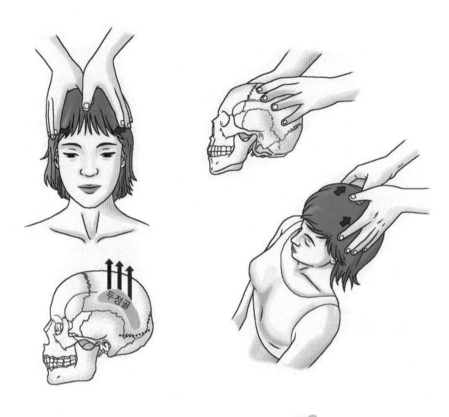

두정골 테크닉 손의 자세

두정골의 봉합이 열릴 것이다. 봉합이 열리면 그 틈으로 뇌척수액이 원활히 움직일 것이다. 움직임이 느껴지고 아주 가는 틈새처럼 벌어지는 느낌이 마음속에 전해 올 때 압박을 갑자기 멈추는 것이 아니라 아주 천천히 멈추어야 한다. 갑작스럽게 테크닉을 멈추게 되면 오히려 환자에게 나쁜 영향을 끼칠 수도 있기 때문이다. 두정골이 제대로 풀리게 되면 환자에 따라서 뇌 부위의 압력이 약화되는 것을 느끼게 될 것이다. 자신의 손과 손을 통해 느끼는 순간을 신뢰하라! 이러한 믿음이 불가능한 것을 가능한 것으로 만들 수도 있다. 이러한 경험은 아주 자연스럽게 발생하도록 하는 것이 좋다.

접형골 풀어주기

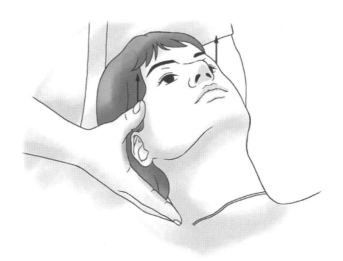

접형골 압박의 감소를 위한 손의 자세

접형골은 나비가 날개를 편듯한 모양을 하고 있으며 두개저의 중앙부에 위치하고 있다. 전두골과 두정골, 측두골과 경계를 이루고 있기 때문에 두개골 리듬 운동에 매우 중요한 위치를 점하고 있다고 할 수 있다. 접형골과 연관된 근육들이 비정상적으로 제한되어 있으면 접형골의 정상적 기능이 억제되며 움직임 또한 부자연스럽다. 접형골에 부착된 것들은 위의 관련 뼈들 이외에도 서골이나 사골, 후두골, 관골 등과도 연결되어 있다. 접형골이야말로 두개골의 중추로서 율동적으로 움직이게 하는 핵심 역할을 하고 있는 것이다. 접형골의 문제는 자폐증이나 치매, 파킨슨병의 문제와 깊은 연관이 있으며, 이 테크닉을 통해 이러한 질병의 예방과 치유에 탁월한 효과를 얻을 수 있다.

환자가 편안히 누운 상태에서 두정골 들어 올리기에 이어서 시도한다. → 시술자는 환자의 머리 뒤쪽에 편히 앉거나 높은 침대의 경우 자연스럽게 선 자세에서 시도한다. → 양쪽 눈 끝에서 바깥쪽으로 약 2cm 후방에 양손을 댄다. → 접형골에 접촉한 양쪽 손 엄지 끝으로 접형골을 가볍게 터치한다. 15초~3분 후 그대로 위로 들어올린다.(힘을 세게 하지 말고 최대한 빼서 들어 올린다.) → 후두골은 나머지 양쪽 손가락들로 부드럽게 감싸 안는다. → 두 손의 엄지는 접형골의 부드러운 조직에 살짝 닿도록 한다.

이렇게 3~5분 (혹은 그 이상이 될 수도 있다) 정도 기다리면 열감과 함께 부드러운 이완의 순간을 느낄 수가 있는데 테크닉은 이 시점에서 멈추면 된다. 시술자가 접형골을 위쪽으로 들어올릴 때 자연스럽지 않다면(제한이라 한다) 연결된 딱딱한 뼈들의 제한과 관련이 있다. 접형골을 들어올리는 테크닉을 통해 대개는 원활히 움직임을 되찾지만 그렇지 못한 경우도 더러 나타난다. 연결된 뼈들의 긴장이나 뇌척수액들이 원활히 움직이게 되는 봉합에 긴장이 있다면 먼저 이들의 긴장을 이완시켜야 하는 것을 잊지 말자(에너지 전송 테크닉을 활용해 이완이 가능하다). 이런 긴장이 경막의 긴장에 악영향을 끼치는 것이다.

접형골의 움직임은 두개천골의 움직임에 따라서 앞과 뒤의 움직임 방식이 달리 나타난다. 접형골과 전두골의 이음새 부위(봉합선)를 통해 전두골의 아래 부위가 앞쪽으로 움직이게 하는 역할을 접형골이 하고 있다. 전두골의 회전축은 접형골 큰 날개의 영향을 받아 전두골을 반대 방향으로 돌게 한다. 서골은 접형골의 뼈의 영향으로 접형골 큰 날개의 영향을 거스르는 역할을 한다. 또한 측두골은 후두골의 강한 영향에 의해 접형골을 조절하는 효과를 보인다고 할 수 있다.

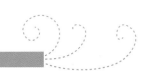
측두골 풀어주기

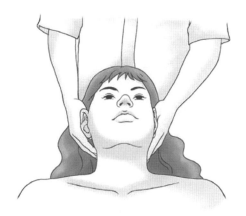

측두골 풀어주기 실기

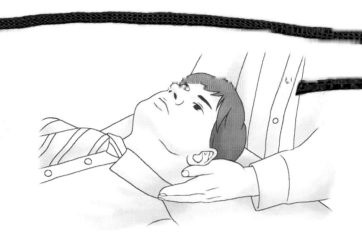

측두골 풀어주기 실기

측두골은 접형골과 접하고 있으며, 두정골 및 후두골과도 접해 있다. 측두골은 접형골과의 접촉으로 움직임의 제한을 받을 가능성이 많다. 또한 후두골과의 접촉에 의해 접형골에 영향을 미치는 것으로 알려져 있다. 측두골은 양쪽 귀의 약간 위쪽으로 2개가 자리잡고 있으며, 귀의 바로 뒤쪽에 위치한 유양돌기는 측두골의 일부이다. 측두골은 출생의 순간에는 몇 개의 부위로 분리되어 있지만 출생 후 얼마 되지 않아 하나로 결합되는 것으로 알려져 있다.

측두골은 다양한 부위와 연결되어 있는 만큼 측두골의 문제는 다양한 신체적 장애를 일으키게 되는데 무엇보다 어지럼증이나 귀에서 소리가 나는 이명(耳鳴)현상 등은 측두골의 문제와 관계 있다. 따라서 CST를 통해 신체적 리듬을 회복하고 특히 측두골을 중점적으로 풀면 이러한 문제를 해결할 수 있다. 이는 웰빙 시대에 맞춰 건강을 추구하며 오래오래 장수하는 삶을 추구하는 사람들에게 중요한 테크닉이다.

측두골은 두개골에서 빼놓을 수 없이 중요한 부위다. 측두골이 들어가 있으면 누구나 병이 오고 있다는 신호이다. 따라서 측두골을 유심히 관찰해 보면 현재 병이 상태를 알 수 있다. 측두골의 지유는 양쪽 손으로 접촉한 다음 같이 밀어주고 같이 놓아주는 동작을 반복하며, 그 다음에는 한쪽만 밀어주고 다른 쪽은 놓는다. 반대쪽을 밀어주고 놓으면 된다. 그런 다음 이어풀을 하고 TMJ를 풀어주면 놀라운 효과를 보인다. TMJ치료시 측두골과 상악골을 먼저 치료하는 것을 잊어서는 안 된다. 측두근이 이완되지 않으면 TMJ치료가 어렵다.

특히 턱의 움직임에 중요한 역할을 하는 익돌근(내익과 외익)은 중요한 부위다. 중이염 같은 병은 잘 낫지 않는 병이지만 이어풀을 시도하면 곧장 나을 수 있는 질환이다.

접형골과 측두골은 서골의 상관관계이며, 이 서골은 호흡시에 콧구멍으로 공기가 빠져나오도록 나누는 공간이다. 문제가 있을 때 경막을 치유하는 간접방법으로 저절로 치료된다. 관골(=광대뼈)과 상악골, 구개골(입천장과 연결된 작은 조각의 뼈)등과 연결되어 있다. 숨을 들이마실 때 서골이 앞쪽은 올라가고 뒤쪽은 내려간다. 숨을 잘 쉬려면 서골이 정상이어야 한다. 왜곡되어 있으면 알러지가 생기거나 문제가 발생한다. 여기에 문제가 생기면 숨을 코로 쉬지 못하고 입으로 쉬게 된다. 입으로 쉬면 공기의 온도가 낮기 때문에 오염된 공기, 벌레, 균들이 걸러지지 않고 그냥 들어가버린다. 이는 매우 위험한 결과를 가져올 수 있는 것이다.

아이가 손가락을 빠는 문제는 흔히 서골의 문제일 수 있다. 손가락을 깊게 빨거나 낮게 빨거나 하는 상태는 플렉션이냐 익스텐션이냐에 따라서 다르다. 압박에 의해 안면신경통이나 관골의 서블럭세이션이 나타나게 된다. 따라서 얼굴이 찌그러지는 결과를 가져오며, 오른쪽과 왼쪽의 눈 사이즈가 달리 나타난다. 얼굴의 왼쪽, 오른쪽 근육에 있어서도 차이가 있다. 상악골은 생리적으로 플렉션과 익스텐션을 보인다.

치아를 뽑을 때 혹은 얻어맞을 때 서블럭세이션이 발생한다. 상악골은 두 개가 Y축 중심으로 회전하며 한쪽 방향으로 돈다. 톨전 서블럭세이션 때는 외부충격에 의해 오른쪽, 왼쪽으로 비틀려진다. 그러면 저작이 제대로 되지 않으며, 저작이 제대로 되려면 130개 이상의 교합이 제대로 맞아야 한다. 일직선상에서 상악골이 움직이는 현상도 보이며, 맞을 때 상악골이 밀리면 끼이는 현상도 나타난다. 치아를 브릿지 해서 이와 이를 연결시키면 운동이 안 된다. 상악골이 비틀려지면 서골도 비틀려지게 되는데 호흡이나 내부에도 문제가 발생할 수 있다. 서골 역시 톨전이나 컴팩션이 발생하게 된다. 손가락을 V자로 만들어 상악골 치아

밑에 댄다. 어느 쪽이 플렉션이고 익스텐션인지 관찰한다. 접형골을 잡고 상악골을 손가락으로 댄 채 어느 쪽이 많이 움직이는가 관찰한다. 왼쪽으로 많이 움직이면 레프트 톨전이며, 오른쪽으로 많이 움직이면 라이트 톨전이다. 서골은 잘못 밀면 정신병을 유발한다는 보고도 있다. 뗄 때는 매우 조심스럽게 떼야 한다.

(2) 측두골 풀어주기

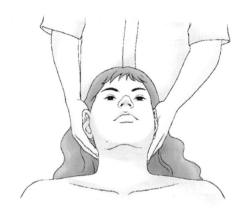

측두골 풀어주기 실기

측두골 풀어주기의 테크닉으로 우리가 쉽게 따라할 수 있는 한 가지 방법은, 양쪽 손가락을 배구에서 리시브하듯이 혹은 깍지를 끼고 환자의 후두골을 감싸는데 이때 엄지손가락으로 유양돌기를 감싼다. 유양돌기를 찾는 방법은 귀의 꼬리에서 머리를 따라 올라가다 보면 귀와 머리가 만나는 부위의 중간 쯤에 툭 튀어나온 부위가 있다. 바로 거기를 양쪽에서 엄지손가락으로 감싸는 것이다. 감싼 다음 처음에는 양 손에 동시에 힘을 가해 안쪽으로 밀어넣어준다. 그렇게 잠시 있다가 3~5초 뒤에 느슨히 푸는데 이러한 동작을 몇 회 반복한다. 이번에는 오른쪽만 안쪽으로 압박을 가해서 역시 3~5초 뒤에 풀며(이때 왼쪽 손은 가만히 접촉만 하고 있다), 끝나면 왼쪽 손을 가지고 같은 방식으로 시행한다. 오른쪽과 왼쪽을 번갈아 시도한 다음 테크닉을 멈춘다.

(h) 측두골 풀어주기

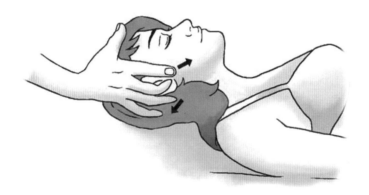

테크닉 실시

양쪽 손의 둘째, 셋째, 넷째 손가락을 사용한다. → 한 손을 시계방향(다른 손은 시계 반대방향)으로 3회 정도 되풀이해서 돌린다. → 한 동작에 10초 안팎의 시간을 소요하며, 반복적으로 실시한다. → 중립에 오도록 한다. (스틸포인트 느끼는 것) → 다시 양쪽 손을 사용해 시계방향, 시계 반대 방향으로 3회 실시한다. → 중립에 오도록 하며 테크닉을 멈춘다.

두개천골계 문제에서 측두골의 문제는 매우 보편적이며 영향력이 강력하다. 이는 다만 측두골이 여러 부위에 면하여 있고, 다양한 근육들의 부착으로 인한 것만은 아니며, 중요한 것은 그 주위에 앞에서 언급한 봉합(뇌의 재봉선)들이 연결되어 있는 까닭이다. 이러한 봉합들은 후두골과 접형골의 깊숙한 부위까지 뻗어 있다. 이러한 관계로 측두골은 언제나 위험에 노출되어 있으며, 근육의 문제나 봉합의 문제는 측두골의 문제를 유발하는 경우가 많다. 또한 근막이나 경막 등의 문제 역시 측두골의 문제로 연결되어 이로 인한 다양한 기능장애의 원인으로 밝혀지고 있다.

오늘날, 어린이나 학생들에게서 많이 발견되는 읽기의 문제는 측두골로부터 가장 영향력을 크게 받는다. 특히 일반적 임상으로서 청각이나 통증의 문제, 몸의 균형의 문제 등도 발견되고 있다. 눈으로 뻗은 신경이 바로 측두골을 통과하기 때문에 사시(斜視)의 문제는 측두골의 영향을 받는다. 자폐증의 경우, 측두골과 문제가 있으며, 측두골을 풀어주는 테크닉을 꾸준히 실시할 때 놀라운 변화가 나타나게 된다. 우리는 실제 자폐증 환자들을 많이 접촉한 바가 있으며, 한결같이 탁월한 변화가 나타났음을 임상한 바 있다. 현대인들이 많이 겪는 만성통증의 문제, 특히 팔이나 어깨, 목 등의 만성통증은 측두골의 문제와 깊은 연관이 있는 것으로 알려져 있다. 이러한 문제를 해결하는 테크닉이 바로 측두골 풀어주기 테크닉인 것이다.

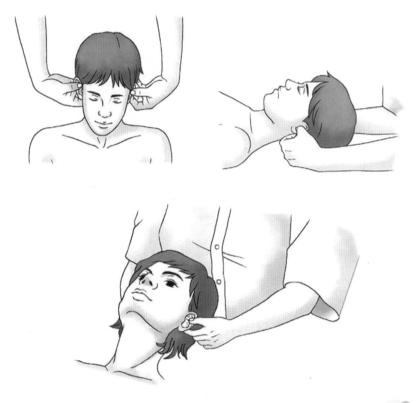

귀당기기 실제

이 테크닉은 측두골 풀어주기에 딸린 테크닉으로 독립적으로도 사용할 수 있다. 귀는 매우 예민한 기관이기도 하며(흔히 귀를 많이 잡아당기면 장수한다는 말이 있다) 측두골의 압박으로 인한 자폐증이나 기타의 심각한 행동장애 등이 나타나는 경우, 이어풀 테크닉을 통해 치료의 효과를 배가(倍加)할 수 있다.

환자를 편안하게 눕도록 한다. → 엄지와 검지 손가락으로 귓불을 가볍게 45도 측면으로 2~3회 잡아당긴 다음 → 엄지와 검지로 위의 그림처럼 귓바퀴의 안쪽을 가볍게 잡는다. → 잡은 상태에서 45도 측방으로 잡아당긴 다음 그 상태에서 뒤쪽으로 살짝 잡아당긴다. → 미끄러지면 다시 시도하며 미끄러지는 것을 저지하지 않는다. → 풀리는 현상이 감지될 때까지 지속한다. → 열감과 함께 부드러움이 감지될 때 테크닉을 멈춘다.

이 테크닉을 진행하면서 귀뿌리 안쪽을 잡은 엄지손가락에 많은 움직임이 느껴질 것이다. 귀 부위에 많이 분포되어 있는 고유수용체가는 균형감각을 잡는 일에 관여하는데 균형감각이 흐트러지게 되면 턱관절의 압박이나 머리의 통증을 호소하게 된다. 귀 당기기는 이런 경우 효과를 발휘할 수 있다. 시술자가 잡아당길 때에 측두골이 쉬이 반응이 오면 압박은 없거나 매우 가벼울 뿐이다.

그러나 쉽게 움직이지 않고 저항을 하면 풀리는 현상이 느껴질 때까지 잡아당기기를 지속한다. 이 테크닉은 아주 짧은 시간밖에 소요되지 않는다. 이어풀 테크닉을 통해 우리가 얻을 수 있는 효과는 실로 놀라울 만큼 다양한 것이며 강력한 것이라고 자부한다. 우리는 이어풀에 대한 다양한 임상적 경험들을 가지고 있으며 신체의 변화과정에 대한 자료 역시 가지고 있다.

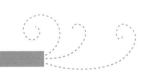

제9단계

하악골 풀어주기

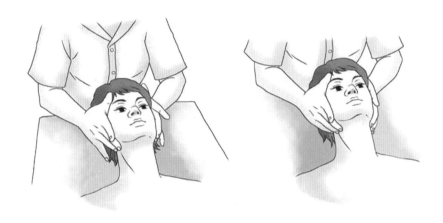

하악골 들어올리기 및 하악골 내리기

하악골 풀어주기는 하악골을 두방으로 견인하는 하악골
들어올리기와 미방으로 견인하는 하악골 내리기가 있다.
두방(頭方)의 견인을 통해 악관절을 양쪽으로 압박한 다음 미방(尾方)의
견인을 통해 악관절을 분리시킨다. 이렇게 되면 새로운 뇌척수액이
공급될 것이며, 열감을 느낌과 동시에 부드러운 느낌도 받게 된다.
뇌척수액이 새롭게 재공급되면 두뇌에도 새로운 균형이 이루어지며
이러한 균형이 율동적인 움직임을 유지할 것이다. 따라서 두뇌의
생명력은 활발하고 면역력은 강화될 것이다.

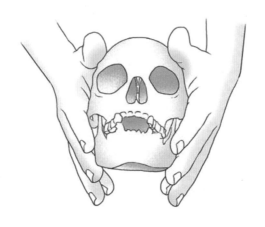

턱관절 테크닉 최초 손위치

하악골은 앞과 뒤로 흔들리는 경향이 있다. 그리고 좌우로 움직이려는 성질도 가지고 있다. 이러한 움직임에 대해 시술자는 저항하면 안 된다. 순순히 환자의 움직임을 따라가야 한다. 하악골이 이렇게 움직이려고 하는 것은 고유의 균형점을 찾기 위한 과정을 반영하고 있다고 보아야 한다. 이러한 과정이 완성되면 전후, 좌우의 움직임 역시 정지될 것이다.

테크닉 실시

시술자는 환자의 머리쪽에 앉는다. → 환자의 귀와 측두골 부위가 시술자의 손바닥에 닿게 한다. → 턱관절이 손가락들의 밑바닥에 닿게 한다. → 양쪽 손의 가운데 손가락 끝을 턱의 각진 모서리 부위에 꼭 끼도록 한다. → 하악골의 양쪽 측면에 가벼운 견인력을 똑같이 가해준다. → 턱관절의 움직임이나 변화 등이 느껴지도록 압력을 아주 천천히 증가시킨다. → 움직임이나 떨림이 느껴지면 테크닉을 멈춘다.

두방 견인과 미방 견인은 결국 균형을 이루기 위한 과정이다. 미끄러지는 것을 방지하려면 시술자의 손가락으로 환자의 피부를 충분히 압박한다. 그리고 시술자는 가능한 한 환자의 피부 위에서 움직이지 않는다. 가운데 손가락 끝으로 두방으로 견인하면 피부는 미방을 향해 움직이게 된다. 끌어당기게 되면 곧 피부에 가한 견인력이 하악골에 전달될 것이다. 두방으로 견인을 지속하면 또한 측두골에 가해지는 힘도 느끼게 된다. 측두골 장애는 턱관절 장애를 통해 수반하는 경우가 많은 것이다.

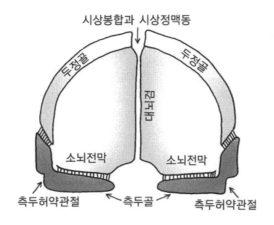

하악골 견인이 미치는 영향

하악골의 미방 견인에 대해 덧붙이자면, 미방이란 꼬리뼈 부위인데 여기서는 턱관절의 양쪽 각진 모서리를 말한다. 시술자의 손으로 미방으로 충분히 힘을 주어 하악골에 단단히 부착되어 있는 환자의 피부 헐렁한 부위를 약간 잡아당겨 견인을 계속하면 힘이 하악골에 전달된다. 이러한 과정 가운데 악관절이 분리되며 균형을 찾는다. 뇌척수액의 움직임이 활발해지고 봉합이 열리면 곧 치료는 끝나게 되는 것이다.

CV-4 테크닉

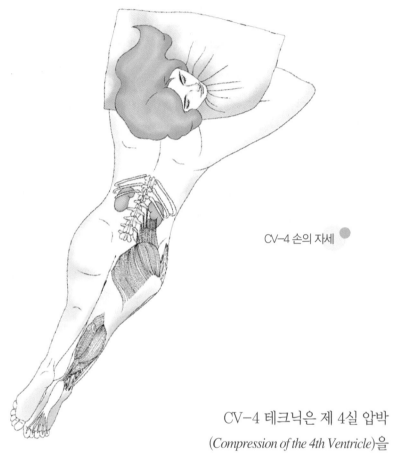

CV-4 손의 자세

CV-4 테크닉은 제 4실 압박 (*Compression of the 4th Ventricle*)을 말하는데 이때의 4실이라 함은 4뇌실을 의미한다.

제4뇌실을 압박할 경우 뇌실 안의 모든 신경중추나 뇌실벽에 연관된 신경 등에 영향을 미치는 것으로 알려져 있다. CV-4는 후두골, 우리가 손으로 머리 뒤통수 부위를 만졌을 때에 양쪽에 툭 튀어나온 부위에 테크닉을 적용한다. 이러한 테크닉이 조직들을 유연하게

만들며 뇌척수액의 움직임을 촉진시키는 것이다. 결과적으로는
자율신경(사람이 스스로 의식하지 않아도 움직이는 신경, 가령 심장의 박동)의
원활한 작용을 통해 발생한 문제들을 해결할 수 있는 테크닉이다.

제4실 압박법 (CV-4 : *Compression of the 4th Ventricle*)

이 테크닉은 CST테크닉의 처음과 끝을 장식한다.

이 테크닉을 끝으로 모든 테크닉이 끝난 것이다. 여기서 제시한 10가지
테크닉 프로토콜을 순서대로 실시하게 되면 인체에 놀라운 반응과 더불어
신비한 치유의 효과가 나타날 것이다. 이것이 바로 인체가 지니는 고유의
치유 능력이다. 인체는 너무도 똑똑하기 때문에 스스로 치유할 수 있는

능력을 몸 자체에 지니고 있다. 물이 마치 스스로 자정작용을 하는 것과 마찬가지다. 그럼에도 우리가 이러한 사실을 받아들이지 않으려 할 때 몸에 저항력이 발생해 치유의 효과가 나타나지 않는다. 인체의 능력을 받아들이는 순간 치유의 능력은 훨씬 강력하게 나타나게 될 것이라 믿는다.

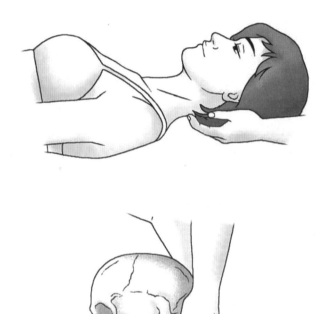

CV-4 테크닉 손의 자세

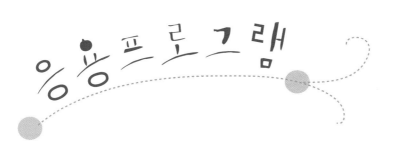

응용프로그램

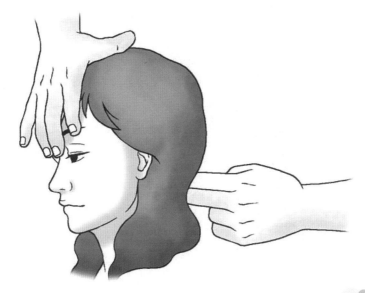

V-spread(에너지 전송) 테크닉

에너지 전송 위한 손의 자세

　인간은 감정뿐만 아니라 인체에서 전기적 에너지를 발산한다. 인체는 전지, 발전기, 축전기 같은 역할을 하고 있으며, 에너지 전송은 이러한 사실에 기초를 두고 있다. 시술자의 피부는 자신의 전기를 가지고 있으므로 외부적 환경이 발산하는 전기적 장애로부터 보호하는 절연체의 역할을 하고 있다. 두 사람의 피부가 접촉할 때 서로의 피부는 저항하지 않으며 오히려 전도성에 의해 하나로 통합된다.

이 테크닉은 손을 통한 치료 에너지의 전송으로 한 사람의 손을 통해 다른 사람의 신체로 치료적 에너지가 전송되는 원리다. 치료 에너지는 우리 주위에 무수히 존재하는 자연스런 전자라고 보면 된다. 이는 매우 과학적인 것이며 우리는 수많은 임상 사례를 가지고 있다. 따라서 그만큼 신뢰를 갖게 되는 분야라고 할 수 있다. CST 테크닉에 다양한 방법이 있지만 가장 쉽고 편리하게 사용할 수 있는 방법이 바로 에너지 전송 테크닉이며 효과 또한 놀라울 정도로 두드러진다.

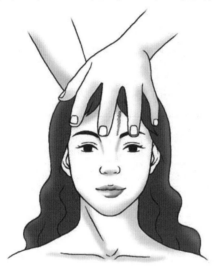

대뇌겸좌 V-spread release 테크닉

테크닉 실시

아픈 부위에 한 손을 갖다 댄다. → 다른 손을 아픈 부위 반대편에 위치하도록 한다. → 반대편에 위치한 손가락을 엄지손가락과 두 번째 손가락으로 V자 모양을 만들 듯한 자세를 취한다. → 손가락이 피부 표면에 직각이 되도록 한다. → 양쪽 손을 통해 에너지(또는 힘)가 전달되는 상상을 한다. → 에너지가 전송되기 시작하면 아픈 부위에 움직임이 보인다. → 율동적 움직임이 멎고 부드러워지면 테크닉을 멈춘다. (하루 두세 번 반복적으로 실시한다.)

주의할 점은 에너지 전송시 반드시 반대쪽에서 시도해야 한다는 점이다. 권총을 반대쪽에서 쏘는 자세를 취하면 된다. 왼쪽 어깨 밑에 모기에 물려 단단한 혹이 생겼다고 가정하고 한쪽 손을 그 혹의 부위에 대고 다른 손은 어깨와 반대쪽에서 어깨를 총알로 통과시킨다는 상상을 하며 에너지 전송을 시도하면 된다. 효과는 직접적으로 나타나는 경우가 많은데 빠르면 15초, 늦으면 5~7분 정도 예상할 수 있다.

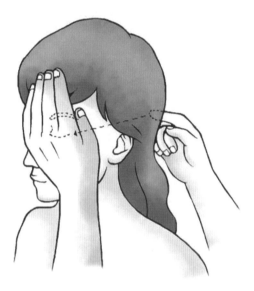

눈을 향해 에너지 전송

테크닉 실시

에너지 전송 테크닉 방법적 측면에서 시행할 수 있는 또다른 하나는 위의 그림에서와 같이 한쪽 손을 두정골 위에 가져다 댄 다음에 다른쪽 손으로 둘째와 셋째 손가락을 가지고 V자를 만들어 아픈 부위에 가져다 대는 방식이 있다.

에너지 전송 테크닉이 유효하게 적용될 수 있는 분야는 타박상이나 화상(火傷), 베거나 삐끗한 부위, 감염 부위나 피부의 혹 등에 효과가 탁월하다. 특히 상처에 직접적으로 에너지 전송 테크닉을 시도할 경우, 상처의 치유 효과가 빨리 나타나는 것을 알 수 있다. 심한 통증의 경우에 이 테크닉을 시도하면 통증의 완화를 가져올 수 있으며, 눈에 생기는 다래끼나 모기에 물려 부은 데, 보톡스에 의해 불거진 데에 효과가 탁월하다. 이물질이 달라붙어 피부가 단단하게 굳어 있는 경우 에너지 전송을 시도하면 뜨거운 열기와 더불어 이물질이 용해되어 달아나버리는 놀라운 일도 일어난다.

그러나 에너지 전송으로 이와 같은 모든 문제를 반드시 해결할 수 있는 것은 아니다. 사람에 따라 다를 뿐만 아니라, 시술자의 능력이나 환자의 자세에 따라 커다란 차이가 나타날 수 있기 때문이다. 따라서 우리는 그 증상의 원인을 진단하기 위해 몸 전체에 두개천골의 진단을 할 수가 있는 것이다.

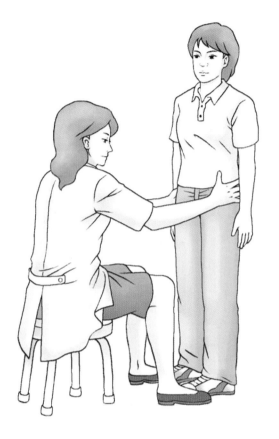

체성감성 풀어주기 (SER)

체성감성 풀어주기

    이 테크닉은 시술자와 환자의 관계가 가장 밀접한 관계라고 볼 수 있다. 내면의 커뮤니케이션이 심층적으로 요구되고 있다. 시간을 초월하여 환자의 신체에 발생한 모든 정신적·물리적 관계와 사건들을

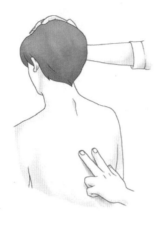

내면으로부터 받아들일 수 있어야 한다. 인체에 발생한 어떤 숨겨진 이야기들을 따라 오솔길을 걸을 수 있는 마음의 준비 역시 필요한 부분이다. 환자의 장애가 오래 전에 발생한 숨겨진 이야기로부터 야기된 경우 또한 있기 때문이다. 흔히 병명이 정확하지 않으면서 몸에 나타나는 고통이나 통증, 장애 등의 경우 체성 감성 이야기를 통해 내면에 숨겨진 이야기를 꺼내 치유의 과정을 이끌어낼 수가 있다.

체성감성 풀어주기는 과거의 기억과 관련이 깊은 테크닉이다. 환자의 신체 내부에 잠재하는 의식의 세계를 두드려 맺힌 부위를 뚫어주어야 한다. 시술자는 이러한 마인드를 지니고 테크닉에 임해야 하며, 환자는 경계심을 버리고 시술자에게 맡겨버려야 한다.

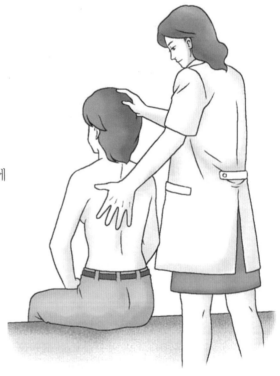

체성감성 풀어주기

환자가 처음부터 마음을 닫은 상태에서 테크닉을 받을 작정을 한 경우라면 시술자는 시술에 임해서는 안된다. 현대의학으로 설명할 수 없는 질병의 유형들이 세상에는 널려 있다. 체성감성 풀어주기 테크닉은 바로 이러한 질병의 유형에 획기적이라 할 수 있다.

테크닉 실시

시술자는 환자를 앉히거나 눕힌다. (혹은 선 자세도 괜찮다.) → 오른쪽 손을 환자의 두정골 위에 올려 놓는다. → 다른 손으로는 상부 흉추(흉추 5, 6, 7)를 뒤쪽으로 접촉한다. (혹은 목 부위(=경추)) → 이런 자세에서 두정골에 아래쪽으로 조금 압박을 가한다. (목 부위와 흉추 위쪽에 가벼운 압박이 느껴진다.) → 환자의 몸이 움직이는 대로 따라간다. (다만 이전 과정으로 원위치하려는 동작만 부드럽게 제어한다.) → 환자로 하여금 이완상태를 유지하도록 한다. → 외상이 있었던 부위에 접촉하게 되면 두정골의 움직임은 감소한다.

(*그림 3처럼 우리는 환자를 서게 한 다음 장골 전면을 가볍게 접촉하여 환자의 움직임이 있을 때까지 안쪽으로 미세한 압박을 가하여 풀리도록 하는 테크닉도 사용하고 있다.)

인체의 조직은 기억을 하고 있다는 것이 이 테크닉의 핵심이라 할 수 있다. 외상이나 외부와의 물리적 접촉의 경우, 혹은 정신적인 경우라 하더라도 그 순간에 대한 기억을 조직이 간직하고 있다는 점은 매우 신비스럽다. 하나의 원리를 예로 들어보면, 외상이 발생할 때 그 충격에 의한 에너지가 발생한다. 순간적으로 무질서한 에너지(=엔트로피의 확산)가 발생하는데 인체는 그런 에너지를 받아들여 몸의 여러 곳에 분산시킨다. 그렇게 함으로써 인체는 정상에서 벗어나지 않으려고 하는 것이다. 그러나 인체의 면역력이 떨어지게 되면 이러한 분산된 에너지가 노출되기 시작한다. 말하자면 몸의 여기저기 병명도 없으면서 아프기

시작하는 것이다. 정신적 충격 에너지의 경우 역시 조직의 어딘가에
기억의 흔적이 남아 있는데 이렇게 남은 것을 우리는 '에너지 낭포'라고
부를 수 있다. 이러한 에너지 낭포를 없애버려야만 과거의 고통스런
기억에서 자유를 찾을 수가 있는 것이다.

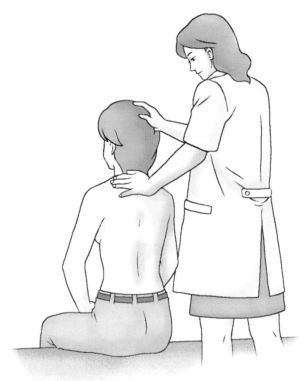

포지션 & 홀드

우리가 이 테크닉을 하는 동안 환자는 외상을 받을 당시의 동작을
연출할 수도 있다. 시술자는 그런 동작에 자연스럽게 따르도록 해야 하며
억제를 해서는 안 된다. 당시의 고통이나 감정에 대한 기억을 억누르려고

해서는 안 된다. 재경험을 통해 재현할 수 있도록 도와주어야 한다. 환자의 기분이 최대한 좋도록 유지하며 환자와 대화를 통해 하나씩 풀어나가야 한다. 우리는 에너지 낭포를 지닌 지점으로부터 미세한 열감을 느끼게 될 것이다. 환자는 과거의 어느 것이든지 가슴에 남은 물리적 정신적 찌꺼기들을 몸밖으로 배출하려고 한다. 바로, 혹은 어느 정도의 시간 경과를 통해 이런 것은 해결이 가능하다. 환자의 도움 역시 필요한 테크닉이다. 긍정적으로 시술자를 믿고 의지하는 것이 상승효과를 나타내는 것이다.

인간의 몸은 대단한 기억의 소유자다. 생각해 보라! 플라스틱으로 만들어진 CD 따위에 막대한 양의 정보들이 저장되어 있지 않은가? 하물며 신비의 대상인 인간의 피부조직이 엄청난 일들을 기억할 수 있다는 점은 의아해할 이유가 없는 것이다. 외부로부터 받은 육체적 충격이나 물리적인 충격은 물론 정신적, 감정적 문제까지 모든 순간의 기억이 가능하다고 믿는다. 누가 뺨을 때린 기억이나 누구로부터 심한 굴욕감을 받은 기억까지 실로 다양한 분야로부터 우리는 충격을 받게 되는 것이다.

인간의 몸은 이러한 순간에 그 충격을 중화시킬 수 있는 능력을 지니고 있다. 그러나 완전히 중화시키지 못하고 여전히 몸속에 남아 잠재된 기억으로 흔적들이 존재한다는 점을 부인할 수가 없다. 이렇게 남아 있는 흔적들이 우리의 몸에 돌아다닌다는 점을 배제하지 못할 것이다. 체성 감성 이야기 테크닉은 바로 이러한 흔적들을 밖으로 끌어내어 방출시켜 버리는 놀라운 테크닉인 것이다.

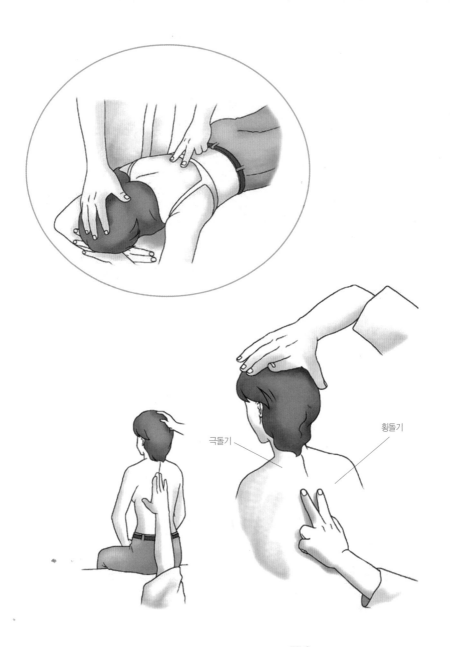

극돌기

횡돌기

에너지 전송 테크닉 응용

제3장

CST(두개천골요법)의 심화

CST와 인간의 치유능력

자신에게 보내는 정신적 메시지는 간절함을 통해 우리 몸에 전달되며 간절함의 정도에 따라 놀라운 효과를 만들어낸다. 인간의 몸은 생각대로 되는 부분이 있다. 현대의학은 생각과 느낌이 몸의 구조뿐만 아니라 기능에도 커다란 영향력을 미친다는 사실에 주목하기 시작했다. 인간의 치유는 때로 마음이 가장 강력한 영향력으로 작용할 수 있다는 점을 간과해선 안 된다.

자신의 신체를 가장 잘 아는 사람은 바로 자기자신이다. 자신이 알고 있는 신체의 정보나 비밀에 대해 내면의 대화를 하며 CST를 통해 문제가 해결될 거라는 믿음을 투사해야 한다. 인간의 질병은 대개 스트레스가 원인이다. 스트레스는 긍정적인 생각을 하지 않는 것으로부터 비롯된다. 끊임없이 계속되는 나쁜 생각, 불안한 생각들은 스트레스가 되어 몸의 항상성 체계를 무너뜨린다. 이러한 영향으로 인체가 우리에게 피드백 하는 것이 질병임을 명심하자.

인간의 몸은 강력한 면역체계를 갖고 있다. 병이 낫는다는 생각과 동시에 면역체계는 엄청난 힘을 가지고 활성화된다. 인체는 짧은 순간에 수백만 개의 세포를 버리고 새로이 만들어내는 놀라운 능력을 지니고 있다. 또 자정작용을 하듯 몸에서 스트레스를 제거하여 알아서 치유를 시작한다. CST의 입문은 이러한 마인드에서 비로소 시작되는 것이다.

우리는 시술자의 능력을 극대화하는 방법을 알고 있다.

시술자의 열정과 치유에 대한 믿음의 에너지는 하나로 뭉치게 된다. 여러 명이 동시에 테크닉을 시도할 경우 이러한 극대화는 두드러지게 나타난다. 이른바 '다수의 손'이라 명명할 수 있다. 여러 명이 환자의 문제 부위에 손을 얹어 같은 방식으로 테크닉을 시도하면 놀라운 효과가 발생한다. 한 사람의 에너지를 능가하여 치유능력이 극대화되고 있음을

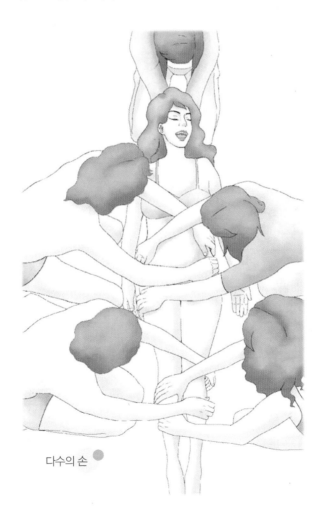

다수의 손

우리는 여러 임상을 통해 경험했다. 환자와 시술자 사이에는 서로 반응하는 움직임의 마당이 펼쳐지게 된다. 시술자가 여러 명일 경우, 시술자 다수끼리 서로의 공감대가 형성되어 환자를 치유하려는 에너지가 강력하게 집중되기 때문이다. 혼자일 때보다 몇 배나 되는 에너지가 환부 주위를 선회하고 있다.

놀라운 기적의 치유는 다수의 손을 통해서 일어나는 경우가 많다. 다수의 손 구성원이 가족일 때 더욱 탁월한 효과가 나타나는 것은 의심의 여지가 없다.

어떤 환자든 가능하다는 믿음이 치유의 기적을 낳는다.

CST가 어떻게 좋은 것인지 아직 경험하지 못했다 하더라도 믿음은 기대 이상의 효과를 가져온다. 신체의 면역력이 최대치에 이르고 몸이 균형적 상태에 도달한다는 믿음이면 놀라운 결과를 만들어낼 수 있다.

현대인을 집요하게 괴롭히는 스트레스! 인간의 뇌는 다양한 현상과 반응에 의해 고통받고 있다. 엄청난 지식노동자 혹은 대중들은 다양한 관계의 네트워크를 형성함으로써 두뇌를 긴장시킨다.

스트레스를 통해 가장 직접적인 타격을 받는 것은 여러 신경들이다. 신경뿐만 아니라 위와 창자도 영향을 받는다. 스트레스 해소를 위해 다양한 약물들이 개발되어 시판되고 있지만 근본적인 치유가 아니라 스트레스를 줄이는 정도에 그치고 있다. CST의 존재가치는 바로 이 지점에서 명확하게 드러난다. 근본적인 치유의 장(場)은 CST를 통해서 펼쳐질 수가 있다.

뇌와 스트레스

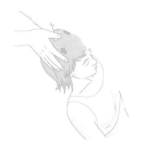

두뇌를 다루는 일은 매우 소중한 일이다. 따라서 CST 메카니즘은 소중할 뿐만 아니라 존엄한 학문이다. 삶의 최상위 가치에서 느끼게 되는 기쁨과 즐거움을 뇌는 만들어낸다.

인간의 뇌 속에는 일종의 마약성 물질이 존재하고 있는데 몰핀과 같이 강력한 작용을 한다. 지금으로부터 35년 전에 인간의 뇌 속에 이런 물질이 존재하고 있음이 발견되었다. 이 물질이 바로 엔도르핀이다. 엔도르핀은 단백질 분자이다. 단백질 분자는 엔도르핀과 다른 세포의 자극 호르몬 등과 한 데 결합되어 존재하다가 필요시에 독립된 호르몬으로서 작용하는 것으로 알려져 있다.

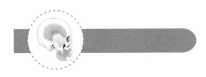

어떤 통증이나 여타의 스트레스에 반응하는 물질이 바로 여기에서 발생한다.

극심한 통증을 느낄 때 뇌 속의 신경물질이 작동해 통증을 완화시킨다. 산모가 고통을 이겨낼 수 있도록 하는 것도 이 물질의 영향이다. 주의할 것은, 스트레스에 대항하기 위해 뇌는 다른 자극 호르몬(부신피질 자극 호르몬)과 더불어 지나치게 많은 엔도르핀 물질을 분비하는데 이것은 도리어 임파구(면역기능 담당)의 기능을 억제하게 된다는 점이다. 과다 분비로 인해 정신적 장애에 이를 뿐 아니라 면역력이 저하된 인체는 세균에 쉽게 노출되어 암세포에 대한 저항력을 상실함으로써 암 발생 위험이 증가한다. 따라서 스트레스에 장시간 노출되어 있는 것은 바람직하지 않다.

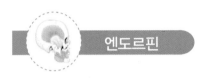

엔도르핀

엔도르핀은 긴장과 이완의 반복을 통해 잘 분비된다.

우리는 운동이나 다른 정신적 행위 등을 통해 엔도르핀의 분비를 촉발할 수 있는데, 날마다 1시간씩 운동을 한다든가 규칙적으로 독서를 하거나 문화 활동을 하는 생활 태도라면 가능하다. 그러나 임상결과 우리의 CST는 1회의 시술로 몇 시간 운동을 했을 때와 같은 효과를 나타내는 것이 증명되었다. 뇌에 존재하는 엔도르핀 체계를 잘 이해하고 활용한다면 삶이 매우 달라질 것이다. 〈나는 할 수 있다〉, 〈나는 나을 수 있다〉, 〈나는 더 이상 아프지 않다〉 등과 같은 긍정적인 마인드를 가질 때 뇌 속에 매우 유익한 엔도르핀이 생성되어 삶을 값지고 풍요롭게 만들어 줄 것이다.

CST는 중점적으로 뇌를 만지면서 뇌의 원활한 기능을 가능토록 하는 테크닉이다. 따라서 모든 사람들이 CST를 생활화한다면 대국민 건강프로젝트는 성공한 것이라 할 수 있다.

엑스레이 상이나 혈액검사를 통해 문제가 발견되지 않았는데도 현대인들 가운데 많은 사람들이 다양한 통증을 호소한다. 그것은 통증 부위에 영향을 주는 다른 부위의 이상에 의한 경우일 수가 있기 때문이다. 기능적 이상을 해결하지 못하면 통증이 멎는다 하더라도 일시적인 것일 뿐 다시 통증이 나타날 수밖에 없다. CST는 통증 부위의 치유는 물론 이것을 가능하게 했던 제2차적 부위의 치료가 가능하다. 물론 그 어떤 부작용도 유발하지 않으면서 매우 간단히 이러한 문제들을 해결한다.

 수지상 세포

인체에 존재하는 강력한 면역세포 가운데 잘 알려져 있지 않은 것이 있다. 수지상 세포라는 존재인데 효과는 강력하다. 백혈구의 일종으로 체내의 모든 조직 속에 있으며, 별모양을 하고 있다. 피하조직이나 호흡기 점막, 내장의 점막 등 여러 곳에서 존재하고 있다. 수지상 세포는 적을 인식하는 T세포의 자극능력이 뛰어나다. 자극이 있어야 T세포가 활동을 개시한다. 바로 사이토카인을 방출하면서 인체의 면역력을 급속하게 강화하는 작용을 하는 것이다.

수지상 세포 1개가 킬러 T세포 1천 개를 자극할 수 있다고 한다.

T세포가 열심히 임무를 수행하고 있는지 감독하는 것도 수지상 세포의 중요한 임무이다. 더욱이 훈련되거나 능력이 충분히 배양된 T세포를 나쁜 적들과 싸우도록 보내는 역할도 한다. 암을 치료하는 항암요법에는 이렇듯 수지상 세포를 배양해서 인체에 주사로 투여하는 방식이 있으나 CST를 통해서 수지상 세포를 활성화시킬 수 있다. 두개천골요법은 피부에 존재하는 수지상 세포를 자극함으로써 치료와 면역력 증강에 탁월한 효과를 나타내는 요법이다.

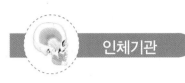

인체는 각 기관의 연결로써 완전하게 유지되고 있다.

뇌를 지탱하는 목(경추), 다리를 지탱해주는 골반, 팔을 지탱하게 하는 어깨 등등 신체의 건강은 모든 기관의 건강상태와 직결된다. 하나의 기관이 틀어지면 몸 전체가 균형을 잃게 된다. 삐걱거림이 시작되는 곳! 근골격계의 중요성이 무엇보다 강조된다. 신경의 전달은 후두골에서 시작하여 몸 전체로 퍼져나간다. 허리 통증, 고혈압이나 당뇨병, 소화불량, 생리통, 두통, 불면증 등 원인 모를 질병들이 모두 이러한 요인에서 비롯된다. CST는 몸의 전반적인 이완을 목적으로 하고 있다. 따라서 하나의 과정이 해결되면 문제성을 지닌 다른 과정도 더불어 자신도 모르는 사이에 해결되는 것을 알 수 있다.

우리는 환자를 처음 대할 때, 환자가 가지고 있는 모든 문제를 먼저 기록해 달라고 요청한다. 그런 다음 시술을 통해 개선되는 것을 하나씩 체크하도록 하는데 놀랍게도 불과 몇 회의 시술을 통해 문제성 있는 여러 부위의 상태가 호전되는 것을 경험하게 된다. 위에 언급한 질병들은 CST를 통해 경추 1번과 후두골 사이를 이완시켜주면 부드럽게 풀리며 열감이 돋아나는데 환자 스스로 탁월한 효능을 느끼게 된다. 아토피나 만성피로 같은 질병 역시 이러한 과정을 반복하면 어느 시점에 이르러 상당 부분 치유되어 있음을 알 수 있다.

모든 질병에는 원인이 있게 마련이다.

따라서 질병의 치료는 원인을 색출하여 그것을 제거해야 하는 것이며 예방적 차원에서는 더욱 그렇다. 모든 질병의 저변에는 신체의 스트레스 혹은 정신의 스트레스가 존재한다. 이러한 스트레스는 긴장을 유발하는데, 몸과 마음에 무리가 왔을 때 우리는 스트레스를 받게 된다. 그러면 교감신경이 긴장하게 되고, 맥박이 빨라지며 혈당과 혈압이 오른다. 이러한 환경이 결국 암도 유발하게 된다. 인체가 무리하게 될 때 몸을 지키기 위해 인체는 백혈구 세포를 증가시킨다. 백혈구에는 〈원리편〉에서 언급했다시피, 힘이 센 과립구가 있어서 힘이 강한 세포를 처리하며, 임파구는 작은 이물질을 면역으로 다스린다. 과립구와 임파구가 6 : 4의 비율로 몸을 지키고 있는데 과립구가 지나치면 면역력이 저하되는 것이라 할 수 있다.

인간은 낮에 열심히 일하고 밤에 충분한 수면을 취하게 된다. 그런데 무리한 작업에 임하거나 욕심이 지나쳐 과로할 때가 있다. 이럴 경우 더욱 충분히 수면을 취하고 휴식에 들어야 하는데 그러지 못하면(특히 잠을 못 이루면) 교감신경의 긴장상태를 초래하게 된다. 암 발생의 주요원인 가운데 하나가 바로 과로이다.

두개천골요법이야말로 긴장을 완화하여 스트레스를 풀고 인체의 여러 부위에 열감을 가지도록 유도하는 테크닉이다. 때론 몸이 차가워지면서 시간이 경과하면 뜨거운 열기가 발생하며, 차츰 몸이 안정되고 편안해진다. CST 시술 중에 특히 우리가 느끼는 것은 접촉한 신체 부위에서 뜨겁게 빠져나오는 열감이다. 특히 두개저 풀어주기 테크닉의 경우 손끝에 전해지는 열감이란 간혹 뜨거운 용광로를 연상하게 만든다. 신체의 이완에 관한 한 이처럼 탁월한 요법은 아마 없을 것이다.

교감신경과 부교감신경

신경에 있어서 교감과 부교감의 우열순위는 중요한 문제이다.

교감신경과 부교감신경의 조화는 매우 중요하다. 사람이 활동을 할 때는 교감신경이 우세하며, 휴식이나 수면을 취할 때는(이완의 경우) 부교감 신경이 우세하다. 통상적으로 교감신경이 우세하면 불리한 법이다. 인체는 부교감 신경이 우세해야만 면역력이 높아진다. 현대인들 대부분 활동적으로 살기 때문에 교감신경에 노출되는 시간이 길다. 따라서 정신적 안정을 위한 노력들이 필요하다. 교감신경과 부교감신경의 리듬을 활성화시켜주는 과정이 무엇보다 절실히 요구된다.

부교감 신경이 우세하면 당연히 임파구가 증가하게 된다. 임파구는 따뜻한 상태를 좋아하며 그런 상태에서 증가한다. 열이란 어떤 의미에서 상당히 중요한 메시지를 담고 있다. 인체의 면역력이 증강된다는 말이며, 암은 몸이 차가운 상태에서 체내에 포자를 퍼뜨리다가도 따뜻한 열기를 만나면 위축되어버리는 것이다. 몸을 열로써 다스리는 것은 암의 치유뿐만 아니라 당연히 질병의 예방과 치유에도 탁월한 비법이다. 감기에 걸렸을 때 우리는 심한 고열에 시달리게 되는데 바이러스와 임파구가 싸우기 때문이다. 인체가 감기 바이러스에 대항하기 위해서 스스로 발열하는 과정으로 보기도 한다. 종기나 부스럼 등도 같은 이치로 받아들일 수 있다.

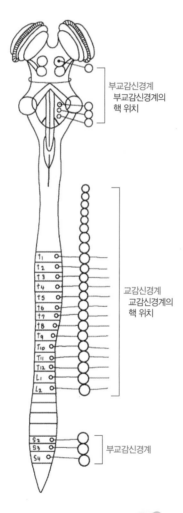

부교감신경계
부교감신경계의
핵 위치

교감신경계
교감신경계의
핵 위치

부교감신경계

자율신경계와 핵

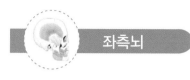

좌측뇌

인간의 좌측뇌는 폭력과 연관되어 있다고 밝혀진 바 있다.

정서를 통제하는 심층변연계의 좌측영역에서 과잉활동이 일어나면 폭력으로 연결된다. 우울증이나 조울증 같은 경우도 이곳과 무관치 않다. 여성의 경우, 에스트로겐 호르몬 변화가 관찰되기도 하는데 사춘기 여성, 생리를 시작하기 전, 출산이 끝난 뒤나 폐경에 이른 상태에서 뚜렷이 관찰되고 있다. 우리는 아주 안전하고 편안한 방법으로 뇌의 긴장 부위를 완화시켜 이상성을 제거한다. 이것이 가장 확실하게 생명력을 부여하는 방법이다. CST는 이러한 생명력의 중심에 존재한다.

측두엽

어떤 신념이나 인식, 진리에 대한 것 모두가 측두엽을 통해 관장되고 있다. 듣기에 어려움이 있는 사람들이나 쓰기에 문제가 있는 사람들은 분명히 측두엽에 문제가 숨어 있다. 또한 종교에 빠져 정신을 못 차리는 사람들, 너무도 도덕적이어서 정상적 생활이 어려운 사람들 역시 이와 무관하지 않다. 때로는 이유 없이 일어나는 통증(두통 혹은 복통) 또한 측두엽의 문제로부터 유발된다는 보고가 있다. 측두엽은 가장 손상받기 쉬운 부위이다. 작은 충격에도 손상이 예상되는데 과격한 운동이나 권투, 축구, 족구 등을 자주 하게 되면 측두엽이 관장하는 기능에 문제가 발생할 수 있다. 당장은 아니더라도 나중에 면역력이 떨어졌을 때 겉으로 드러나게 되는 것이다. 귀가 안으로 빨려들어가는 모습이나 주름이 안쪽으로 긴장된 모습은 이미 몸에 위험이 닥쳤다는 신호라고 보면 틀림없다.

전두엽

전두엽은 뇌 가운데 가장 진화한 영역이다.

이 영역은 집중력을 관장하며 비판적 사고와 판단 및 충동을 조절하는
기능이 있다. 삶을 총체적으로 계획하고 시간의 일정을 계획하는 것도
전두엽에서 관장하고 있다. 만약 누구와 다툼이 발생한 경우, 전두엽의
기능이 탁월한 사람은 조절에 문제가 없으나 이 기능이 미흡하면 강력한
행동으로 비약하게 된다. 이 영역이 우수한 사람은 실수를 되풀이하지

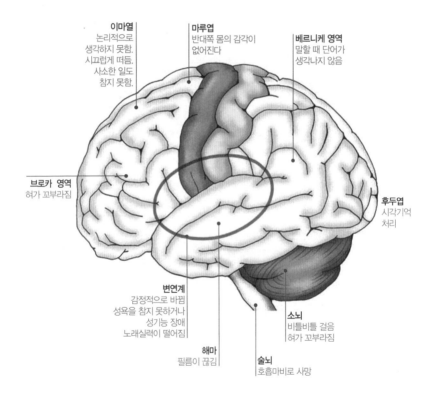

알코올이 뇌에 미치는 영향

않을 확률이 높고 학습과 교육을 적용하여 대처하는 것으로 알려져 있다. 전두엽이 빈약한 사람은 학습에 어려움이 많고 실수를 자주 반복하곤 한다. 아이의 산만함은 바로 전두엽의 문제로 받아들여도 된다. 우리는 다수의 산만한 아이들을 치료한 경험이 있는데 모두가 단지 몇 차례의 시술만으로 놀라운 효과를 경험할 수 있었다.

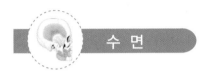

수면

인간 생애의 30% 이상을 차지하는 수면은 어떤 의미에서 보면 비활동 시간이기 때문에 인간의 진정한 삶은 참으로 짧다. 그러나 이러한 수면의 시간이 없다면 인간은 오래 버티지 못한다. 수면이야말로 지친 심신을 풀고 건강을 유지하는 보약 같은 것이다. 수면상태는 비록 의식은 없지만 뇌혈류량이나 산소소비량은 깨어 있을 때와 크게 다르지 않다. 뇌의 신경세포에서 일어나는 활동 역시 크게 변화하지 않는다. 잠을 충분히

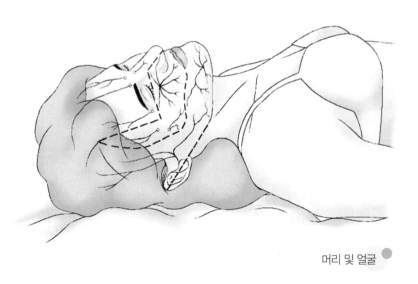

머리 및 얼굴

자는 것은 무엇보다 인체의 항상성 유지에 좋을 뿐만 아니라 기억력에 좋다. 수험생이 밤을 새워 공부하는 태도는 바람직하지 않다.

수면을 취할 때는 느린 진폭의 뇌파와 빠른 진폭의 뇌파가 교대로 나타나는 것을 볼 수 있다. 빠른 진폭의 뇌파 시 취하는 수면을 렘(REM) 수면이라 하는데, 렘 수면이 많을 때 비몽사몽의 꿈속을 헤매게 되며 이는 자극을 초래하여 긴장을 유발하며 건강에 적신호가 된다.

불면증에 시달리는 사람들을 보면 스트레스에 노출된 경우가 적지 않다. 불안과 초조 속에서 하루를 사는 사람들은 두통을 호소하고 무력감에 빠지기 쉽다. 또한 우울증을 호소하며 삶의 의욕을 상실하는 경우도 적지 않다. 뇌의 충분한 휴식은 CST를 통해 유도할 수 있다. 아무리 불면증에 시달리는 사람이라도 CST를 받게 되면 95% 이상이 시술 중에 수면에 빠지게 된다. 몸이 이완되면서 뇌가 정상적 기능을 회복하기 때문이다.

또한 불면증의 원인 가운데 하나로 밝혀진 납중독은 환경오염 시대를 사는 우리에게 많은 것을 시사하고 있다. 우리는 날마다 자동차 배기가스를 마시고, 아이들은 오염된 장난감을 만지며 논다. 페인트나 도자기 제조 과정에도 납이 함유되는 것으로 보고되고 있다. 납에 중독되면 불면증은 물론이거니와 빈혈을 동반한 현기증이나 기억력의 저하, 우울증, 신경불안, 정신적 질병 등 다양한 양상을 드러낸다. 납 성분은 뇌와 척수 등 중추신경계에 직접적인 영향을 끼친다. CST는 몸속에 돌아다니는 납 성분을 배출하는 테크닉이기도 하다. 기체나 열감 등을 통해 이물질이 녹아들어 몸 밖으로 배출된다. 이런 경우 두개골은 마치 쇳덩어리처럼 무거운데, 두개골이 공처럼 가벼워야 건강한 것이다.

CST와 외부손상

외상은 두개천골요법에 있어서 매우 중요한 분야이다. 교통사고 환자와 운동 하다 넘어진 사람은 정형외과를 찾는다. 그러나 사고의 순간에 생긴 물리적 장애는 치료가 되었다 하더라도 정신적 충격은 여전한 과제로 남는다. 사고의 순간, 뇌는 충격을 받아들여 깊숙이 기억하고 있기 때문이다.

대부분의 외적 충격이나 상처 등은 중추신경계에 의해 기억되는 것으로 우리는 인식한다. 환자를 만나보면 분명히 임상을 하게 되는데, 사고의 순간은 수십 년이 지난 뒤에도 기억되며 외적인 증상이 없어도 충격적인 기억으로 남아 있는 경우가 많다. 가령, 누구한테 엄청난 모욕감을 받았을 때의 충격을 중추신경계는 기억하고 있는 것이다. 이러한 기억은 건강할 때는 노출되지 않는다. 면역력이 강력할 때는 겉으로 드러나지 못하고 안에서 움츠리고 있다. 그러다가 면역력이 약해질 때 겉으로 튀어나온다. 이렇게 튀어나오는 증상이 이유 없는 장애가 되는 것이다. 아무리 병원에 다녀보아도 특별한 이상이 발견되지 않는데 문제는 증상이 계속적으로 나타난다는 것이다. 다리를 절단한 환자는 다리가 없는데도 계속 절단된 부분의 통증을 호소하게 된다. 뇌에서 기억하고 있기 때문이다. 이런 원리를 절대 부인해서는 안 된다.

두개천골요법은 기억을 끌어내어 제거하는 효과를 가지고 있다. 홧병의 경우, 틀림없이 내적인 충격이나 정서적 갈등 등의 요인이 뇌에 깊숙이 간직되어 있다. 따라서 엑스레이에는 나타날 리가 없는 것이다. 두개천골요법에는 어렵지 않게 홧병 등을 다스릴 수 있는 테크닉이 포함되어 있다.

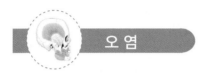

오염

현대인들은 엄청난 오염의 시대를 살아가고 있다. 날마다 호흡하고 사는 공기뿐만 아니라, 물과 식품, 다양한 약물 성분 등은 인체에 해로운 것들로 복잡하게 구성되어 있다. 인체는 이런 과정으로 몸속에 독소를 저장하게 된다. 인체의 자연스런 대사과정 속에서도 독소는 만들어진다.

CST는 몸에 쌓인 노폐물을 제거하는 테크닉이기도 하다. 물질적인 노폐물뿐만 아니라 정신적인 노폐물 역시 정화시킨다. 공포와 좌절, 분노, 무력감 등을 테크닉을 통해 안정과 용기, 희망과 충만감 등으로 채워지도록 한다. 공연히 불안하고 짜증이 났던 사람이 CST를 통해서 심신의 안정은 물론 새로운 희망까지 가지게 되는 사례를 수없이 보았다. 테크닉을 통해 과산화(활성산소)지질 등이 몸속에서 배출되는 순간을 확연히 느낄 수가 있었다. 시술 후에 손바닥을 보면 마치 모래알이 반짝이는 것처럼 과산화지질의 잔해들이 무수히 박혀 있는 것이다. 누구나 집중하게 되면 이처럼 놀라운 효과를 느낄 수 있는 테크닉이 바로 두개천골요법이다.

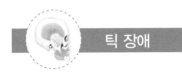

틱 장애를 호소하는 아이들이 많다. 얼굴 부위에서 발생하는 경련을 일컫는 말로, 우스꽝스런 버릇이나 제스처 또는 태도 등을 의미한다. 이는 엄밀한 의미에서 신경질환이다. 자신의 의지와 상관없이 빠르고 격정적인 움직임이 발생하는 것이다. 눈을 깜박이는 행위, 얼굴을 찡그리는 행위, 머리를 계속해서 흔드는 행위, 눈을 뒤집는 행위, 몸을 비트는 행위까지 다양한 형태를 수반한다.

남의 행동 따라 하기, 남의 물건 만져보기, 마구 뛰기 등도 일종의 틱 장애 형태이다. 공연히 기침을 내는 것도 지나치면 장애이다. 짐승소리 흉내 내기, 발짓 손짓 교대로 반복하기 등등 실로 다양한 모습이 이에 해당한다.

틱은 정상적인 수면활동을 방해한다. 그러므로 틱 장애를 앓으면 몸이 개운하지 않다. 항상 찌뿌드드한 느낌 그대로다. 이러한 틱 장애는 불안과 초조, 염려, 고통, 정신적 흥분상태 등 정신적 긴장을 통해 더욱 심하게 나타난다. 이것은 주의력 결핍으로 연결되며 학습장애 등을 유발하게 된다. 아이들의 틱 장애는 가능한 빨리 문제를 제거해야 한다. CST에서 틱 장애의 치유는 탁월하다. 단 한 차례의 정확한 시술만으로도 놀라운 효과를 가져온다.

CST 10단계나 액세서리 테크닉을 부모 등 보호자에게 가르친 다음 부모의 직접시술을 통해 아이의 틱 장애를 완전히 고친 사례가 많이 있다. 처음에는 단지 두개천골요법을 통해 틱 장애를 개선하려 했을 뿐인데 아이에게 존재하는 다양한 문제들이 더불어 호전되는 것을 우리는 자주 경험했다. 수면장애로부터 해방된 아이, 욕설을 밥 먹듯 하던 버릇에서 해방된 아이, 몽유병이나 잠꼬대, 야뇨증에서 해방된 아이 등 이루 헤아릴 수가 없다. 그래서 두개천골요법이 국민의 건강을 책임질 만한 테크닉이 틀림없다는 것을 믿어 의심치 않는다.

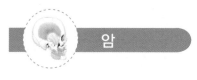

암

오늘날 인류 최악의 질병은 뭐니 해도 암(癌)이라 할 수 있다. 인간을 가장 모욕하는 발언 역시 '암적(癌的)인 존재'라는 말이다. 인류는 여전히 암을 극복하지 못하고 있다. 그러나 암의 발생 원인에 대해 근본적으로 이해를 한다면 충분히 가능하다. 암의 원인은 무엇인가? 우리는 암이 어떻게 발병하게 되는지 먼저 파악해야 하며, 그런 다음 그에 맞는 방법을 써야 치료가 가능하다.

암은 40~50대에 가장 많이 발생한다. 환경오염의 심각한 상태로 요즘에는 젊은이들뿐만 아니라 전 연령층에서 발생하고 있다. 인간의 몸은 암유전자를 보유하게 되는데 심한 스트레스에 노출될 때 유전자가 정상적 기능을 하지 못함으로써 얻어지는 것이다. 과로가 스트레스의 직접적인 원인이 되므로 피로가 누적된 사람들에게 특히 암의 발병률이 높게 나타나고 있다. 앞에서도 언급했다시피 암은 면역력과의 싸움이다. 암유전자가 몸속에 있다 하더라도 면역력이 충분하면 결코 활성화하지 않는다. 면역력이 떨어지기 때문에 겉으로 암이 튀어나오는 것이다. 따라서 면역력을 키우는 것이 암을 극복하는 유일한 길이다. 두개천골요법은 암을 치유하는 요법이 아니며, 이보다 암을 예방하는, 또는 암을 이겨낼 수 있는 자생력을 배양하는 차원의 테크닉이다. 중요한 것은 암에 걸리기 전에 예방하는 것이다. 두개천골요법은 몸의 항상성 유지에 탁월한 기법이다. 여기에서 항상성이란 면역력과 같은 의미로 받아들이면 된다. 암에 걸렸다고 포기할 이유는 없다. 암은 몸의 항상성 차원에서 보면 충분히 우리의 힘으로 극복이 가능한 질병이다. CST를 기본으로 하면서 다른 방법의 치료를 가미했을 때 놀라운 결과를 얻을 수가 있었다. 암이 인간의 생명을 장악하는 존재가 아니라 혈압이나 당뇨처럼 몸에 달고 가는 질병이란 점을 잊어서는 안 된다. 관리를 잘 하면 암과 더불어 살 수도 있다. 그러기 위해서는 몸의 항상성을 유지해야 한다. 면역력을 약화시켜서는 안 된다는 점을 명심해야 한다.

안수기도

CST에서 최초로 공개하는 또 하나의 사실은 안수기도이다. 성서에서도 하느님은 당신의 능력을 대리인을 통해 보여줄 수 있음을 암시하고 있다. 놀라운 것은 안수기도의 방법이 우리의 CST 요법에서 사용하는 테크닉이란 것이다. 이러한 방식은 의학적으로 입증할 수 있다. 말하자면 뇌의 접촉을 통해 치유가 일어나며, 간절한 기도 혹은 염원은 더욱 효과가 커지도록 상승작용을 한다. 개인적으로, 여러 목사님들이나 스님, 정신과 의사들이 CST요법을 배워서 활용하기를 바라는데 분명히 놀라운 효과를 경험하게 되리라 믿는다.

뇌의 문제에 있어서 감정적인 부분 역시 무시할 수 없다. 과거에 심한 정신적·육체적 상처를 입은 경험이 있는 사람에게 나타나는 장애의 경우, 체성 감성을 풀어주면 틀림없이 효과를 보게 된다. 이 경우의 시술에서는 환자의 몸에 내부 의사(醫師)가 있어서 그 의사가 자신의 질병을 치료하는 듯한 과정을 경험하게 된다. 인간의 몸에는 스스로 치유할 수 있는 내부 의사가 있다는 것이 바로 CST의 한 관점이기도 하다. 서러움이나 분노, 교통사고의 후유증, 외상 후 압박 장애 등으로부터 자유롭고 싶은 분들은 반드시 CST를 받아야 한다.

CST를 시술하면서 환자와 대화를 하는 치료적 연상방법을 적극 권장한다. 환자의 머릿속에 어떤 기억의 영상들이 떠오르는지는 매우 중요하다. 처음에는 자신의 치부를 드러내는 것에 부담을 느끼겠지만 이러한 과정을 거치면 지난 고통으로부터 자유로울 수가 있다. 치료사는 환자와 대화를 하면서 환자를 자연스럽게 내버려둔다. 이는 정신과적인 치료가 아님을 분명히 해야 한다. 인체의 잠재된 기억을 통해 우리는 대화를 하게 되고 그런 과정들을 거쳐서 지난 악몽이나 격한 기억들이 부드럽게 순화되도록 하는 것이다.

CST의 매력은 이렇듯 다양한 테크닉을 현실적으로 경험할 수 있다는 점이다. 물론 확실한 임상까지는 상당한 훈련이 필요하다. 간단한 문제는 초보자들도 책의 지시에 따라 충분히 할 수 있지만 몸 기운의 흐름을 감지할 정도가 되려면 상당한 수련이 필요하다고 생각한다.

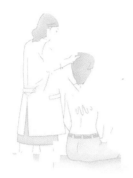

CST와 독성 배출

인체는 시간이 흐를수록 석회화된다. 근육이나 조직, 혈관 등 신체의 어떤 부위든 딱딱하게 굳어 간다. 인체가 굳으면 문제가 발생하는 것은 당연하다. 인체의 혈액 내 칼슘의 농도가 생명을 위협할 정도라면 축적된 칼슘을 빨리 제거해야 한다. 그런데 어떻게 인체의 곳곳에 축적된 칼슘을 제거할 수 있을까?

퇴행성 질환은 칼슘의 과잉에 의해 생긴다. 세월이 갈수록 원하지 않는 곳에 칼슘이 축적되어 몸이 석회화되기 때문이다. 동맥이나 관절 등에 플라크가 생기는 것을 X-ray 판독 결과 관찰할 수 있다. 칼슘의 농도를 낮추면 병의 상태가 분명히 좋아지는 것도 확인되었다. 딱딱해진 응어리를 부드럽게 풀어야 가능한 일이다.

이러한 문제는 다만 축적된 그 부위뿐만 아니라 인체의 전체 혹은 정신적 · 심리적인 문제로까지 비약된다. 인체는 하루에 일정량의 금속을 배출하는 시스템을 지니고 있다. 그러나 배출되는 양보다 환경오염 등을 통해 축적된 양이 훨씬 많기 때문에 문제가 생긴다. 몸속에 시간을 두고 축적된 이러한 물질들을 배출시키는 데 가장 완벽한 시스템이 바로 CST이다.

CST는 오직 손의 기법을 통해 인체에 축적된 물질들을 배출하게 한다.

석회화된 곳, 부목화된 곳을 CST를 통해 용해시키고 밖으로 배출시킨다. 우리는 과산화지질 등을 배출할 때 물이 흘러가는 느낌, 모래알같이 잡히는 느낌, 흙더미 쏟아지는 느낌, 바람이 에어컨 바람처럼 빠져나가는 것같은 여러 느낌들과 만난다. 이마에 박힌 이물질, 몸속 구석구석에 박힌 플라크들을 정확히 몸 밖으로 날려버린다. 딱딱해진 동맥이나 혈관벽 등도 부드럽게 이완시키는 것이 바로 두개천골요법이다. 목이나 오십견 등 어느 부위든지 10회 이내에 분해시킬 수가 있다.

혈관 벽에 독성으로 작용하는 콜레스테롤을 녹일 수도 있다. 독을 연성화시키는 것, 인체는 면역계를 통해 환경으로부터 받는 스트레스나 자극 등에 대처하는데, 지속적으로 노출될 때 적절한 방어능력을 상실하게 된다. 인체의 면역체계가 깨지는 순간이다. 인간의 세포와 조직에는 칼슘의 작은 입자들이 무수히 깔려 있다.

세포는 가능한 칼슘의 입자들이 내부로 침입하지 못하도록 모든 에너지를 사용한다. 세포 내부에 존재하는 마그네슘은 많아야 한다. 그런데 나이가 들수록 칼슘과 마그네슘의 비율이 무너지게 된다. 칼슘의 비율이 많아지면 혈액 운반량과 산소 공급량이 줄어들게 된다.

인체의 세포 내부에 칼슘이 쌓이면 근육 경련을 유발한다. 만약 두뇌에 칼슘이 쌓이거나 과산화(활성산소)지질이 쌓이면 상상할 수도 없는 엄청난 일들이 발생하게 될 것이다. 칼슘차단제는 일시적인 효과만 있을 뿐 근본적인 해결은 불가능하다.

CST는 과산화(활성산소)에 의해 손상된 부분이 정상적으로 회복되는 신비의 테크닉이다. 나이가 들어가면서 혹은 환경의 급격한 오염에 의해 몸속에 축적되는 과도한 금속 이온을 제거하는데 효과가 탁월할 뿐 아니라 추가적인 손상도 막아준다. 몸속에 들어있는 다양한 금속의 독성을 제거하여 기능을 정상적으로 회복하도록 하는 것이다. 효소의 기능에 장애가 나타날 때 CST는 바로 항상성을 유지하도록 만들어준다. 납이나 중금속 등에 중독된 효소를 다시금 활성화하도록 하여 칼슘대사가 정상으로 되돌아오게 만든다.

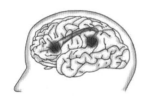

두개천골의 이완

두개골이나 두개골의 기저부를 이완하기 전에 두개골의 운동을 방해하는 부위들을 먼저 이완시켜야 한다. 발이나 골반, 횡격막, 흉곽입구, 설골 등을 먼저 풀고 위쪽으로 올라와야 한다. 목과 후두골 사이에는 과잉활동을 하는 근육이 있는데 발통점(發痛點)이 여기에 위치하고 있다. 후두골 기저부에 압박을 주면 머리나 치아, 턱과 눈, 귀와 목구멍 등에 통증이 발생하는 것을 느낄 수 있다. 그만큼 민감한 부위기 때문에 이 부위를 이완시켜주는 것이 매우 중요하다.

흉쇄유돌근은 두개골의 유양돌기에 부착되어 있으며, 다른 근육을 덮고 있다. 운동이나 과격한 움직임에 의해 흉쇄유돌근이 압박받아 갑작스럽게 염좌된다거나 좌상이 일어날 수 있는데, 자동차사고 같은 강력한 물리적 충돌, 계단 등을 잘못 디뎠을 때에 발생할 수 있다. 전화기를 귀와 어깨 사이에 끼워서 받을 때도 흉쇄유돌근의 문제를 유발할 수가 있다. 흉쇄유돌근 부위의 통증은 물론 이로 인한 두개골 전체의 문제로 비화될 수 있다. 또한 TMJ문제도 여기에서 비롯되는 경우가 있다. 흉쇄유돌근에서 통증이 시작되면 차츰 얼굴 측면뿐만 아니라 시각장애, 어지러움, 구토 등을 유발시킨다.

두통이나 두피의 근막에서 어떤 통증이 시작된 경우, 두 발을 균형 있게 만들면 통증이 해결된다.

발을 억지로 잡아당기는 것이 아니라 CST를 통해 발이 충분히 이완되는 놀라운 경험을 할 수 있다. 우리가 매우 중요시하는 테크닉이 발을 통해 스틸 포인트를 유발하는 것이다. 대개의 환자들은 한쪽 다리가 짧아져 있다. 한쪽 다리가 짧은 것은 인체의 다른 부위에 문제가 발생하고 있다는 증거이다.

귀를 당기는 일[ear-pull]은 삶에서 매우 중요하다.

귀를 보면 사람의 건강을 파악할 수 있다. 귀가 측두골 쪽으로 빨려들기 시작하면 생명이 짧아지는 것, 즉 건강에 적신호가 생겼다는 말이다. 귀당기기를 하면 환자의 머리가 자발적으로 움직이는 것을 느낄 수 있다. 우리는 귀에서 발열감이나 발한을 느끼도록 충분히 이어-풀을 해야 한다. 느낌이 클수록 좋다. 환자는 안면부위나 턱, 목구멍, 입 등 여러 부위가 이완되는 것을 스스로 느끼게 된다. 이어-풀이 진행되는 동안 매우 편안한 느낌을 받게 된다.

안면근육의 제한을 반드시 풀어야 한다.

안면근육은 머리, 치아, 눈, 귀, 턱 등의 통증을 덩달아 유발시키는 것으로 알려져 있다. 턱관절 장애 역시 안면근육의 제한에서 비롯되는 경우도 있지만, 이상근에 의한 장애가 더 크기 때문에 나타난다. 안면근육은 목의 아래쪽 부위를 충분히 이완시킨 다음에 실시하는 것으로, 측두근의 이완이 집중적으로 시도되어야 한다. 측두근은 모든 질병의 원인이라 할 만큼 중요한 역할을 한다. 이러한 부위에 문제가 발생하면 바로 질병과 직결된다는 점을 잊지말아야 한다.

장요근은 보행에 매우 중요한 근육이다.

체중의 부하를 견디도록 한다. 발을 내딛을 때 장골근이 수축하면 장골이 틀어진다. 그리고 요추의 신전(伸展)이 일어나도록 한다. 심한 복부 통증을 느낄 경우, 간혹 장요근을 이완시키면 해결되는 수가 있다. 장요근 역시 원래의 길이를 되찾는 것이 중요하며, CST를 통해 충분히 릴리즈시켜주는 것이 관건이다.

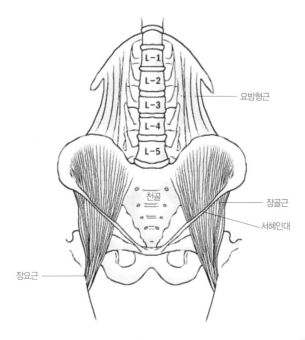

L-1
L-2
L-3
L-4
L-5

요방형근

천골

장골근

서혜인대

장요근

장골근이 천골에 미치는 영향

치골근은 아주 작은 근육이다.

장요근의 바로 아래쪽에 위치하고 있으며, 대퇴골을 움직이게 하는 데 주요 역할을 하고 있다. 치골근은 무리한 여행이나 대퇴골의 골절, 자동차 사고에 의한 외상, 과격한 운동 등에 의해 과긴장됨으로써 통증의 시발점이 되는 경우가 많다. 손상이 장기화될 경우 일상생활을 영위하지 못할 정도로 힘들다. 양쪽 치골근에 문제가 생기면 정상적 보행이 힘들다.

치골근의 압박은 대퇴의 외회전을 일으킨다. 팔자걸음이 생기며, 때문에 무릎관절 통증을 가져온다.

횡격막은 흉곽과 요추에 붙어 있으며, 매우 얇고 넓적한 근육이다.
횡격막의 근막에 통증이 나타나는 사례는 아직 발견되지 않고 있지만 횡격막의 릴리즈는 매우 중요하다. 횡격막과 관련된 근막의 제한을 풀어주는 데 횡격막의 이완이 선행되어야 하는 것이다. 횡격막의 이완을 실시하면 우선 호흡이 향상되며, 정신적인 안정에 들어간다. 횡격막의 이완 시에는 어깨나 팔 등도 이완될 수 있어야 한다. 환자는 여러 번 심호흡을 하게 되며, 치료사 역시 드라마틱한 느낌을 받게 된다. 횡격막의 이완을 유도할 때, 과도한 압력을 주입하면 안 된다. 환자의 고유한 조직운동을 방해해선 안 된다. 따라서 압박은 되도록 작게 하며, 가볍게 접촉하는 것이 매우 중요하다.

골반저(천골)를 릴리즈시키는 테크닉 역시 중요하다.
골반 안에는 많은 근육들과 기관들이 존재한다. 골반저 근육의 긴장과 이상은 통증을 유발하는데 회음부, 꼬리뼈 부위, 항문이나 질, 대퇴부 뒤쪽 등의 통증원인이 된다. 이러한 통증이 발견될 때 골반저를 릴리즈하면 된다. 월경의 비정상, 만성 요통, 고관절 통증 등도 여기에서 비롯된다. 골반저 이완을 통해 관련 근육과 근막의 제한을 풀어준다. 골반저에서 고유한 움직임이나 열감, 발한 등이 느껴질 때까지 시도한다. 조직의 고유한 움직임이 멈추면 테크닉 역시 멈추면 된다. 환자는 테크닉을 시도하는 동안 깊게 한숨을 내쉰다. 이완되는 과정이다.

경막관 기능장애를 호소하는 환자들이 있다. 이러한 기능의 장애는 빠른 호흡과 불안한 정서를 수반한다. 어지럽고 몽롱하다. 입이 거칠며

울음을 쏟는다. 어떤 환자들은 메스꺼움을 호소하는 수도 있다. 기침에 의해 경막관의 통증이 유발되는데, 경막관 장애 역시 환자의 신체가 불균형에 놓여 있는 증거이다. 이 경우 환자가 조용히 누워 있을 때는 괜찮다가 앉거나 일어설 때 다시 통증을 호소하는 경우가 많다.

여기에 언급한 것들은 단편적인 사례에 지나지 않는다. 인체는 너무나도 복잡한 조직이며 구성체이다. CST는 비록 테크닉은 단순해 보일지 몰라도 기능적 차원에서 보면 매우 복잡하다. 모든 것이 하나의 사슬처럼 연결되어 있다. 따라서 우리는 특별한 이유가 없다 해도 인체의 원활한 기능을 위해 CST를 시도해야 한다. 인체의 항상성, 일종의 면역력을 위해, 그리고 면역에 의한 치유력을 향상시키기 위해서이다.

제4장

CST(두개천골요법)의 적용

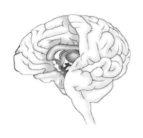

인간의 두뇌는 어떤 능력을 가지고 있는가? 그리고 얼마나 똑똑한가? 이러한 물음이 새삼스러울 것은 없다. 우리는 이미 두뇌의 능력에 대한 신뢰를 확보하고 있으며, 얼마나 똑똑한 존재인지 믿어 의심치 않는다. 그러나 인간의 두뇌는 과연 우리가 신뢰하고 믿는 만큼 그 능력을 발휘하고 똑똑한 체면을 유지하고 있는가? 이에 대해 선뜻 대답하기란 쉬운 일이 아닐 것이다.

인간의 두뇌는 제한 받고 있다. 두뇌의 능력도 여기에서 제한된다. 똑똑한 역할을 다하지 못함도 여기에서 비롯된다. 두뇌가 온전히 역할을 하지 못하기 때문이다. 전체의 뇌가 활발히 움직여야 능력을 완전히 발휘하고 똑똑한 체면을 유지할 수 있다. 인체는 뇌의 통제 하에 움직이고 있으며, 뇌의 지시를 받고 있다. 몸에서 발생하는 다양한 문제인 질병 역시 뇌의 능력이 제한받고 있는 것과 관련이 있다.

두뇌뿐만 아니라 인체 역시 무한한 능력을 지니고 있다. 그리고 똑똑한 존재이다. 우수한 우두머리를 지닌 자가 능력을 발휘하는 것처럼 두뇌를 우두머리로 받들고 있는 인체는 역시 똑똑할 수밖에 없는 것이다. 인체는 다양한 조직과 신경망에 의해 연결되어 있다. 두뇌의 지시에 따라 요소요소에 역할이 주어져 있으며, 그 역할에 따라 일을 하고 있다.

뇌척수액은 맥락총에서 만들어져 두개골과 천골 사이를 하루에 3~5번 정도 왕복하고 있다. 두뇌의 원활한 활동은 뇌척수액의 활발한 움직임에서 비롯된다. CST의 탁월한 능력이 바로 뇌척수액을 원활하게 생성하고 움직이도록 하는 것이다.

〈CST의 적용편〉에서는 인간에게 발생하는 다양한 질병들에 대해 어떻게 CST를 통해 예방하고 치유해 나갈 것인지 얘기할 것이다. 우리가 여기에 제시한 방법이나 임상적 경험들에 대해 믿고 따를 준비가 되어 있어야 한다. 믿는 자는 믿음을 얻고 믿지 않는 자는 믿음을 얻지 못할 것이다. 따라서 마음을 닫지 말아야 한다. 마음을 열고 따르면 놀라운 경험을 맛보게 될 것이다. 이제 하나씩 마음을 열고 따라해 보자. 자신에게 현재 문제가 있는 것부터 따라해 보도록 하자!

1. 파킨슨병(파킨슨씨 병)

파킨슨병은 팔이나 다리가 떨리고 근육이 뻣뻣해지며 몸동작이 느려지는 병으로 만성 진행성 신경질환이다. 1817년 영국인 의사 제임스 파킨슨(James Parkinson)에 의해 처음 언급되었으며 70년대 헤비급 권투선수로 이름을 날렸던 무하마드 알리가 이 병을 앓게 되면서 일반인에게도 널리 알려진 질환이다.

이 병은 만성 진행성 신경질환인 관계로 난치병에 속하며 어떤 치료에도 점차적으로 악화되는 양상을 보이고 있다. 또한 정보가 부족하여 양질의 치료를 받지 못하고 그릇된 정보에 빠져 곤란한 지경에 이르는 경우가 많다. 따라서 파킨슨병에 대해 환자나 환자 가족들이 올바른 지식과 정보를 갖고 대처해야 하는 병이다.

● 병의 원인

뇌 속 중뇌의 흑질이라 불리는 부위에서 신경전달물질인 도파민을 만들어내는 세포가 갑자기 퇴화되거나 그 수가 크게 감소하여 발생한다. 그러나 이 역시 정확한 원인은 아니며 대부분의 원인은 밝혀져 있지 않다. 원인이 밝혀진 경우로는 뇌의 동맥경화증, 연탄가스 등에 의한 일산화탄소 중독증, 약물, 부갑상선 기능저하증 등에 의한 대사성, 외상성 뇌염후유증 등이 있다. 도파민 생성 세포의 약 80%가 소실되기 전에는 무증상인 경우가 많다. 그러므로 대부분의 파킨슨병 환자는 증상이 겉으로 발현되기 이전에 벌써 병이 진행되어 왔다고 볼 수 있다. 신경전달물질인 도파민이 감소함으로써 신경전달체계 전체의 균형이 무너지고 그 결과 파킨슨병의 대표적 증상인 떨림증, 경직 등의 증상이 나타나게 되는 것이다.

● 병의 증상

무엇보다 몸동작의 느림이다. 느리게 움직이며 팔을 적게 흔들고, 목소리도 작아진다. 글쓰기 등에 장애를 호소한다. 옷을 입거나 돌아눕기, 음식물 씹기 등의 일생생활 자체에 장애를 가져온다. 몸이 뻣뻣해지고 손발에 쥐가 나며 안정시에도 떨림이 일어난다. 특히 자세가 불안하며 자꾸 넘어지는 경향이 있다.

이러한 장애 외에도 우울증이 매우 높게 나타나며, 불안을 호소하고, 수면장애 역시 일어난다. 기억력이나 집중력 저하 유발, 치매 등도 상당 부분 나타나는 것으로 알려져 있다. 자율신경계 기능장애가 직접적으로 나타나게 된다. 기립(起立性) 저혈압증이나 타액의 분비·음식물 삼키기 곤란, 변비 및 배뇨 장애, 체온조절 장애 등이 나타나는 것으로 알려져 있다.

● CST요법

_ 10스텝과 SER은 기본

_ 제 4뇌실압박- 뇌척수액을 생성·순환시킴으로써 뇌세포에 뇌척수액을 공급. 도파민의 생성에 도움을 준다.

_ 관절과 관절 사이를 늘려줌으로써(이완) 근막층에 산소를 공급하여 면역력을 높여준다. (특히 족관절의 이완이 중요하다.)

_ 교감신경과 부교감신경의 균형을 맞추는 동시에 단족과 장족의 길이를 같게 한다.(다수의 손 필요함)

_ 경막관 풀어주기로 부교감신경을 안정시킨다.

_ 뇌하수체에 에너지전송기법을 사용한다.

_ 시상봉합을 열어줌으로써 시상정맥동에 정맥혈을 배출하며 산소를 공급해준다.

_ 포지션앤홀드(position and hold)로 뇌척수액의 순환을 왕성하게 한다.

_ 대둔근·장요근·이상근 운동으로 내부장기의 부담을 덜어준다.

_ 위중(委中)에 끼여 있는 과산화지질을 분해시킨다.

_ 쇄골하동맥·총경동맥을 이완시켜 뇌로 가는 혈액의 양을 증가시켜준다.(산소공급 원활)

_ 소뇌천막의 상.하, 좌.우 압박을 풀어주기 위해 꼭 TMJ를 확인하여 하악골을 이완시킨다.

_ 액와신경을 이완한다.

_ 다수의 손으로 근막에 끼여 있는 과산화지질을 분해·융해하는 것이 아주 중요하다.

● CST결과

CST 3회 정도면 아주 긍정적인 효과를 기대할 수 있다. 3회 후면 모든 환자들이 평생 CST를 받기를 원한다. 팔·다리 경직의 경우, 단 1회만에 놀라운 변화를 경험할 수 있다. 15회만에 경직을 이완시킨 경우도 있다.
파킨슨병의 초기, 말기에 따라 다소 차이는 있다

2. 틱장애(Tic Disorders)

틱은 불수의적 운동으로 자신의 의지와 상관없이 일어나는 행동이다. 빠른
속도로 반복적인 운동이 나타나며 또한 반복적 음성이 나타나는 장애이다. 따라서
운동틱과 음성틱으로 구별하며, 잠시 동안은 의도적으로 참을 수 있으나 길게는
참을 수가 없다. 참는다 하더라도 그 이후 더 심한 틱으로 연결된다. 학령기 아동의
1~2%정도에서 발생하는 것으로 7세 전후에 시작되는 것으로 알려져 있다.

● 병의 원인

틱장애는 가족력이 큰 영향을 미친다. 쌍둥이의 경우 일란성에서 53%,
이란성에서 8%의 일치를 보일 만큼 유전적 요인이 관련될 가능성이 높다는
보고가 있다. 강박장애나 주의력 결핍 등도 유전적인 연관이 있는 것으로
알려져 있다. 뇌파나 뇌 영상검사로 뇌의 기능적, 기질적 이상과 관련 있다는
보고도 있지만 아직 일관된 결과는 없다. 출산을 전후한 합병증이 관련되어
있다는 보고도 있으며, 도파민, 세로토닌, 오피오이드 등의 신경전달물질
체계의 이상과 관련되어 약물치료의 근거로 활용되고 있기도 하다. 심리적인
요인만으로 발병이 되었다는 보고는 볼 수 없으나 스트레스에 의해 증상의
강도가 조절되는 것은 의심의 여지가 없는 것으로 생각된다.

눈 깜박임, 입의 경련, 얼굴의 찡그림 따위가 갑자기 나타나고, 목과 어깨를 동시에 움직인다. 정신적 긴장이 심해질 때는 증세가 심해지고, 수면중에는 증세가 사라지는 것이 보통이다. 증세를 일으키는 병변이 없는 기능적인 질병이라고 생각되며, 원인에 대한 특별한 치료법은 없는 것으로 알려져 있다. 증세에 너무 신경을 쓸 필요가 없으며 자연스럽게 받아들이면서 치료에 임해야 한다. 대부분의 틱은 일시적인 것이며, 1-2주가 되면 없어지는 사례도 많다. 대개 1년 이상 지속되지는 않는다. CST 3개월 정도면 많은 효과를 볼 수 있다. 만약 1년 이상 지속될 때는 만성이 되는 것이다. 틱의 증상이 있어도 반드시 틱이 아니라 간질 등의 병일 수도 있다. 예를 들어 눈을 깜박이는 것은 결막염이 원인일 수도 있다는 점이다.

● CST요법

_ 10스텝과 SER은 기본

_ 제4뇌실압박- 뇌척수액을 생성 · 순환시킴으로써 뇌세포에 뇌척수액을 공급, 도파민의 생성에 도움을 준다.

_ 관절과 관절 사이를 늘려줌으로써(이완) 근막층에 산소를 공급하여 면역력을 높여준다. (특히 족관절의 이완이 중요하다.)

_ 교감신경과 부교감신경의 균형을 맞추는 동시에 단족과 장족의 길이를 같게 한다.(다수의 손 필요함)

_ 경막관 풀어주기로 부교감신경을 안정시킨다.

_ 뇌하수체에 에너지전송기법을 사용한다.

_ 시상봉합을 열어줌으로써 시상정맥동에 정맥혈 배출 및 산소를 공급해준다.

_ 포지션앤홀드(position and hold)로 뇌척수액의 순환을 왕성하게 한다.

_ 대둔근 : 장요근 · 이상근 운동으로 내부장기의 부담을 덜어준다.

_ 위중(委中)에 끼여있는 과산화지질을 분해시킨다.

_ 쇄골하동맥 · 총경동맥을 이완시켜 뇌로 가는 혈액의 양을 증가시켜준다.(산소공급 원활)

_ 소뇌천막의 상하, 좌우 압박을 풀어주기 위해 꼭 TMJ를 확인하여 하악골을

이완시킨다.

다수의 손으로 근막에 끼여 있는 과산화지질을 분해 · 용해하는 것이 아주 중요하다.

● CST 결과

틱에 관한 것은 CST로 거의 완치가 가능하다. 우리는 90% 완치율을 자랑하고 있다. 과거임상을 보면 틱장애로 학업을 포기한 상태에서 CST 60회를 받고 검정고시에 합격한 학생이 있다. CST 세션 횟수에 따라 다소 차이는 있을 수 있다.

3. 불면증

현대인들이 가장 많이 앓고 있는 장애가 바로 불면증이다. 정확히 1개월 이상 잠들기 어려운 상태 혹은 잠이 들더라도 자주 깨는 일이 한 주에 3번 이상 나타나면 불면증이다. 불면증에 걸리면 일을 해야 하는 낮동안 매우 피곤함을 호소하며 수면부족으로 인한 다양한 장애들이 나타나게 된다. 가벼운 불면증의 경우 쉽게 회복이 될 수 있지만, 습관성이 되면 만성으로 연결되어 나쁜 영향을 끼치게 된다.

● 병의 원인

커피나 홍차 등의 카페인 섭취를 통해 흥분상태에 이르면서 가벼운 불면증을 겪게 되는 경우가 있다. 혹은 각성제나 비타민제 등의 약제사용이 원인이 되는 경우도 있다. 또한 환경변화나 스트레스 등에 의한 불면증을 호소하는 경우도 있다. 만성 불면증은 뇌혈행 장애성과 자율신경, 내분비의 이상, 천식 및 심장질환, 폐질환, 두통 등의 신체적 고통은 물론 정신병적 요인으로 발생하는 경우도 있다.

● 병의 증상

수면의 양이나 질에서 문제가 발생한다. 습관적으로 잠을 이루지 못하며, 짧고 단속적인 수면, 얕은 수면, 꿈을 많이 꾸는 수면 등을 취하게 된다. 만성 불면증으로 이어지면, 두통과 소화 불량을 일으키며, 짜증을 잘 내는 등 일반적인 신경쇠약 증세로 악화되기도 한다. 정신병은 불면증의 30%에서 볼 수가 있는데 불면이 아닌데도 불면이라고 생각하는 경우도 있다.

● CST요법

_ 10스텝과 SER은 기본
_ 10스텝만 사용해도 호전되는 경우가 허다하다.

● CST결과

불면증에 대한 임상은 뚜렷하다. 어떤 환자의 경우라도 CST중에 숙면을 취하게 된다. 우리의 경우, 현재 불면증에 시달리는 모(某)대기업 대표이사의 임상을 기록하자면, 처음 내원했을 때 횡격막, 골반횡격막, 천골 및 임파 부분에 부종이 심했다. 매우 심한 상태여서 아주 조심스럽게 CST를 적용했는데 임상이 나타나기 시작했다. 다만 과거 방사선 치료경험이 있어서 불면증 치료에는 오랜 시간이 걸릴지도 모른다. 그러나 보통 일반인의 겨우 10회 내에 90% 완치가 가능하다. 조건은 불면증 외에 다른 질환이 없는 경우다. 스트레스로 인한 불면증은 CV4(제4뇌실압박)하나만 사용하더라도 충분한 경우가 많다. 그밖에 다른 CST액세서리 테크닉을 사용하면 더 좋은 효과를 기대할 수 있다.

4. 알코올중독

알코올은 현대인들에게 강력한 영향을 미치고 있다. 알코올 중독은 가정이나 직장에 문제를 일으키며 신체적으로 큰 지장을 주는데도 계속 술을 마시는 경우를 말한다. 또한 알코올에 의존함으로 인하여 차츰 술에 대해 내성이 생기고 금단증상이 나타나며 결국 지나친 알코올을 음용하는 경우로 발전하게 된다. 금단증상이 나타나는 경우는 술을 끊었을 때 몹시 술을 마시고 싶은 욕구가 강렬하고 손이 떨리거나 식은땀이 나기도 한다. 그리고 속이 울렁거리면서 신경이 예민해지는 경향을 보이게 된다.

● 알코올중독의 원인

알코올중독은 다양한 원인에 기인한다. 술을 마시게 되는 계기가 다양한 만큼 알코올중독의 원인 역시 다양하다. 이는 정신적인 관점에서 바라볼 수도 있으며, 사회·문화적 관점에서 바라볼 수도 있다. 강력한 억압으로부터 해방되기 위해 마시는 경우도 있으며, 유전적인 요인에 의한 중독의 경우도 있다. 심리적 요인으로 대개 불안을 경감시키기 위해 음주를 한다. 이들은 성격적으로 수줍음이 많으며 외톨이다. 또한 불안정하고, 인내심이 적으며 예민하고 성적으로 억제되어 있다.

알코올중독자에게는 우울증이나 망상적 사고, 공격적 감정이나 행위, 자기통제력의 저하를 볼 수 있다. 특히 모친의 과잉보호에 의한 욕구와 부친과의 갈등도 원인으로 작용한다. 어릴 때 주의력 결핍이나 과잉운동장애와 같은 소아정신과적 문제나 반사회적 인격 장애와 같은 일련의 인격 장애도 알코올중독로 발전할 가능성이 높다. 술을 권하는 문화적 요인 및 술에 대한 사회적 관념 등도 일종의 역할을 하는 것으로 알려져 있다. 술은 일시적으로 공포와 갈등을 해소하며 불안을 가라앉히고 기분을 좋게 하는 효과가 있는데 자신의 문제를 술의 이런 효과를 빌어 해결하다 보면 습관화되어 알코올중독으로 나타나게 된다.

알코올중독의 증상은 일률적으로 말하기 어렵다. 처음에는 음주자 역시 중독이라 믿지 않으며 눈에 잘 띄지도 않는다. 스스로 알코올중독을 부인하게 되는데 가족과 직장동료가 환자의 과음을 가장 잘 인지한다. 알코올중독이 되면 직업능률이 저하되고 일상적인 습관이 변화하며 쉽게 성격이나 기분이 저하되는 것을 알 수 있다. 그리고 자주 취한 당시의 상황을 기억하지 못하는 증상(필름이 끊어지는 증상)이 생기게 된다. 점차 얼굴에 붉은 반점 또는 딸기코가 나타나고 손바닥이 붉어지는 등 신체변화가 나타난다. 심해지면 지방간이 되어 간이 커지고, 빈번히 감염증세가 나타나며, 기억상실에 이르게 된다.

더 진행되면 간기능장애가 악화되어 간경화에 이르러 황달과 복수가 나타나며 의식이 소실되기도 한다. 또한 심한 뇌 손상으로 치매 상태에 빠지는 경우도 발생한다. 알코올의 대사로 인한 독성물질의 영향으로 성기능과 관련된 내분비계(고환, 뇌하수체)가 손상되고 또한 중독시의 영양 결핍에 의해서, 그리고 간경화로 성호르몬의 대사가 간에서 잘 이루어지지 않음으로 인해 다양한 내분비 이상이 초래된다.

● 알코올중독의 약물치료

과도한 외부자극을 줄이고 자신이나 타인에게 해가 되지 않도록 환자를 안전한 곳에 있게 한다. 더 이상의 알코올 섭취를 막는다. 음주가 과도하여 생명이 위태로운 경우에는 혈액투석을 한다. 다양한 금단증상을 인식하고 이에 적절히 대응한다. 알코올 금단에 의한 이차적인 정신과적 문제(불안, 우울, 수면장애, 흥분, 공격성 등)에 대해 적절한 정신과적 약물을 투여한다. 알코올로 인한 환청의 경우 항정신병 약물을 아주 적은 양 사용할 수 있으며, 알코올로 인한 뇌 기능장애는 특히 기억력에 장애를 호소하는 경우가 많은데 여러 가지 약물이 개발되고 있으나 뚜렷한 치료제는 없는 상황이다.

● CST요법

● CST결과

알코올중독은 마약중독에 버금가는 중병이다. 환자가 술을 끊는다는 의지가
강력한 경우 아주 희망적이다.
금주로 인해 오는 금단증상을 CST로 완화시킬 수 있기 때문이다. 특히
자율신경계 흥분증상(손, 혀, 눈꺼풀이 떨리고, 혈압이 오르고, 맥박이 빨라지며,

미열이 있고, 땀이 나고, 오심, 구토, 불안 증세)에 많은 효과를 보고 있다. 특히 금주의 의지가 강할수록 CST 효과 역시 크다는 것이 우리가 경험한 임상이다.

5. 주의력결핍(ADHD · ADD) · 학습장애

ADHD는 주의력 결핍 및 과잉행동 장애를 일컫는다. 최근 각종의 매스컴에서 관심을 표명하고 있는 부분이다. 지나치게 산만하고 충동적이며 공격적인 행동을 일삼는 일종의 정신장애, 방치할 경우 성인이 되어서까지 그 증상들이 이어진다는 점에서 주의를 해야 한다. 성인기의 잦은 이직(移職), 직업상실, 가정불화, 우울증, 약물중독, 폭행, 자살 등으로 이어진다는 데 전문가들의 의견이 일치한다. ADHD 아이들의 30–70% 정도가 어른이 되어서도 지속된다는 미국의 조사도 있었다.

ADHD는 주의산만, 과잉행동, 충동적 행동 등을 보이며 다양한 측면에서 지장을 초래하는 심각한 질병이다. 주의력 결핍장애는 과잉행동은 없지만 주의가 산만하며 집중을 못함으로써 학습 등에 심각한 부진을 초래한다. 아이들이 단순히 말을 안듣고 의지가 약해서라고 생각할 수 있지만, 대부분 이러한 장애에서 비롯되는 것임을 알아야 한다. 따라서 체계적인 치료와 관리가 절대적으로 필요한 것이다.

● 주의력결핍(ADHD · ADD)원인

주의력 결핍의 원인은 다양하게 나타난다. 유전적 요인, 신경생물학적 요인, 사회심리학적 요인 등 다양한 요인에 의해 발병한다. 이 중에서도 신경생물학적 요인이 가장 중요한 발병 요인이라고 할 수 있는데, 이는 단일한 것이 아니라 여러 요인들이 복합적으로 상호작용하여 ADHD의 행동증상으로 나타나고 있다.

ADHD에서 신경화학적 연구는 신경전달물질의 장애에 관한 연구에서 시작되었다. 인간의 뇌는 약 30억 개의 신경세포가 분포하며 각 신경세포에는 많은 가지가 있다. 신경세포들의 가지들은 서로 전기회로처럼 연결되어 네트워크를 구성하여 정보를 주고받고 있다. 신경세포들 간에 연결된 부위를 시냅스라고 한다. 신경세포에서 정보가 나오면 이 시냅스를 통해 근처에 있는 신경세포로 전달된다. 대뇌에는 60여가지의 신경 전달물질이 있다. 이러한 전달물질은 화학적 특성에 따라서 나름대로의 기능을 나타내며 같은 전달물질이라도 활동성이 다르게 나타난다. ADHD에서는 집중이나 각성, 충동조절, 자극에 대한 분별 등과 관련한 전달물질이 당연히 중요하다. 이것과 관련된 신경전달물질은 도파민, 노르에피네프린, 세로토닌, 글루탐산 등이 있다. 특히 도파민과 노르에피네프린이 상당히 관련이 깊은 것으로 연구되고 있다.

ADHD 아동을 통해 연구한 결과, 대뇌의 전두엽 피질이 손상되어 있으며, 전두엽이 손상된 경우, ADHD와 유사한 증상이 나타나는 것으로 나타났다. 일반적으로 전두엽은 외부의 자극에 대한 반응을 조절하고 특히 충동적으로 반응하는 행동을 억제한다. ADHD에서는 전두엽의 활성도가 감소되는 것으로 나타나는데 이는 외부자극에 대한 반응이나 충동성 장애가 있음을 예시하는 것이다. 전두엽이나 기저핵, 후두엽 등은 특히 ADHD와 관련이 큰 영역이다. 집중력 강화제를 투여하는 경우, 기저핵의 뇌혈류량이 증가하는 것을 볼 수 있다.

유전적 요인에 의한 발병율도 무시할 수 없다. 일반인에게 발병율은 3-5%인 반면, 가족력이 있는 경우 25% 정도로 높아지는 것으로 알려져 있다. 특히 남자에게서 가족간 유전성향이 높게 나타나고 있다. 또한 자녀관리 방법이나 부모의 심리적 문제 등에 의한 발병도 일어나는 것으로 알려져 있다. 그러나 이러한 문제로 심각한 ADHD는 일어나지 않는 것으로 결론짓고 있다. 그밖에 어린 아기의 뇌가 태어날 때 문제를 발생해 장애로 이어지는 경우도 있다. 미숙아는 물론 난산, 뇌의 외상 등에서 주의력 결핍증과 같은 증상이 생겨날 수 있다. 또 독성 화학물질, 방사능, 간질 등도 이런 장애를 만들거나 악화시킬 수 있다.

임신 중에 산모가 음주와 흡연을 하게 되면 태아에게 ADHD가 유발될 가능성이 높다. 대표적인 환경적 요인은 납중독에 의한 것이다. 출생 후에 뇌 손상을 유발할 수 있는 대표적인 환경적 요인은 납중독을 들 수 있다. 새 집의 경우 벽이나 가구에 칠한 페인트를 통해 납을 흡입하는데 이런 집에 사는 경우 ADHD환자가 많다. 혈중 납의 농도가 높을수록 과잉행동 증상이 심하다는 보고도 있다.

● 주의력 결핍(ADHD · ADD) 증상

우수한 지능을 가진 아이라도 집중할 수 없다면 학습의 부진을 가져올 수밖에 없다. 정상아나 주의력 결핍 아이의 구별은 뚜렷하지 않지만 보통 7세 전후가 되면 차이가 점차 밖으로 드러나게 된다. 일상적인 생활 속에서 집중력의 저하나 과잉행동, 충동적 행동 등이 발견된다. 방치할 경우, 위에서도 언급하고 있다시피 청소년기와 성인기에 이르도록 증상이 남는다.

1. 집중력 저하

다양한 자극에 대해 어떤 것에 주의를 기울여야 할지 판단이 흐리다. 선생님의 수업내용보다 친구의 말소리나 호기심을 끄는 물건 등에 주의를 기울인다. 정상적인 경우 대개 어떤 것에 주의를 기울여야 할지 판단하지만 ADHD의 경우 이러한 판단력 자체가 서지 않는다. 지적을 해도 집중이 어려우며 설령 안다고 해도 억제하기 어려운 태도를 보인다. 구체적인 특징을 좀 더 살펴보면, 학습이나 과제, 기타 활동 중 세심한 주의를 기울이지 못하거나 조심성이 없고 실수를 잘 한다. 과제 수행이나 놀이 중 필요한 시간만큼 지속적으로 집중하기가 어렵다. 다른 사람이 말하는 것을 귀 기울여 듣지 않는 것처럼 보이고 들은 것도 잘 기억하지 못하고 대충 기억한다. 일부러 하지 않거나 이해를 못해서 그런 것같지 않음에도 불구하고 지시대로 따라 하지 못하고 간단한 일도 끝내지 못한다. 지속적인 집중력이 필요한 학업이나 숙제 등을 피하고 싫어하거나 아예 하지 않으려고 한다. 숙제, 연필, 책, 준비물 등을 자주 잃어버리며 외부의 사소한 자극에도 쉽게 주의가 산만해진다. 일상적인 일들을 자주 잊어버리는 경향을 보인다.

2. 과잉활동성

팔과 다리를 끊임없이 움직인다. 그리고 자리에서 자주 이탈을 하게 된다. 신체적 통제에 어려움을 느끼며 이상한 소리를 내기도 한다. 이런 과도한 움직임이 가정뿐만 아니라, 학교, 병원 등 환경에 관계없이 일어난다. 부모와 함께 있는 경우에도 이런 현상이 나타나는 것으로 조사된다. 말을 많이 하며 쓸데 없는 질문을 던지는 것도 과잉활동에 해당한다.

3. 충동성

생각을 충분히 하지 않고 행동에 옮긴다. 또는 어떤 행동이 적절한 것인지 판단하지 못한다. 자기억제능력 부족으로 말이나 행동이 많고 규율을 이해하고 알고 있는 경우에도 급하게 행동하고자 하는 욕구를 강력히 지니며 이를 억제하지 못한다. 의도적인 것이 아니며 잠재된 충동성 때문에 일어나는 현상이다. 이러한 충동성은 사회적인 문제와 공격성을 야기하며 분노를 통제하지 못하고 그대로 표출해버린다.

● CST요법

_ 10스텝과 SER은 기본
_ 제 4뇌실압박 - 뇌척수액을 생성·순환시킴으로써 뇌세포에 뇌척수액을 공급하고, 뇌의 화학물질 생성에 도움을 준다.
_ 관절과 관절 사이를 늘려줌으로써(이완) 근막층에 산소를 공급하여 면역력을 높여준다. (특히 족관절의 이완이 중요하다.)
_ 교감신경과 부교감신경의 균형을 맞추는 동시에 단족과 장족의 길이를 같게 한다.(다수의 손 필요함)

_ 경막관 이완으로 부교감신경을 안정시킨다.

_ 뇌하수체에 에너지전송기법을 사용한다.

_ 시상봉합을 열어줌으로써 시상정맥동에 정맥혈 배출 및 산소를 공급해준다.

_ 포지션앤홀드(position and hold)로 뇌척수액의 순환을 왕성하게 한다.

_ 대둔근·장요근·이상근 운동으로 내부장기의 부담을 덜어준다.

_ 위중(委中)에 끼여있는 과산화지질을 분해시킨다.

_ 쇄골하동맥·총경동맥을 이완시켜 뇌로 가는 혈액의 양을 증가시켜준다.(산소공급원활)

_ 소뇌천막의 상,하, 좌,우 압박을 풀어주기 위해 꼭 TMJ를 확인하여 하악골을 이완시킨다.

_ 다수의 손으로 근막에 끼여 있는 과산화지질을 분해·융해하는 것이 아주 중요하다.

● CST결과

ADHD·ADD의 경우 완치사례는 많이 있다. 거의 90% 정도의 완치율을 보이고 있다. 현재 미국에서 생활하다가 ADHD 때문에 적응을 못해 한국으로 치료하러 온 학생이 있다. "엄마, 아빠를 죽이고 싶다"라는 말을 스스럼없이 하는 아이다. 아빠를 발로 차고 빰을 때리며 충동성이 너무 강한 학생이다. 본원에서 25회 정도 치료를 받고 많은 호전상태를 보이고 있다. 또한 ADD의 경우 7살짜리 소아가 있었다. 좋아진 상태를 어머님께서 직접 적어오셨다. 가장 큰 특징은 평소 엘리베이터를 타지 못했는데 두개골에 변화가 오면서 엘리베이터를 두려워하지 않게 되었다.

약을 먹을 때와 안먹을 때의 글씨체가 달랐다.

—〉 지금은 글씨체가 똑같다.

태어날 때부터 뒤통수(후두골)가 이상하다. 태어날 때부터 그랬으니까 크게 문제될 거라고 생각하지 않았다.

——〉 CST 세션 받고난 후 어느 날 갑자기 머리(소뇌)가 위로 올라와 있었다.

산만했다. 집중 못했다.

——〉 CST 후 집중 잘하고 받아쓰기를 잘한다.

창문을 열어 놓지 못했다. 시끄럽고 냄새가 난다. 아이가 짜증내고 히스테리 증상이 일어났다.

——〉 CST세션 후 창문을 열어놓아도 아이가 시원하다고 함(짜증이 없어짐).

혼자서 화장실에 못 들어 갔다.

——〉 CST세션 후 화장실에 혼자 들어간다.

약을 먹을 때는 항상 긴장되어 있는 듯했다.

——〉 CST세션 후 긴장되어 있는 모습이 없고 활달해졌다.

6. 통증

일상생활을 하는 데 지장을 초래할 정도의 고통을 호소하는 질병으로 뚜렷한 원인이 밝혀지지 않는 경우도 많다. 조직의 손상과 관련되어 그러한 손상에 의해 느끼는 불쾌한 감각 혹은 감정적 경험을 우리는 통증이란 질병으로 일컫는다.

통증이 장기간 지속될 경우 그 통증에 의해 일상생활이 힘들며, 불안과 공포를 느끼기도 한다. 그러므로 만성통증을 가지고 있는 사람은 심할 경우, 우울증에 시달리는 경우도 있다. 치료시에 이러한 특성을 고려해야 하는 것은 당연하다. 이러한 점에서 CST를 통해 해결할 수 있는 가능성이 매우 높은 질병이라 할 수 있다.

종류로는 만성통증과 일시적 통증으로 분류한다. 만성통증의 경우, 허리와 관련한 통증이 많다. 그 대표적인 사례로 좌골신경통을 들 수 있다. 그리고 스트레스로 인한 통증이 나타나는 경우 역시 만성통증으로 전환되기 쉬운데 현대인들이 느끼는 두통이나 편두통 역시 만성통증으로 심각한 질병이라 할 수 있다.

일시적인 통증은 물리적인 경우가 많다. 다리를 삐었거나 접질렸을 때에 순간적으로 찾아오는 통증 또는 부딪쳤을 때 일시적으로 찾아오는 아픈 통증, 이런 경우는 일시적인 통증이라 하는데 만약 통증이 지속된다면 적절한 치료가 필요하다. 중요한 점은 비록 물리적인 상황에 의해 발생한 통증이라 하더라도 어떤 경우에는 정신적인 스트레스와 연결되어 만성통증으로 변화한다는 것이다. 따라서 작은 통증이라 하더라도 쉽게 취급해선 안된다. 우리가 CST에서 말하는 조직 기억 등을 생각하면 충돌에 의한 일시적인 통증이 얼마나 무서운 것인지 짐작하게 될 것이다.

● CST요법

만성통증인 경우
- - - - - - - - - - - - - - - -

_ 10스텝과 SER은 기본

_ 제 4뇌실압박- 뇌척수액을 생성·순환시킴으로써 뇌세포에 뇌척수액을 공급, 뇌의 화학물질 생성에 도움을 준다.

_ 관절과 관절 사이를 늘려줌으로써(이완) 근막층에 산소를 공급하여 면역력을 높여준다. (특히 족관절의 이완이 중요하다.)

_ 교감신경과 부교감신경의 균형을 맞추는 동시에 단족과 장족의 길이를 같게 한다.(다수의 손 필요함)

_ 경막관 이완으로 부교감신경을 안정시킨다.

_ 뇌하수체에 에너지전송기법을 사용한다.

_ 시상봉합을 열어줌으로써 시상정맥동에 정맥혈 배출 및 산소를 공급해준다.

_ 포지션앤홀드(position and hold)로 뇌척수액의 순환을 왕성하게 한다.

_ 대둔근 · 장요근 · 이상근 운동으로 내부장기의 부담을 덜어준다.

_ 위중(萎中)에 끼여 있는 과산화지질을 분해시킨다.

_ 쇄골하동맥 · 총경동맥을 이완시켜 뇌로 가는 혈액의 양을 증가시켜준다.(산소공급 원활)

_ 소뇌천막의 상,하,좌,우 압박을 풀어주기 위해 꼭 TMJ를 확인하여 하악골을 이완시킨다.

_ 다수의 손으로 근막에 끼여 있는 과산화지질을 분해 · 융해하는 것이 아주 중요하다.

일시적 통증인 경우 (두통에도 해당됨)

_ V-spread요법 --------------------------------

통증이 있는 경우 통증 있는 부위의 반대편에서 검지와 중지로 V자모양을 만든다. 치료에너지가 아픈 부위로 향한다고 생각한다. 7분 정도면 충분하다. 통증이 해소되었거나 완화되었을 것이다. 손가락으로 V자를 만들면 우리의 인체자기장이 강해져 아픈 부위의 통증이 없어진다는 경험에서 나온 요법이다. 만약 통증이 계속된다면 전문적인 치료가 필요한 경우다.

_ V-spread요법은 동물 · 식물에 사용해도 효과가 있다.

● CST결과

벌에 쏘였을 때, 모기에 물렸을 때, 불에 데었을 때, 칼에 베였을 때, 부딪쳤을 때 즉각적인 효과가 있다. 특히 눈에 다래끼가 났을 때 아주 효과적이다.(v-spread사용) 만성통증의 경우 전체적인 CST세션 후에 호전되는 경우가 많다. 장요근 · 이상근 그리고 천골을 견인시켰을 때 환자는 일시적으로 통증의 감소를 느낀다. CST세션이 자주 되면 될수록 통증은 사라지고 환자는 가수면상태에 빠진다.

7. 건망증

건망증이란 기억의 과정에서 일부 장애가 나타나는 것을 뜻한다. 그러나 똑같은 기억의 장애라도 치매에서의 기억력 상실과 건망증은 분명한 차이가 있다. 질병의 심화 정도에 따라 구분할 수 있는 것으로 치매는 뇌세포의 이상으로 생긴 질병인 반면, 건망증은 나이가 많아짐으로 인해 나타나는 정상적이고 자연스러운 하나의 현상에 지나지 않는다는 점이다. 더욱 뚜렷한 차이점은, 건망증은 자신이 어떤 것을 기억하지 못했다는 점은 인식하는 반면 치매환자는 자신의 기억력이 상실되었다는 사실 자체를 인식하지 못한다는 점이다.

치매의 경우 자신의 과거 경험이나 기억들을 완전히 혹은 광범위하게 잊어버리는 특징이 있으나 건망증은 기억의 일부를 선택적으로 잊어버리는 차이점이 있다. 또한 치매는 시간, 장소, 사람에 대한 기억에 대해 전반적인 장애를 일으키지만 건망증은 이러한 시간, 장소, 사람에 대한 기억이 온전하게 보존되어 있다. 나이든 분들 가운데 기억력이 나빠져서 치매를 의심하는 경우가 많은데 실제 단순한 건망증인 경우가 대부분이다. 뇌운동을 하면 쉽게 해결이 가능한 경우다.

● 건망증의 원인

건망증의 원인은 크게 세 가지로 분류한다. 첫째 가장 수위가 낮은 건망증으로 심리적인 요인으로 발생하는 것이다. 흔히 30~40대 중년층에서 나타나는데 특히 주부들의 경우 대부분이 고민하는 건망증이 바로 심인성 건망증이다. 둘째, 기질적인 건망증으로 연령이 높아질수록 많이 겪게 되는 건망증이다. 치매나 고혈압, 뇌졸중 등 뇌기능 장애와 당뇨의 심화로 인해 겪게 되는 건망증이 있다. 70세 이상 고령자에게서는 기질적인 원인에 의한 건망증은 30%를 차지하고, 그 외 심리적 원인에 의한 것이 70%를 차지한다.

셋째, 심리적인 문제와 기질적인 문제가 합해져서 발생하는 건망증도 있다.

● 일시적 건망증의 발생원인

① 스트레스의 지속
② 우울하고 불안한 기분의 지속
③ 몸의 피로
④ 집착적 강박증이 있을 때
⑤ 지속적인 흡연, 커피, 음주(술은 뇌의 신진대사를 방해하고 기억력 떨어뜨림)
⑥ 수면 부족 및 불규칙한 활동
⑦ 비타민 결핍
⑧ 단순노동 종사자(특히 주부 및 중년여성)

● 건망증의 증상

건망증 증상은 너무나 다양하며 우리가 실제 생활 속에서 수없이 경험한 것들이다. 전화번호나 사람의 이름, 손에 익숙한 것들이 갑자기 어렵게 느껴진다. 배우자의 생일이나 결혼 기념일 등을 잊어버린다. 똑같은 이야기를 동일한 사람에게 반복적으로 한다. 새로운 내용을 배우기가 어렵다. 약속을 해놓고 잊거나 어떤 일을 해놓고 잊는다. 이야기를 하다가 무슨 이야기를 하고 있는지 순간적으로 잊어버린다. 약속된 시간을 놓치거나 물건을 사러갔다가 몇 가지를 빼먹고 오는 경우, 가스불 끄는 것을 잊어 음식을 태운 경우, 어떤 일이 불확실해 자꾸 확인하는 경우, 물건을 두고 가거나 손에 쥐고 찾는 경우, 하고 싶은 말이 금방 떠오르지 않는 경우, 전에 가 본 장소를 기억하지 못하는 경우 등등 다양하게 나타나는 것을 볼 수 있다.

_ 10스텝과 SER은 기본
_ 제 4뇌실압박– 뇌척수액을 생성 · 순환 시킴으로써 뇌세포에 뇌척수액을 공급,
뇌의 화학물질 생성에 도움을 준다.
_ 관절과 관절사이를 늘려줌으로써(이완) 근막층에 산소공급하여 면역력을
높여준다.(특히 족관절의 이완이 중요하다.)
_ 교감신경과 부교감신경의 균형을 맞추는 동시에 단족과 장족의 길이를 같게
한다.(다수의 손 필요함)
_ 경막관 이완으로 부교감신경을 안정시킨다.
_ 뇌하수체에 에너지전송기법을 사용한다.
_ 시상봉합을 열어줌으로써 시상정맥동에 정맥혈 배출 및 산소를 공급해준다.
_ 포지션앤홀드(position and hold)로 뇌척수액의 순환을 왕성하게 한다.
_ 대둔근 · 장요근 · 이상근 운동으로 내부장기의 부담을 덜어준다.
_ 위중(委中)에 끼여 있는 과산화지질을 분해시킨다.
_ 쇄골하동맥.총경동맥을 이완시켜 뇌로 가는 혈액의 양을 증가시켜준다.(산소공급
원활)
_ 소뇌천막의 상,하,좌,우 압박을 풀어주기 위해 꼭 TMJ를 확인하여 하악골을
이완시킨다.
_ 다수의 손으로 근막에 끼여 있는 과산화지질을 분해.융해하는 것이 아주
중요하다.

● CST결과

우리는 알츠하이머 완치 사례를 몇 건 가지고 있다. 초기 치매의 경우 거의
완치된다고 해도 과언이 아니다. 치매도 호전되는 것을 보면 건망증은 더욱
간단히 해결할 수 있다. 나이가 들어감에 따라 우리 몸의 독립적인 움직임은
감소하는데 그에 따라 우리의 생명력도 감소하게 된다. CST는 우리 몸이

원래 가지고 있는 이 독립적인 움직임을 왕성하게 함으로써 병을 치유하는 것이다. 이 독립적인 움직임이 왕성할 때 뇌척수액은 맥락총에서 생성되어 마지막 지주막 융모에까지 원활하게 순환하는 것이다. 순환하지 않으면 뇌척수액은 우리의 뇌세포를 적시지 못하여 우리 뇌를 사막화 시킨다. 나이 55세의 초기 치매환우를 우리는 치료한 적이 있다. 1년 동안 CST세션을 받고 정상적인 생활을 영위해 나가고 있다. 심한 건망증으로 일상생활이 어려웠지만 지금은 건망증도 사라지고 당연히 정상적인 생활을 하고 있다.

8. 디스크

흔히 허리의 통증과 관련된 것으로 추간판은 추체와 추체 사이에 있어 척추에 가해지는 충격을 완화시키는 용수철 역할을 하는 것인데 이 추간판을 둘러싸고 있는 지지인대가 점차적으로 또는 갑자기 파열된 것을 말한다.

●디스크 원인

추간판이 파열되면 수액이 밀려나오게 되는데 이 밀려나온 수액에 의해 척수에서 나눠지는 신경이 압박을 받아 생기는 것으로 알려져 있다. 갑작스런 외상이나 비만자의 경우 만성적 긴장에 의해 추간판의 파열이 일어날 수 있다.

●디스크 증상

− 등의 아랫부분일 경우

등 아랫부분부터 엉덩이, 다리의 뒤쪽에 심한 통증. 통증은 대개 한쪽 부분에만 나타나며 움직이거나, 기침 재채기를 할 때, 다리를 들어 올릴 때 더욱 심해진다. 영향을 받은 다리가 약해지고, 감각이 둔해지며 근육도 쇠약해지게 된다.

–목에 나타날 경우

목이나 어깨 또는 한쪽 팔의 아래쪽에 통증이 나타난다. 움직이면 통증이 심해지며 영향을 받은 팔의 감각이 둔해지며 근육 또한 약해진다.

–디스크 위험인자

무거운 것을 들어올릴 경우 삐끗할 수 있으며 육체적으로 쇠약한 상태에서 특히 무거운 것을 들어올리는 경우 발생하기 쉽다. 또한 교통사고 등으로 인해 허리를 다쳤을 때 찾아오는 질병이다.

–디스크 예방법

규칙적인 운동이 필요하며 물건을 들어올릴 때는 올바른 자세가 되도록 한다. 디스크는 특히 합병증을 유발할 수가 있는데 방광이나 장기들의 기능을 마비시키며 근육 등을 쇠약하게 만든다.

–치료법

일반적으로 디스크가 발생했을 경우 처음 며칠 동안 얼음주머니를 이용하여 냉찜질을 하며 통증이 약간 감소되면 뜨거운 수건으로 열찜질을 하거나 뜨거운 물로 목욕을 한다. 가벼운 통증이 올 때 아스피린 같은 해열진통제를 복용하는 경우도 있으며, 근육이완제 등을 복용하기도 한다.

● CST요법

_ 10스텝과 SER은 기본
_ 제 4뇌실압박– 뇌척수액을 생성 · 순환시킴으로써 뇌세포에 뇌척수액을 공급하며 뇌의 화학물질 생성에 도움을 준다.
_ 관절과 관절 사이를 늘려줌으로써(이완) 근막층에 산소를 공급하여 면역력을 높여준다. (특히 족관절의 이완이 중요하다.)
_ 교감신경과 부교감신경의 균형을 맞추는 동시에 단족과 장족의 길이를 같게 한다.(다수의 손 필요함)

_ 경막관 이완으로 부교감신경을 안정시킨다.

_ 뇌하수체에 에너지전송기법을 사용한다.

_ 시상봉합을 열어줌으로써 시상정맥동에 정맥혈 배출 및 산소를 공급해준다.

_ 포지션앤홀드(position and hold)로 뇌척수액의 순환을 왕성하게 한다.

_ 대둔근.장요근.이상근 운동으로 내부장기의 부담을 덜어준다.

_ 위중(委中)에 끼여 있는 과산화지질을 분해시킨다.

_ 쇄골하동맥 · 총경동맥을 이완시켜 뇌로 가는 혈액의 양을 증가시켜준다. (산소공급원활)

_ 소뇌천막의 상.하.좌.우 압박을 풀어주기 위해 꼭 TMJ를 확인하여 하악골을 이완시킨다.

_ 요추와 장골 사이를 견인해 준다. 요추와 장골 사이를 견인해 주면 순간 요추 5번과 장골의 분리로 인해서 통증은 완화된다. 여러번 시도할 경우 디스크는 완화 또는 완치될 수 있다.

_ 다수의 손으로 근막에 끼여 있는 과산화지질을 분해 · 융해하는 것이 아주 중요하다.

● CST결과

디스크는 피하지 못할 사고를 제외하고는 잘못된 습관으로 인해 오는 경우가 허다하다. 요추5번과 장골 사이를 견인해주는 CST요법이 있다. 이 사이를 견인해 주는 순간 추간판과 추간판 사이가 벌어져 디스크가 신경을 누르고 있는 상태를 강제로 완화시킬 수 있다. 물론 전체적인 CST세션은 필요하다. 모기업 사장님 비서가 찾아온 적이 있었다. 외국인이었다. 우리는 이 외국인 비서한테서 "very cool" 이라는 소리를 들었다. 디스크 때문에 허리가 불편하다고 넌지시 들었기 때문이다. 그렇게 심한 디스크는 아니었지만, 이 한 번의 견인으로 우리는 이 기업 사장님으로부터 많은 손님을 소개받을 수 있었다. 같이 일하는 비서가 얼굴이 밝아져서 사장님께서도 신뢰를 했던 모양이다.

9. 두통

현대인들이 가장 많이 앓고 가장 자주 앓는 질병으로 거의 모든 사람들이 한 번은 경험한 질병이며 10명 가운데 1명은 심각한 상태라는 보고가 있다. 이러한 두통이 반복적이 될 때 정상적 생활이 어려워짐은 물론 그 고통이 매우 심하므로 삶의 질이 떨어지게 된다.

● 두통의 원인

CST학적으로 설명하면 많은 이유가 있다. 스트레스로 인한 정맥혈 배출문제, 태아기 때 산모의 건강상태, 제왕절개 과정에서의 중력에 의한 충격 등등. 요즘 현대인들은 스트레스로 인한 만성두통에 시달리고 있다. 만성두통의 문제는 대부분 정맥혈이 배출되지 않아 일어나는 경우가 많다. 두개골내의 문제나 외부적 문제를 따지지 않더라도 안면골이나 머리를 주의깊게 관찰하면 시상봉합이나 관상봉합의 유착상태를 확인할 수가 있다. 이러한 유착은 정맥혈의 공급에 장애를 일으키며 이는 뇌척수액의 흡수에도 영향을 미치는 것으로 알려져 있다. 따라서 이러한 관계는 부교감신경의 흥분을 일으키는데 추골동맥이나 총경동맥, 경동맥의 수축은 부교감신경 때문에 오는 현상이다. 스트레스는 또한 우리의 머리에 대한 독립적인 봉합의 움직임을 방해한다. 이 방해를 우리는 CST로 충분히 치유 또는 예방할 수 있다.

● 두통의 증상

두통의 증상으로는 어지럼증을 가장 먼저 꼽을 수 있다. 또한 메스꺼움이나 소화불량, 기억력 감퇴 등의 증상들이 나타나는데 이러한 증상들이 오래 지속된다면 자율신경공황증으로 이어질 수 있다. 왜냐하면 이러한 증상들은 모두 자율신경계 즉 교감신경과 부교감신경의 자극과 흥분으로 인한 이들의 균형을 잃어버리게 하기 때문이다.

● CST요법

_ 10스텝과 SER은 기본

_ 제 4뇌실압박- 뇌척수액을 생성·순환시킴으로써 뇌세포에 뇌척수액을 공급, 뇌의 화학물질 생성에 도움을 준다.

_ 관절과 관절 사이를 늘려줌으로써(이완) 근막층에 산소를 공급하여 면역력을 높여준다. (특히 족관절의 이완이 중요하다.)

_ 교감신경과 부교감신경의 균형을 맞추는 동시에 단족과 장족의 길이를 같게 한다.(다수의 손 필요함)

_ 경막관 이완으로 부교감신경을 안정시킨다.

_ 뇌하수체에 에너지전송기법을 사용한다.

_ 시상봉합을 열어줌으로써 시상정맥동에 정맥혈 배출 및 산소를 공급해준다.

_ 포지션앤홀드(position and hold)로 뇌척수액의 순환을 왕성하게 한다.

_ 대둔근·장요근·이상근 운동으로 내부장기의 부담을 덜어준다.

_ 위중(委中)에 끼여 있는 과산화지질을 분해시킨다.

_ 쇄골하동맥·총경동맥을 이완시켜 뇌로 가는 혈액의 양을 증가시켜준다. (산소공급원활)

_ 소뇌천막의 상.하, 좌.우 압박을 풀어주기 위해 꼭 TMJ를 확인하여 하악골을 이완시킨다.

_ 다수의 손으로 근막에 끼여 있는 과산화지질을 분해·융해하는 것이 아주 중요하다.

● CST결과

만성두통의 경우 우리는 많은 임상을 가지고 있다. 만성두통으로 방문한 고객을 통해 우리는 이 환우로부터 알츠하이머를 발견한 사례도 있다. 두개골내 심각한 문제가 없는 일반사람들이 겪는 두통일 경우 우리는 완치율을 자랑한다. CST는 우리 신체를 이완시킴으로써 환우로 하여금 렘수면상태를 경험하게 만든다. 수면이 보약이라는 말이 있다. 충분한 이완과 수면은 CST로 해결이 가능하다.

갑상선 수술로 심한 두통에 시달리는 환우가 있었다. 전신마취를 했는데 수술이 끝난후 몇 달간 매스꺼움, 소화불량, 무기력증에 시달렸다. 특히 두통은 너무 심해서 말하기 어려울 정도였다고 한다. 이 환우가 직접 CST를 배운 다음 남편에게 CST를 가르쳤다. 그리고 CV-4를 시작으로 10스텝을 한달 동안 매일 했는데 어느 날 자기도 모르는 사이에 두통이 사라지고 소화불량에서 벗어났다고 한다. 두통은 우리에게 어려운 영역이 아니다.

10. 우울증

우울증은 흔하지만 심각한 기분장애에 해당하는 몸과 마음을 동시에 악화시키는 광범위한 질병이다. 슬픔이나 일시적으로 찾아오는 비애감과는 다르게 직업이나 사회관계, 신체적 기능 등에 심각한 장애를 유발한다. 상황에 따른 변화가 없어서, 만약 사랑하는 사람을 잃은 경우 보통은 시간이 지남에 따라 그 슬픔의 정도가 미약해지나 우울증의 경우에는 그게 계속된다. 몇 개월만 지속되어도 사회관계의 단절, 직업의 박탈, 생산성의 상실, 무능력 혹은 죽음에까지 이를 수가 있으므로 반드시 치료를 받아야 한다. 현대 의학은 수면장애나 식욕부진 등의 신체적 이상과 심한 스트레스, 내과적 질환, 성격적 문제 등과 연관되었고 일부는 유전적인 소인이라고 원인을 든다. 때로는 특별한 원인이 없이 찾아오는 경우도 있다.

● 우울증의 종류

우울증은 다양한 분야에서 나타날 수 있다. 주요한 것으로는 업무능력과 수면, 식사의 즐거움 등을 저해하는 등 여러 복합적인 현상으로 타나난다.

신경증적 우울증은 가벼운 우울증으로 치명적이지는 않지만 지속되면 문제가 된다. 또한 우울증과 조울증이 동시 반복적으로 나타나는 경우도 있다. 소아기에 헤어지는 불안이나 학교 공포증, 행동과잉, 성적의 저하 등은 우울증과 연관된다. 사춘기의 경우에도 무단가출이나 반사회적 행동, 성적 문란 등은 우울증에서 비롯되며, 성인의 경우에도 알코올중독이나 도박, 약물남용 등은 우울증에서 비롯되는 경우가 많다. 노인에게는 사회적 고립감이나 부부와 이별하는 상실로부터 오는 우울증이 나타나게 된다. 출산에 따른 호르몬의 균형상태 파괴로 인하여 찾아오는 우울증도 있다.

● 우울증의 원인

우울증은 슬픔이나 정신운동의 저하, 의욕의 상실 등에 의해 발생한다. 슬픔이나 비애, 절망, 자기비난, 불면증 등이 지속되면 우울증이 생기게 된다. 일상의 보람이나 흥미, 활력이 감소되며 사고나 행동이 느려진다. 어떤 감정의 지속은 우울증을 불러온다. 어린 시절의 상처나 부모를 잃은 고통, 일상생활에서 오는 스트레스 등에 의해 우울증이 온다는 것은 확실하다. 이러한 작용은 결국 뇌의 호르몬에 작용을 미쳐 우울증으로 발전한다.

환경적인 요소나 사회적인 요소에 의해 우울증이 되는 경우가 많다. 또한 유전적인 요인에 의해 발생하기도 한다. 만성질환의 지속이나 심각한 경제적 어려움, 자존심의 상실 등에 의해 우울증이 발생하는 경우도 많다. 대인관계의 어려움에서 오는 우울증도 현대사회에서 많이 나타나는 현상이다.

● 우울증의 증상

우울증의 증상으로는 지속적인 불안과 공허감을 먼저 꼽을 수 있다. 우울증에 걸리면 항상 불안하며 인생 자체가 허무함을 느끼게 된다. 의욕의 상실, 식욕의 감소, 혹은 과식, 죽음이나 자살에 대한 상상, 집중력의 저하, 의사결정의 어려움, 두통 혹은 소화불량 등을 호소하게 된다.

● CST 요법

_ 10스텝과 SER은 기본
_ 제 4뇌실압박 - 뇌척수액을 생성·순환시킴으로써 뇌세포에 뇌척수액을 공급하며, 뇌의 화학물질 생성에 도움을 준다.
_ 관절과 관절 사이를 늘려줌으로써(이완) 근막층에 산소를 공급하여 면역력을 높여준다. (특히 족관절의 이완이 중요하다.)
_ 교감신경과 부교감신경의 균형을 맞추는 동시에 단족과 장족의 길이를 같게 한다. (다수의 손 필요함)
_ 경막관 이완으로 부교감신경을 안정시킨다.
_ 뇌하수체에 에너지전송기법을 사용한다.
_ 시상봉합을 열어줌으로써 시상정맥동에 정맥혈 배출 및 산소를 공급해준다.
_ 포지션앤홀드(position and hold)로 뇌척수액의 순환을 왕성하게 한다.
_ 대둔근·장요근·이상근 운동으로 내부 장기의 부담을 덜어준다.
_ 위중(委中)에 끼여있는 과산화지질을 분해시킨다.
_ 쇄골하동맥.총경동맥을 이완시켜 뇌로 가는 혈액의 양을 증가시켜준다. (산소공급원활)
_ 소뇌천막의 상,하, 좌,우 압박을 풀어주기 위해 꼭 TMJ를 확인하여 하악골을 이완시킨다.
_ 다수의 손으로 근막에 끼여 있는 과산화지질을 분해·융해하는 것이 아주 중요하다.

● CST결과

산후우울증을 포함하여 일상생활에서 겪는 스트레스로 인한 우울증 또한 엄청난 효과를 보았다.

우리 본원을 방문한 손님들 중 대부분은 우울증외 다른 병을 가지고 있다. 그 병이 차도가 있을 때 우울증이 점차 사라지는 경향을 보였다. 우울증 자체를 치유하기보다 우울증이 왜 왔는지 원인을 제거하다보니 우울증이 좋아진 것이다. 특히 우울증은 SER(체성감성풀어주기) 후에 많은 효과를 보았다. 감정적·신체적으로 억압받고 있던 과거의 나쁜 기억을 해소하고 나니 우울증의 정도가 낮아진 것을 우리는 발견하였다. 아마 감정적, 신체적인 억압이 우리 뇌의 화학물질전달체계에 이상을 초래하는 것 같다.

11. 알츠하이머=치매(Alzheimer)

치매를 일으키는 가장 흔한 질병이 바로 알츠하이머병이다. 이 병은 독일인 의사인 알로이스 알츠하이머(*Alois Alzheimer*)의 이름을 따서 붙인 병명으로 1906년 알츠하이머 박사는 당시로는 매우 희귀한 뇌신경질환으로 생각되는 병을 앓다가 사망한 여자에 대한 뇌조직의 병리학적 변화를 관찰하여, 이 병에 특징적인 병리 소견들을 발견하였다. 그는 어떤 비정상적 물질들이 엉겨 있는 집합체들을 발견하였으며, 신경세포 내부에서 비정상적으로 꼬여 있는 어떤 농축을 관찰하였다. 그 밖에도 뇌의 신경부위에서 기억 및 지적 능력에 관여하는 신경세포들이 많이 없어진 것을 발견하였다.

● 치매의 원인

다양한 요소가 있다. 먼저 중요한 요인은 혈관성 치매이다. 뇌 안으로 흐르는 혈류의 양이 줄거나 막혀서 발생하게 된다. 이런 경우, 팔이나 다리의 마비 및 언어장애, 시야장애 등이 나타나게 된다. 발생하면 완치는 불가능하지만 초기에 진단을 받고 적절한 치료를 받으면 악화는 막을 수가 있다. 다른 요소로는 퇴행성 뇌질환으로 파킨슨병이라 하는 것이다. 파킨슨병의 30-40% 정도는 말기에 치매의 증상을 보이는데 반대로 알츠하이머병의 환자에게서도 파킨슨병의 증상이 나타난다. 헌팅톤병 역시 뇌의 부위에서 신경세포들이 선택적으로 파괴되어 질환을 일으키는 병이다. 이 병의 말기에 치매가 나타나는데 기억력이나 언어능력, 판단력 등이 점차 흐려지게 된다. 그밖에 뇌종양이나 두부손상, 대사성 뇌질환, 갑상선 질환, 영양결핍증, 만성알코올중독증에 의한 기억력의 감퇴로 연결되는 경우도 있다.

● 알츠하이머 증상

치매 증상은 서서히 조금씩 진행이 되기 때문에 가족은 물론 환자 본인도 시작을 모르는 경우가 대부분이다. 간혹 열성 질환이나 수술, 두부손상, 약물복용 등으로 나타난 혼돈증세를 통해 진단하기도 한다. 어지럽거나 머리가 멍하거나 다른 신체적 증상이 자주 변하게 됨으로써 모호한 신체적 증상을 호소하는 경우도 있다. 치매의 시작은 기억의 감퇴이다. 단어를 떠올리기 어렵고, 약속을 잊기 쉽다. 물건을 놓아둔 곳 역시 쉽게 잊어먹는다. 글쓰기도 어려워지고 이해력과 계산능력이 떨어져서 간단한 계산도 어렵게 된다. 심지어 자동차 운전시에 주차조차 어려워진다. 면도나 수저질 등의 일상적 활동에 지장을 심하게 초래한다.

불안 및 공포, 수면습관의 변화, 환청이나 환시, 망상 등의 행동장애증상이 나타난다. 배우자의 바람기를 의심하는 것, 피해망상증 등은 치매에서 가장 두드러진 특징이다. 여기에서 더욱 진행되면 운동기능이나 감각기능, 소뇌기능 자체에는 문제가 없으면서도 전두엽의 기능장애를 유발하는 반사들이 관찰된다. 배뇨장애나 보행장애, 연하장애 등이 동반되기도 한다. 치매 증상은 보통 발현 후 5년 이상 지나야 경과를 보이며, 다른 합병증으로 사망에 이르게 되지만 치매의 병리학적 변화는 이미 증상 발현 7년 전부터 시작되기 때문에 조기 진단과 조기 치료가 절실한 문제이다.

_ 10스텝과 SER은 기본

_ 제 4뇌실압박 – 뇌척수액을 생성 · 순환시킴으로써 뇌세포에 뇌척수액을 공급하며, 뇌의 화학물질 생성에 도움을 준다.

_ 관절과 관절 사이를 늘려줌으로써(이완) 근막층에 산소를 공급하여 면역력을 높여준다. (특히 족관절의 이완이 중요하다.)

_ 교감신경과 부교감신경의 균형을 맞추는 동시에 단족과 장족의 길이를 같게 한다.(다수의 손 필요함)

_ 경막관 이완으로 부교감신경을 안정시킨다.

_ 뇌하수체에 에너지전송기법을 사용한다.

_ 시상봉합을 열어줌으로써 시상정맥동에 정맥혈 배출 및 산소를 공급해준다.

_ 포지션앤홀드(position and hold)로 뇌척수액의 순환을 왕성하게 한다.

_ 대둔근 · 장요근 · 이상근 운동으로 내부장기의 부담을 덜어준다.

_ 위중(委中)에 끼여 있는 과산화지질을 분해시킨다.

_ 쇄골하동맥 · 총경동맥을 이완시켜 뇌로 가는 혈액의 양을 증가시켜준다. (산소공급 원활)

_ 소뇌천막의 상,하 좌,우 압박을 풀어주기 위해 꼭 TMJ를 확인하여 하악골을 이완시킨다.

_ 뇌하수체를 포함한 뇌간에 끼여 있는 과산화지질을 분해하는 것이 무엇보다 중요하다. (과산화지질이 뇌척수액의 순환을 방해하여 뇌세포를 노화시킨다.)

_ 다수의 손으로 근막에 끼여 있는 과산화지질을 분해 · 융해하는 것이 아주 중요하다.

● CST결과

우리는 초기치매를 90%까지 성공시킨 임상이 있다. 55세의 여성으로 매일 1년 정도 CST세션을 받은 후 치매증상은 거의 사라지고 숙면을 취하게 되었다. 뿐만 아니라 흰머리카락이 검게 변하는 기적이 일어나기도 했다. 치매의 원인은 뇌척수액이 뇌세포를 적시지 못해서 오는 경우이다. 머리에 물 즉 뇌척수액이 가득 고여 있어 우리의 근막·뇌세포·말초신경·피하지방까지 뻗어나가야 한다. 뇌척수액이 메마르면 우리의 몸은 사막화 되어 가고 피부도 탄력을 잃고 늙어 가는 것이다.

뇌척수액은 뇌조직 안까지 침투한다(뇌의탄생참고). 뇌척수액이 뇌조직 안까지 침투하지 못하면 뇌세포는 마르게 되는 것이다. 뇌척수액은 뇌에 영양을 공급해주고 노폐물을 제거한다. 이러한 뇌척수액의 순환이 되지 않을 경우 당연히 뇌는 메마르게 되는 것이다. CST의 궁극적인 목적은 뇌척수액의 순환에 있다. 이 순환을 돕기 위해서 근막을 이완시키고 두개골의 봉합을 교정하는 것이다. 그것도 3g의 미세한 힘으로…

12. 집중력 저하

집중력 저하란 글자 그대로 집중력이 떨어지는 것을 말한다. 주의력 결핍 증상이 있는 경우, 집중력이 현저히 떨어지며 직장인인 경우 스트레스로 인해 일시적으로 집중력이 떨어지는 경우가 허다하다. 일반적으로 집중력이 저하되는 경우 또는 수험생들에게 있어서 CST는 특효약이라고 해도 과언이 아니다.

● 집중력 저하의 원인

현대인들의 과도한 업무는 가장 중요한 집중력 저하의 원인이 된다. 그리고 스트레스의 증가, 지나친 강박증 등 많은 원인이 있다.

● 집중력 저하 증상

주의가 산만하며, 오랫동안 앉아 있지를 못한다. 어떤 일이나 완성하는 경우가 드물고 독서의 경우에도 집중이 안 된다. 심지어 시험을 치를 때에도 시험문제 이외의 상황에 시선을 빼앗긴다. 감독관의 발소리, 교실 밖의 소리들이 시험에 집중하는 것을 괴롭힌다.

● CST요법

_ 10스텝과 SER은 기본
_ 제 4뇌실압박 - 뇌척수액을 생성·순환시킴으로써 뇌세포에 뇌척수액을 공급, 뇌의 화학물질 생성에 도움을 준다.
_ 관절과 관절 사이를 늘려줌으로써(이완) 근막층에 산소를 공급하여 면역력을 높여준다. (특히 족관절의 이완이 중요하다.)
_ 교감신경과 부교감신경의 균형을 맞추는 동시에 단족과 장족의 길이를 같게 한다. (다수의 손 필요함)
_ 경막관 이완으로 부교감신경을 안정시킨다.
_ 뇌하수체에 에너지전송기법을 사용한다.
_ 시상봉합을 열어줌으로써 시상정맥동에 정맥혈 배출 및 산소를 공급해준다.
_ 포지션앤홀드(position and hold)로 뇌척수액의 순환을 왕성하게 한다.
_ 대둔근.장요근.이상근 운동으로 내부장기의 부담을 덜어준다.
_ 위중(委中)에 끼여있는 과산화지질을 분해시킨다.
_ 쇄골하동맥·총경동맥을 이완시켜 뇌로 가는 혈액의 양을 증가시켜준다. (산소공급원활)
_ 소뇌천막의 상.하, 좌.우 압박을 풀어주기 위해 꼭 TMJ를 확인하여 하악골을 이완시킨다.
_ 뇌하수체를 포함한 뇌간에 끼여 있는 과산화지질을 분해하는 것이 무엇보다 중요하다. (과산화지질이 뇌척수액의 순환을 방해하여 뇌세포를 노화시킨다.)

● CST결과

CST는 우리 뇌를 향해 휴식을 제공한다. 잠시 동안 렘수면 상태에 들게 하여 자율신경계를 안정화시킨다. 특히 CV4만 실행해도 집중력 저하에 현저한 효과를 볼수 있다.

13. 속쓰림

뱃속이 아픈 증상으로 특히 공복(空腹)에 속이 쓰리는 증상이다. 불규칙한 현대인들의 생활습관으로 많은 사람들이 속쓰림을 호소하고 있다.

● 속쓰림 원인

원인은 다양한 요소가 있다. 과욕이나 과식을 통해 오는 경우가 많으며, 지나친 음주는 직접적인 원인이 된다. 또한 신경과민으로 인한 위염이나 십이지장 궤양 등으로 인해 속이 쓰린 경우가 많다. 스트레스에 의한 속쓰림이 오는 경우도 있다.

● 속쓰림 증상

속이 아픈 증상으로 심할 때는 명치끝까지 아픈 증상을 느낄 수가 있다. 뭉툭한 느낌처럼 아파 오는 경우도 있으며, 따가울 정도로 날카롭게 아파 오는 경우도 있다. 더부룩한 느낌을 자주 갖게 되는 경우 역시 속쓰림의 일종으로 볼 수 있다.

● CST요법

_ 10스텝과 SER은 기본
_ 제 4뇌실압박– 뇌척수액을 생성 · 순환시킴으로써 뇌세포에 뇌척수액을 공급하며, 뇌의 화학물질 생성에 도움을 준다.
_ 관절과 관절 사이를 늘려줌으로써(이완) 근막층에 산소를 공급하여 면역력을 높여준다. (특히 족관절의 이완이 중요하다.)
_ 교감신경과 부교감신경의 균형을 맞추는 동시에 단족과 장족의 길이를 같게 한다.(다수의 손 필요함)
_ 경막관 이완으로 부교감신경을 안정시킨다.
_ 뇌하수체에 에너지전송기법을 사용한다.
_ 시상봉합을 열어줌으로써 시상정맥동에 정맥혈 배출 및 산소를 공급해준다.
_ 포지션앤홀드(position and hold)로 뇌척수액의 순환을 왕성하게 한다.
_ 대둔근.장요근.이상근 운동으로 내부 장기의 부담을 덜어준다.
_ 위중(委中)에 끼여있는 과산화지질을 분해시킨다.
_ 쇄골하동맥 · 총경동맥을 이완시켜 뇌로 가는 혈액의 양을 증가시켜준다. (산소공급 원활)
_ 소뇌천막의 상,하, 좌,우 압박을 풀어주기 위해 꼭 TMJ를 확인하여 하악골을 이완시킨다.
_ 뇌하수체를 포함한 뇌간에 끼여 있는 과산화지질을 분해하는 것이 무엇보다 중요하다

● CST결과

횡격막을 이완시키면 복부에 산소가 공급되면서 면역력이 올라간다. 산소가 공급될 때 복부에서 '펑펑'꾸르르르' 등의 소리가 난다. 이 과정이 몇 회 반복되면 자기도 모르게 소화불량에 의한 위염 · 십이지장 궤양 등은 없어진다. 이 과정이 늦게 오는 경우 전체적인 CST진단이 필요하다.

14. 암(모든 암)

암이란 일종의 악성종양이다. 암은 세포가 비정상적으로 분화하며 성장이 일정하지 않고 조절이 불가능하다. 종양이 발생하면 주위의 다른 장기나 조직까지 빠르게 침투하여 퍼져나가 성장하는 질병이다. 우리나라는 인구 5명중 1명이 암으로 사망하며, 지금도 증가하는 추세이다. 현대인들이 가장 두려워하는 병 암(59.1%)은 2위인 고혈압(6.9%)과 3위인 디스크-관절염(4.0%)과 비교가 되지 않을 정도로 발병율이 높게 나타나고 있다. 인류가 여전히 극복하지 못하고 있는 힘든 질병으로 초기에 발견하지 못하면 치료가 어려우며 특히 재발의 경우 생존할 확률이 매우 낮다. 이러한 상황은 우리뿐 아니라 미국이나 일본 등 선진국 등도 마찬가지다.

인체의 기관은 수많은 세포로 구성되어 있다. 이러한 세포들은 위치와 기능에 따라 여러 종류로 나누어지지만 하나의 수정란에서 기원하고 있어서 동일한 유전 정보를 가지고 일정한 세포주기를 가지고 분화하고, 성장하며, 소멸한다. 그런데 세포가 정상적으로 분화하지 않는 것이 문제다. 어느 정도 분화한 후에는 성장을 멈추어야 하는데 계속 성장하는 것을 종양(tumor)이라 하며, 이 가운데 특히 악성종양을 우리는 암이라고 부른다.

종양이 양성인 경우, 성장이 제한되기 때문에 근본적으로 인체에 해를 입히거나 생명을 위협하지는 않는다. 그러나 양성종양도 신체 공간을 점령하므로 인체의 중요한 부위에 생기면 조직에 압박을 가하여 생명을 위협할 수도 있다. 양성종양은 쉽게 절제할 수 있으므로 예후가 좋다. 그러나 악성종양의 경우 심각한 위험을 초래한다. 악성종양을 우리는 암이라 하는데 세포가 무절제하고 빠르게 성장하기 때문에 아주 위험하다. 또한 암세포는 전신에 전이될 수 있으며 인체의 대사산물이나 영양분을 빼앗아 환자를 쇠약하게 하고, 빈혈을 일으킨다. 악성종양은 주위의 조직으로 침투하여 먼 데까지 전이되는 특성이 있어서 이러한 경우는 외과적 절제나 완치가 어렵다.

● 암의 원인

암의 원인은 아직도 많은 부분에서 밝혀지지 않고 있다. 그러나 여러 가지 역학적 연구를 통해 발암요인과 암의 발생간의 인과관계에 따라 위험인자들을 밝혀내고 있다. 암의 원인을 분석해 보면, 가장 비중이 높은 것은 흡연이다. 흡연은 폐암과 직접적인 연관이 있는 것으로 알려져 있다. 감염이나 음식 등의 환경적 요인 역시 중요한 요인이라 할 수 있다. 유전적인 요인도 무시할 수는 없다. 대장암이나 유방암의 경우, 유전적 요인이 주요 원인으로 작용하고 있다. 그러나 대개는 생활양식으로 인하여 암이 발생하는 경우가 대부분이다. 따라서 생활양식의 변화를 통해서 암을 예방할 수가 있다. 짜고 탄 음식 등은 위암의 중요한 요인이 되며, 흡연이나 비소, 석면 등과 대기오염을 통해 폐암이 유발된다. 간염바이러스에 의한 간암, 여성호르몬이나 비만에 의한 유방암, 성관계에 의한 자궁경부암 등 다양한 요인을 발견할 수 있다.

● 암의 증상

암은 그 종류에 따라 다양한 증상이 나타나게 된다. 위암의 경우, 상복부의 불쾌감을 동반하며 체중이 감소하고 복통이나 소화불량, 구역질, 속쓰림, 궤양증상 등을 호소한다. 간암의 경우, 심한 피로감이 주요하며 체중감소, 상복부통증, 황달이나 복수, 복부팽만, 소화불량 등이 나타나게 된다. 폐암은 기침이 심해지고 계속적으로 나타나며, 가슴 부분의 통증, 가래에 피가 섞이거나 가쁜 숨, 목소리의 변화, 목언저리의 부종, 식욕감퇴나 체중감소가 두드러진다. 자궁경부암은 성교후 출혈이 나타나며 비정상적으로 질에서 출혈이 보인다. 또한 악취가 나거나 골반 및 허리통증으로 연결되기도 한다. 대장암의 경우에는 혈변을 보거나 배변습관의 변화, 변비 및 폐색 증상, 잔변감, 대변의 가늘어짐, 하복부의 통증 등이 나타나고 있다. 유방암의 경우에는 유방의 혹, 유두분비물, 젖가슴 부위 피부의 이상, 피부의 두꺼워짐이나 흠, 유방의 비대칭 및 젖꼭지 함몰 등이 나타나게 된다.

● CST 요법

_ 10스텝과 SER은 기본

_ 제 4뇌실 압박- 뇌척수액을 생성·순환시킴으로써 뇌세포에 뇌척수액을 공급하며, 뇌의 화학물질 생성에 도움을 준다.

_ 관절과 관절 사이를 늘려줌으로써(이완) 근막층에 산소를 공급하여 면역력을 높여준다. (특히 족관절의 이완이 중요하다.)

_ 교감신경과 부교감신경의 균형을 맞추는 동시에 단족과 장족의 길이를 같게 한다.(다수의 손 필요함)

_ 경막관 이완으로 부교감신경을 안정시킨다.

_ 뇌하수체에 에너지전송기법을 사용한다.

_ 시상봉합을 열어줌으로써 시상정맥동에 정맥혈 배출 및 산소를 공급해준다.

_ 포지션앤홀드(position and hold)로 뇌척수액의 순환을 왕성하게 한다.

_ 대둔근·장요근·이상근 운동으로 내부장기의 부담을 덜어준다.

_ 위중(委中)에 끼여있는 과산화지질을 분해시킨다.

_ 쇄골하동맥.총경동맥을 이완시켜 뇌로 가는 혈액의 양을 증가시켜준다.(산소공급 원활)

_ 소뇌천막의 상,하, 좌,우 압박을 풀어주기 위해 꼭 TMJ를 확인하여 하악골을 이완시킨다.

_ 뇌하수체를 포함한 뇌간에 끼여 있는 과산화지질을 분해하는 것이 무엇보다 중요하다

● CST 결과

CST를 받으면 면역력 증가는 기정 사실이다. 특히 본원에는 폐암환자가 현재 CST세션을 받고 있다. 6개월째 CST를 받고 있는데 암이 많이 감소한 상태다. 암덩어리가 작아지는 경우는 아주 드문 경우라는 사실을 상기시키고 싶다. 우리는 이 폐암 환우를 치유할 때 용광로 같은 열감을 느낀다. 또한

엄청난 냉기가 몸에서 방출되는 것도 느낀다. 우리 인체의 항상성을 향상시키기 위해서 우리 근막은 인체를 이완시키며 그러기 위해서 냉동으로 만든다. 이때 냉기가 방출되는 것이다. 우리는 폐암환자가 좋아지는 것을 본다. 4개월후 어떤 결과가 나올지 기대된다.

15. 눈의 피로

비주얼 시대의 개막과 더불어 눈의 피로를 호소하는 사람이 많아졌다. 특히 컴퓨터의 사용과 더불어 기하급수적으로 늘어나고 있다. 대개는 대수롭지 않게 여길 수 있지만 신체 피로의 신호임과 동시에 질병의 위험 신호의 두 가지 측면에서 생각할 수 있다. 눈이 피로해져서 휴식을 취했을 때 피로가 사라지면 염려할 필요가 없으나 피로가 잘 풀리지 않을 때는 위험한 징후이므로 주의해야 한다. 우리는 단 한 번의 시술로 눈의 피로를 해결할 수도 있다.

● 눈의 증상

눈이 피로하면 시야가 흐릿해지며 무엇보다 눈꺼풀이 무거워진다. 그리고 이마 언저리에 압박감을 느끼면서 식은땀을 흘리기도 한다. 눈에 통증이 느낄 때는 매우 피로가 가중된 것이다. 이럴 경우 두통과 연결되기도 한다. 책을 많이 읽거나 밤새워 작업을 한 경우 눈의 피로를 느낄 수가 있으며, 감기 등에 걸려 체력이 떨어졌을 때도 눈의 피로를 느낄 수 있다.

● 눈 피로의 원인

눈 피로는 뇌종양 등의 초기 증상일 수도 있으므로 각별히 신경써야 한다.

무리한 독서나 무리한 시선집중 등을 통해 피로로 연결된다. 물체를 지나치게 가까이 보는 경우에도 그렇다. 또한 원시, 근시, 난시 등의 조절이 쇠약하거나 잘 되지 않을 때 피로로 나타나며 녹내장의 초기나 가벼운 결막염, 각막염의 경우에도 피로로 연결되기 쉽다.

● CST요법

_ 10스텝과 SER은 기본

_ 제 4뇌실압박- 뇌척수액을 생성 · 순환시킴으로써 뇌세포에 뇌척수액을 공급하며, 뇌의 화학물질 생성에 도움을 준다.

_ 관절과 관절 사이를 늘려줌으로써(이완) 근막층에 산소를 공급하여 면역력을 높여준다. (특히 족관절의 이완이 중요하다.)

_ 교감신경과 부교감신경의 균형을 맞추는 동시에 단족과 장족의 길이를 같게 한다.(다수의 손 필요함)

_ 경막관 이완으로 부교감신경을 안정시킨다.

_ 뇌하수체에 에너지전송기법을 사용한다.

_ 시상봉합을 열어줌으로써 시상정맥동에 정맥혈 배출 및 산소를 공급해준다.

_ 포지션앤홀드(position and hold)로 뇌척수액의 순환을 왕성하게 한다.

_ 대둔근 · 장요근 · 이상근 운동으로 내부 장기의 부담을 덜어준다.

_ 위중(委中)에 끼여 있는 과산화지질을 분해시킨다.

_ 쇄골하동맥 · 총경동맥을 이완시켜 뇌로 가는 혈액의 양을 증가시켜준다. (산소공급 원활)

_ 소뇌천막의 상,하, 좌,우 압박을 풀어주기 위해 꼭 TMJ를 확인하여 하악골을 이완시킨다.

_ 뇌하수체를 포함한 뇌간에 끼여 있는 과산화지질을 분해하는 것이 무엇보다 중요하다

_ VDT증후군으로 눈이 피로할 때 V-spread가 효과적이다.

VDT증후군으로 눈이 피로한 경우가 많다. 보통 안구 건조증을 호소하는 경우도 있다. 안구 건조증에 차도가 보인 임상은 많다. CRI를 통한 경정공 경동맥관·열공·극공 등을 열어주면 척추로 내려가는 뇌줄기 세포에 화학물질 전달이 원활하게 이루어질 수 있다. 단 한 번으로도 효과가 있었다. 이때 2번 시각신경의 시각피질을 이완시킬 수 있다. 또한 안면골을 교정함으로써 눈의 상안와열, 하안와열의 연조직들을 이완시켜 눈의 피로를 현저히 떨어뜨릴 수 있다.

16. 가슴앓이 · 홧병

가슴앓이나 홧병은 오랜 시간 동안 삭이지 못한 화나 분노, 억울함, 우울 등이 몸에 축적되었다가 몸이 약해질 때(면역력 감소) 혹은 스트레스에 노출될 때 겉으로 폭발하는 질병이다. 한국형 질병으로 중년 여성, 특히 주부에게 많은 병이다. 또한 사춘기를 지나는 청소년들에게도 흔히 일어나는 질병으로 치료하지 않으면 나중에 문제가 발생한다.

가슴앓이는 가슴 부위가 답답하거나 아프고 속이 쓰리다. 속이 불덩이처럼 뜨겁고 뜨거운 기운이 치받쳐 올라오는 것도 같다. 온몸에 열이 나는 듯한 느낌도 든다. 이는 신체적 이상에 의한 증상일 수도 있고, 괴로움으로 인해 마음의 병을 앓을 때도 나타난다.

홧병이란 한국 문화와 관계된 문화증후군의 일종으로 오랜 시절 화나 분노, 체념, 패배의식, 적개심, 열등감, 우울 등의 부정적인 감정이 몸에 축적되어 오다가 나이 들어 몸이 약해지거나 큰 스트레스가 있을 때에 폭발하는 병이다. 일종의 울화나 가슴 답답증, 숨참, 무기력, 소화불량, 명치통증, 신열 등의 증상이 있으면 홧병을 의심해 볼 수가 있다.

● 가슴앓이 · 홧병의 원인

심장이상, 식도 및 위장 이상, 심리적 원인으로 생겨날 수 있다. 주로 심리적 원인의 경우 홧병이라 하는데, 주로 온순하고 양심적이며 감정을 숨기고 사는 내성적인 사람들에게 많이 발생한다. 남성우위의 사회 풍속에서 참고 지내 온 여성에게 많다. 현대인에게서는 직장업무 스트레스로 인한 홧병이 많이 발생하는 것을 볼 수 있다. 특히 중년여성에게 많이 발생하는데 호르몬의 감소와도 밀접한 관계가 있는 것으로 알려져 있다.

● 가슴앓이.홧병의 증상

가슴앓이나 홧병의 증상은 매우 다양하게 나타나며 일상생활을 어렵게 만든다. 밤에 잠을 제대로 잘 수가 없으며 자주 깨고 개운하지 못하다. 밥맛이 없으며 예민해서 사소한 일에도 쉽게 화를 낸다. 소화가 잘 되지 않는다. 숨이 차며 악몽을 꾸기도 한다. 몸이 굳은 듯한 느낌이 들며 심장에도 조여 오는 부담감을 느낄 수가 있다. 몸에 열이 많이 오른다. 공연히 가슴이 벌렁거리며 식은땀이 난다. 가슴의 통증도 호소하는 경우가 있다. 자기 마음이 뜻대로 통제되지 않는다. 그리고 매사에 의욕이 없으며 쉽게 권태감을 느끼게 된다. 배는 더부룩하고 명치끝이 딱딱하게 느껴진다. 불안에 빠지거나 공포감에 휩싸일 때도 있다. 삶이 허무한 느낌을 받는다. 그리고 목 안에 뭔가 꽉 들어찬 느낌이 나타난다.

● CST요법

_ 10스텝과 SER은 기본
_ 제 4뇌실압박 – 뇌척수액을 생성 · 순환시킴으로써 뇌세포에 뇌척수액을 공급하며, 뇌의 화학물질 생성에 도움을 준다.

_ 관절과 관절 사이를 늘려줌으로써(이완) 근막층에 산소를 공급하여 면역력을 높여준다. (특히 족관절의 이완이 중요하다.)

_ 교감신경과 부교감신경의 균형을 맞추는 동시에 단족과 장족의 길이를 같게 한다.(다수의 손 필요함)

_ 경막관 이완으로 부교감신경을 안정시킨다.

_ 뇌하수체에 에너지전송기법을 사용한다.

_ 시상봉합을 열어줌으로써 시상정맥동에 정맥혈배출 및 산소를 공급해준다.

_ 포지션엔홀드(position and hold)로 뇌척수액의 순환을 왕성하게 한다.

_ 대둔근.장요근.이상근 운동으로 내부장기의 부담을 덜어준다.

_ 위중(委中)에 끼여 있는 과산화 지질을 분해시킨다.

_ 쇄골하동맥 · 총경동맥을 이완시켜 뇌로 가는 혈액의 양을 증가시켜준다. (산소공급원활)

_ 소뇌천막의 상.하, 좌.우 압박을 풀어주기 위해 꼭 TMJ를 확인하여 하악골을 이완시킨다.

_ 뇌하수체를 포함한 뇌간에 끼여 있는 과산화지질을 분해하는 것이 무엇보다 중요하다.

● CST결과

가슴앓이 · 홧병의 경우 CST(체성감성풀어주기)을 시도하면 대부분 없어지거나 완화된다. 삼육대학교에서 CST강의중 20년 전에 있었던 일을 기억하고 가슴앓이를 해소한 경우가 있었다. CST후 증상이 많이 완화되었다. 우리는 CST의 위력을 잘 알고 있다. 가슴앓이 · 홧병의 경우 대부분 좋은 결과를 가져온다.

17. 감기

감기는 사계절 내내 우리를 괴롭히는 흔한 질병이다. 아침 저녁의 기온차가 커지는 환절기에 특히 심한 감기는 대부분 바이러스에 의해 발병한다. 감기에 걸렸다가 회복되더라도 다시 다른 면역성을 가진 바이러스에 반복해서 걸리기 쉽다. 일단 균이 옮겨지면 빠른 시간 내에 재채기나 콧물, 두통, 발열, 오한, 기침을 하게 된다. 몸이 아프고 뼈마디가 쑤시며 목이 간질거리기도 한다. 어린이의 경우 성인에 비해 쉽게 감기에 걸리는데 빨리 치료하지 않으면 기관지염이나 만성비염, 중이염, 폐렴 등으로 이행되기 때문에 만병의 근원이 감기에서 비롯되는 것이다.

● 감기의 원인과 증상

감기에 걸리는 원인은 체내의 면역력이 떨어졌기 때문이다. 특히 외부 바이러스가 침투시 평소에는 이겨낼 수 있으나 면역력이 떨어지면 바로 겉으로 발현되는 것이다. 감기의 증상은 다양한데, 콧물이나 기침, 목잠김, 발열, 설사 등을 동반한 감기를 들 수 있다. 증상에 따라 치료방법이나 기간이 달라지게 마련인데 누런 콧물의 단계는 급성기의 염증화 단계이므로 치료가 빨리 요구되며, 코막힘은 코의 점막이 부은 경우나 편도가 커서 호흡기가 좁아짐으로 인해 일어난다. 기침의 경우, 기침을 하는 시기가 밤인지, 낮인지에 따라 원인이 다르며, 마른기침이냐 가래를 동반한 기침이냐에 따라 치료방법도 달라진다.

열을 동반한 경우, 바이러스성인지 세균성인지 구분하는 것이 중요하다. 대부분은 바이러스에 의한 것이지만 세균성의 경우 오래 가므로 특별한 관리를 해야 한다. 설사를 동반할 경우, 감기를 일으키는 바이러스가 장까지 침투한 것으로 장염을 일으키기도 한다. 눈이 빨갛게 충혈될 경우 바이러스에 의한 각막염이나 결막염 등으로 나타난다. 눈곱이 끼고 열이 나게 된다. 피부를 통한 바이러스로 발진이 일어나거나 코나 눈, 위장 등의 점막을

충혈되게 하는 경우도 있다. 그러나 대개는 이러한 증상들이 복합적으로
나타나는 경우가 흔하다.

● CST요법

_ 10스텝과 SER은 기본
_ 제 4뇌실압박– 뇌척수액을 생성 · 순환시킴으로써 뇌세포에 뇌척수액을
공급하며, 뇌의 화학물질 생성에 도움을 준다.
_ 관절과 관절 사이를 늘려줌으로써(이완) 근막층에 산소를 공급하여 면역력을
높여준다. (특히 족관절의 이완이 중요하다.)
_ 교감신경과 부교감신경의 균형을 맞추는 동시에 단족과 장족의 길이를 같게
한다.(다수의 손 필요함)
_ 경막관 이완으로 부교감신경을 안정시킨다.
_ 뇌하수체에 에너지전송기법을 사용한다.
_ 시상봉합을 열어줌으로써 시상정맥동에 정맥혈 배출 및 산소를 공급해준다.
_ 포지션앤홀드(position and hold)로 뇌척수액의 순환을 왕성하게 한다.
_ 대둔근 · 장요근 · 이상근 운동으로 내부장기의 부담을 덜어준다.
_ 위중(委中)에 끼여 있는 과산화 지질을 분해시킨다.
_ 쇄골하동맥 · 총경동맥을 이완시켜 뇌로 가는 혈액의 양을 증가시켜준다.
(산소공급원활)
_ 소뇌천막의 상.하, 좌.우 압박을 풀어주기 위해 꼭 TMJ를 확인하여 하악골을
이완시킨다.
_ 뇌하수체를 포함한 뇌간에 끼여 있는 과산화지질을 분해하는 것이 무엇보다
중요하다.

● CST결과

체내의 항상성을 높여 외부로부터 들어오는 감기 바이러스에 대항할 수 있는

방법으로 우리는 반드시 CST를 권장한다. CST는 우리 몸의 냉기를 방출시키며 그 냉기를 방출하고 나면 감기의 증상이 현저히 떨어진다는 것을 우리는 경험을 통해 알고 있다.

18. 갱년기 장애

갱년기란 폐경을 전후한 여성에게 흔히 사용하는 말로 폐경을 전후하여 10년 정도의 기간에 해당한다. 여성들은 대부분 45세를 전후해 폐경을 맞게 되는데 건강한 여자는 55세를 넘는 경우도 있다. 폐경은 난소의 기능이 저하되어 여성 호르몬의 분비가 몸의 요구량에 미치지 못해 여러 가지 신체적인 변화가 일어나는 것을 의미한다. 이러한 경우 일련의 정신적, 신체적 무력감을 갱년기적 장애라고 하는 것이다. 세계보건기구에서는 난소의 기능이 상실되어 여성 호르몬의 분비가 없어지는 시기, 즉 더 이상 임신할 수 없는 시기이며, 성년기가 끝나고 노년기로 가는 과도기라고 정의하고 있다.

● 갱년기 장애 원인

갱년기는 인간에게 자연스런 과정이다. 따라서 거부감을 느낄 필요가 없으며 건강한 정신과 생활양식을 통해 슬기롭게 극복하고 대처해 나가면 된다. 폐경을 전후한 여성호르몬 에스트로겐의 급격한 감소가 직접적인 원인이라 할 수 있다. 이러한 변화는 인체에 있어서 생리적인 균형이 깨지게 하며 정신적 육체적으로 다양한 증상이 생기게 된다. 그러나 운동을 하거나 생활양식이 긍정적이며 적극적인 사람의 경우 똑같은 연령대라도 변화의 폭이 심각하지 않다는 점이다.

개인의 상태에 따라 다양하게 나타나고 있다. 그 사람의 영양상태, 유전적 요인, 생활 태도 등에 따라 차이가 있다. 그러나 정도는 달라도 공통적인 증상들을 호소하는 경우가 많다. 그 증상은 다음과 같다.

-안면홍조

얼굴이 확 달아오르는 것. 열감, 발한, 냉증 등이 동반됨. 얼굴과 머리, 목 등의 화끈거림, 전신으로 열감이 퍼짐.

-정서적 혼란

분노, 우울, 걱정, 절망, 불면증, 두통, 이명, 건망증, 기억장애 등 다양한 소양이 나타남. 마비, 피부과민, 벌레 스멀거림 증상이 나타남.

-비뇨, 생식계통 이상

월경주기 이상, 무월경, 질분비물의 감소, 요실금, 빈뇨 및 잔뇨감, 성교통, 성욕저하 등이 나타남. 대하 및 외음소양증, 불감증 등을 호소하게 되며 장기화 가능성.

-요통, 견비통, 관절통, 좌골신경통

이러한 질병은 중년여성을 괴롭히는 가장 보편적인 증상들이다. 천골이나 근육 등의 통증을 호소할 수도 있으며 전신적 권태감을 호소하기도 한다.

-각종 성인병

그밖에도 갱년기에는 비만, 당뇨, 고혈압, 동맥경화, 심혈관질환, 각종 악성종양 등이 높아지는 것이 특징이다.

● CST요법

_ 10스텝과 SER은 기본
_ 제 4뇌실압박- 뇌척수액을 생성·순환시킴으로써 뇌세포에 뇌척수액을 공급하며, 뇌의 화학물질 생성에 도움을 준다.
_ 관절과 관절 사이를 늘려줌으로써(이완) 근막층에 산소공급하여 면역력을 높여준다. (특히 족관절의 이완이 중요하다.)

_ 교감신경과 부교감신경의 균형을 맞추는 동시에 단족과 장족의 길이를 같게
한다.(다수의 손 필요함)

_ 경막관 이완으로 부교감신경을 안정시킨다.

_ 뇌하수체에 에너지전송기법을 사용한다.

_ 시상봉합을 열어줌으로써 시상정맥동에 정맥혈 배출 및 산소를 공급해준다.

_ 포지션앤홀드(position and hold)로 뇌척수액의 순환을 왕성하게 한다.

_ 대둔근 · 장요근 · 이상근 운동으로 내부장기의 부담을 덜어준다.

_ 위중(委中)에 끼여있는 과산화 지질을 분해시킨다.

_ 쇄골하동맥 · 총경동맥을 이완시켜 뇌로 가는 혈액의 양을 증가시켜준다.
(산소공급 원활)

_ 소뇌천막의 상,하, 좌우 압박을 풀어주기 위해 꼭 TMJ를 확인하여 하악골을
이완시킨다.

_ 뇌하수체를 포함한 뇌간에 끼여 있는 과산화지질을 분해하는 것이 무엇보다
중요하다.

● CST결과

호르몬의 분비 장애로 인한 갱년기 장애는 CST로 해결이 가능하다. CST는
우리 뇌의 호르몬 분비를 촉진한다는 것을 알고 있다. CST는 여성을 더욱
여성답게 남성을 더욱 남성답게 만들 수 있다. 갱년기 장애의 경우 우리는
30회 정도에서 효과를 보았다. 왜냐하면 CST가 갱년기 장애는 물론 다른
부수적인 질환들을 같이 해결해 주기 때문이다.

19. 고혈압

고혈압은 정상 범위를 넘어서서 지속적으로 높은 혈압을 말한다. 고혈압은

병이라기보다는 하나의 증상이라고 보아야 옳다. 제대로 관리하면 눈이 나쁜 사람이 안경을 착용하는 것처럼 안전한 생활을 할 수 있기 때문이다. 혈압은 건강한 사람이라도 정신적인 흥분이나 운동을 통해 순간적으로 높아질 수 있다. 고혈압은 명확한 한계를 정하기 쉽지 않다. 사람마다 몸의 균형을 다르게 적용할 수 있는 것이다. 임상적으로는 일단 안정시에 측정한 혈압으로서 최고혈압(수축기 혈압)이 성인의 경우 150~160mmHg 이상, 최저혈압(이완기 혈압)이 90~95mmHg 이상을 고혈압으로 취급한다. 그러나 이러한 기준을 더욱 엄격히 낮춰야 한다는 주장도 나오고 있다.

● 고혈압의 원인

고혈압은 어떻게 생기는지 그 원인이 분명하지 않다. 물론 다양한 원인을 들 수 있지만 대개는 정확한 요소로 밝혀지지 않는 상태의 고혈압이다. 이러한 고혈압을 일차성 고혈압이라 말하며 본태성 고혈압이라고도 한다. 우리가 흔히 말할 때는 이러한 일차성 고혈압을 말하는 것이다. 2차성 고혈압은 다른 질병에 의해 발생하는 고혈압으로 그 질병을 치료하면 고혈압 역시 치료하게 되는 것이다. 신장질환이나 갑상선 질환, 말단비대증 등의 내분비계 질환과 급성 스트레스 등에 의한 고혈압을 들 수 있다.

● 고혈압 증상

고혈압의 중요한 특징 가운데 하나는 증상이 없다는 점이다. 증세가 가볍고 중간 정도의 경우에는 몇 년이든지 증상없이 잘 살 수 있다. 본태성 고혈압의 특징이 바로 이러한 것인데 장기화 되었을 때 합병증 등을 불러올 수 있다는 위험을 내포하고 있다. 혈압은 기분이나 정서에 따라 변화가 심하다. 혈압을 인식한 다음에 두통이나 어지럼증, 피로, 귀울림 등을 호소하는데 이러한 것은 정상인에게서도 나타날 수 있으며 고혈압 이외의 질병이나 심리성에 기인하고, 혈압의 높이와는 상관없는 경우가 많다.

악성 고혈압의 경우 두통이 극심하며 혈압 상승이 가파르고 혈뇨 등을 동반한다. 이럴 경우에는 아침에 두통이 심하며 낮에는 가라앉는 특징을 보인다. 긴장성 두통의 경우에는 앞머리 부분의 통증을 유발하며 감별이 어려운 경우가 많다. 악성 고혈압에서는 심부전이 생기는데 혈압을 낮추면 바로 회복된다. 그리고 혈압이 급격히 상승하면 혼수상태 등의 의식장애를 일으키며 중추신경계의 이상을 초래할 수도 있는데 뇌혈관이 막혀 뇌경색으로 진행될 수도 있으며, 뇌혈관이 터지면 뇌출혈로 이어진다. 이럴 경우 24시간 이내에 혼수, 마비, 언어장애에 빠지게 된다.

● CST요법

_ 10스텝과 SER은 기본

_ 제 4뇌실압박– 뇌척수액을 생성·순환시킴으로써 뇌세포에 뇌척수액을 공급하며, 뇌의 화학물질 생성에 도움을 준다.

_ 관절과 관절 사이를 늘려줌으로써(이완) 근막층에 산소 공급하여 면역력을 높여준다. (특히 족관절의 이완이 중요하다.)

_ 교감신경과 부교감신경의 균형을 맞추는 동시에 단족과 장족의 길이를 같게 한다.(다수의손 필요함)

_ 경막관 이완으로 부교감신경을 안정시킨다.

_ 뇌하수체에 에너지전송기법을 사용한다.

_ 시상봉합을 열어줌으로써 시상정맥동에 정맥혈 배출 및 산소를 공급해준다.

_ 포지션앤홀드(position and hold)로 뇌척수액의 순환을 왕성하게 한다.

_ 대둔근.장요근.이상근 운동으로 내부장기의 부담을 덜어준다.

_ 위중(委中)에 끼여있는 과산화 지질을 분해시킨다.

_ 쇄골하동맥·총경동맥을 이완시켜 뇌로 가는 혈액의 양을 증가시켜준다. (산소공급 원활)

_ 소뇌천막의 상하, 좌우 압박을 풀어주기 위해 꼭 TMJ를 확인하여 하악골을 이완시킨다.

_ 뇌하수체를 포함한 뇌간에 끼여 있는 과산화지질을 분해하는 것이 무엇보다 중요하다.

● CST결과

고혈압은 자율신경계 질환이다. 고혈압은 완치되지 않고 조절된다. CST를
받으면 우리 몸은 이완된다. 이럴 때 우리는 편안함을 느낀다. 고혈압은 우리
두개(skull)의 봉합을 이완시켜 줌으로써 조절될 수 있다. 우리 몸은 수축되면
긴장하고 이완되면 잠이 온다. 잠은 또한 우리 몸을 치유한다.

20. 구토

먹은 음식물이나 위장액 등을 입 밖으로 힘차게 게워 내는 증상이 구토이다.
아이들의 경우 먹은 모유 등을 스르륵 입 밖으로 넘기는데 이러한 생리적 위식도
역류 현상 역시 구토에 속한다. 구토는 소아들에게서 흔히 나타나는 증상으로
대부분이 바이러스성 위장염으로 인해 생긴다. 지속적인 구토나 복통, 두통, 설사,
혈변 등을 동반하면 의사의 진단을 통해 빠른 치료가 요구된다. 탈수를 동반하거나
담즙이 섞인 구토 역시 위험한 상황에 처할 수가 있다.

● 구토의 원인

신생아 이후 소아들에게 생기는 구토는 대부분 뇌질환이 원인이다. 뇌염,
뇌수막염, 뇌진탕, 뇌출혈, 뇌수종, 뇌종양, 뇌농양, 약물 중독이나 비타민 A
과잉증, 비타민 D 과잉증, 편두통, 간질 등에 의해 일어나는 경우도 있다.
약물이나 음식물 알레르기에 의한 구토, 주기적인 구토 증후군이나
히스테리아, 분노발작, 단순한 분노 등은 신경증적 질환에 해당한다.
과식이나 먹기 강요 등에 의한 구토 역시 나타날 수 있다. 약물중독이나
약물부작용에 의한 구토도 생각해 볼 수 있다.

● 구토의 증상

속에 메스꺼운 느낌과 더불어 땀을 수반한다. 속이 울렁거리면서 얼굴이 창백해진다. 그리고 정서적인 불안이 나타난다. 신생아의 경우, 눈에 힘이 빠지며 움직임이 약해지는 경우도 있다. 어지러움을 수반하며 나타날 수도 있는데 이런 경우 뇌의 질환과 관련이 깊은 것으로 생각된다.

● CST요법

_ 10스텝과 SER은 기본
_ 제 4뇌실압박- 뇌척수액을 생성·순환시킴으로써 뇌세포에 뇌척수액을 공급하며, 뇌의 화학물질 생성에 도움을 준다.
_ 관절과 관절 사이를 늘려줌으로써(이완) 근막층에 산소를 공급하여 면역력을 높여준다. (특히 족관절의 이완이 중요하다.)
_ 교감신경과 부교감신경의 균형을 맞추는 동시에 단족과 장족의 길이를 같게 한다.(다수의 손 필요함)
_ 경막관 이완으로 부교감신경을 안정시킨다.
_ 뇌하수체에 에너지전송기법을 사용한다.
_ 시상봉합을 열어줌으로써 시상정맥동에 정맥혈 배출 및 산소를 공급해준다.
_ 포지션앤홀드(position and hold)로 뇌척수액의 순환을 왕성하게 한다.
_ 대둔근·장요근·이상근 운동으로 내부장기의 부담을 덜어준다.
_ 위중(委中)에 끼여있는 과산화 지질을 분해시킨다.
_ 쇄골하동맥·총경동맥을 이완시켜 뇌로 가는 혈액의 양을 증가시켜준다.(산소공급원활)
_ 소뇌천막의 상하, 좌우 압박을 풀어주기 위해 꼭 TMJ를 확인하여 하악골을 이완시킨다.
_ 뇌하수체를 포함한 뇌간에 끼여 있는 과산화지질을 분해하는 것이 무엇보다 중요하다.

신생아의 구토에는 여러 가지 원인이 있다. 특정한 질병이 원인이 되지 않는다면 CST를 받으면 상당한 효과를 기대할 수 있다. 현재 뇌병변1급 그리고 선천성 수직거골의 진단을 받은 신생아가 CST세션을 받고 있다. 폐가 안 좋아 항상 입안에 침이 고여 있고 잦은 구토로 입안이 헐어 있는 상태였다. CST 20회 후 폐가 좋아졌다는 병원의 진단과 함께 구토의 증상이 조금씩 개선되고 있다.

21. 나른함

바쁜 현대인들에게 가장 많이 찾아오는 현상이 나른함이다. 힘이 없어 맥이 풀리며 고단한 느낌을 받는다. 기운이 없고 졸음이 몰려올 때도 있다. 일에 대한 의욕이 사라지며 쉬고 싶은 마음이 간절하다. 간혹 삶의 의욕을 잃을 때도 있다. 매사에 소극적인 태도를 보인다. 내일에 대한 계획을 포기하며 눕고 싶은 생각만 든다.

● 나른함의 원인

나른한 원인은 다양하게 나타날 수 있는데 현대인들에게 특히 스트레스가 잦기 때문에 스트레스에서 비롯되는 경우가 가장 흔하다. 계절적으로 오는 나른함도 있지만, 계절에 관계없이 특정한 질병으로 인해 나른해지는 경우도 많이 있다. 그리고 면역력이 한없이 떨어져서 나른해지는 경우도 있는데 이럴 경우 다른 질병이 침투할 수 있기 때문에 각별한 주의가 요구된다.

● 나른함의 증상

위에 언급한 경우가 대부분이지만 특히 쉬고 싶고 잠이 오는 것이 가장 중요한 증상이라 할 수 있다. 그러나 잠을 자고난 뒤에도 계속 나른하다는 점이다. 일시적인 피곤과 나른함은 다른 것이다. 특히 간에 문제가 있을 경우, 나른하고 무기력해지는데 이럴 경우 진찰을 받아야 한다.

● CST요법

_ 10스텝과 SER은 기본

_ 제 4뇌실압박– 뇌척수액을 생성·순환시킴으로써 뇌세포에 뇌척수액을 공급하며, 뇌의 화학물질 생성에 도움을 준다.

_ 관절과 관절 사이를 늘려줌으로써(이완) 근막층에 산소를 공급하여 면역력을 높여준다. (특히 족관절의 이완이 중요하다.)

_ 교감신경과 부교감신경의 균형을 맞추는 동시에 단족과 장족의 길이를 같게 한다.(다수의 손 필요함)

_ 경막관 이완으로 부교감신경을 안정시킨다.

_ 뇌하수체에 에너지전송기법을 사용한다.

_ 시상봉합을 열어줌으로써 시상정맥동에 정맥혈 배출 및 산소를 공급해준다.

_ 포지션앤홀드(position and hold)로 뇌척수액의 순환을 왕성하게 한다.

_ 대둔근·장요근·이상근 운동으로 내부장기의 부담을 덜어준다.

_ 위중(委中)에 끼여있는 과산화 지질을 분해시킨다.

_ 쇄골하동맥.총경동맥을 이완시켜 뇌로 가는 혈액의 양을 증가시켜 준다. (산소공급 원활)

_ 소뇌천막의 상.하, 좌.우 압박을 풀어주기 위해 꼭 TMJ를 확인하여 하악골을 이완시킨다.

_ 뇌하수체를 포함한 뇌간에 끼여 있는 과산화지질을 분해하는 것이 무엇보다 중요하다

호르몬 분비 작용이 왕성해져 나른함 정도가 약해진다. CST는 특히 면역력을 증강하고 힘을 키우는 데 탁월한 효과를 보인다. 불면증의 경우, CST를 통해 수면에 이르게 하는 경우도 많지만 나른한 사람들에게 시술하면 힘이 생기며 의욕이 되살아난다. CST는 특히 생명력에 대한 강렬한 의지를 불태우게 만든다. 죽어가는 사람도 CST를 통해 강렬하게 살고자 하는 욕구를 붙들도록 만든다. 나른하여 삶에 의지가 약해진 사람한테 안성맞춤인 것이 CST라고 할 수 있다.

22. 냉증

더운 여름에도 나타날 수 있는 질병이다. 자율신경기능의 실조(失調)로 혈관운동 신경장애를 가져오면서 차갑게 느껴지게 한다. 차게 느끼는 부위의 모세관이 수축함으로써 혈액의 움직임을 방해하고, 그 결과 차갑게 느껴지는 것이다. 남성보다는 여성에게 2배쯤 많이 발생하며, 특히 40세 이상의 여성에게 많은 것으로 알려져 있다. 치료로서는 적당한 운동이 필요하고 영양섭취를 충분히 해주는 것이 효과적이다. 보온(保溫)에 유의하고 목욕이나 건포마찰, 또는 취침 전에 소량의 음주를 하는 것도 좋다. 심할 경우에는 레이노 증후군이나 교원병(膠原病) 등이 원인일 수도 있으므로 진찰을 받는 것이 바람직하다.

● 냉증의 원인

대부분 수족냉증이다. 추위를 느끼지 않을 만한 온도에서 신체의 특정 부위에 냉기를 느끼는 것이다. 대체로 혈액순환 장애, 추위 등 외부자극으로 혈관이 수축되면서 혈액의 공급이 말초부위까지 미치지 못해 냉증을 일으키는 것으로 생각된다. 또한 소화기나 심장, 신장 등의 기능에 문제가 있어 발생하는 경우도 많이 있다.

수족냉증은 여성에게 많이 나타난다. 특히 여성의 생리적 변화에 의한(초경과 임신, 출산, 폐경) 호르몬의 변화가 자율신경계에 영향을 미치고 혈관의 확장과 수축에 영향을 줌으로써 발생한다. 더욱이 폐경 이후 난소의 기능이 떨어지면서 혈관기능 역시 저하되어 폐경 이후의 여성에게 많이 나타나는 현상이다. 내분비 변화에 의해 호르몬 균형이 깨지기 쉬운 사춘기나 출산 이후에도 많이 발생한다. 그리고 스트레스나 예민한 여성들의 정서적인 측면에서 수족냉증의 원인을 찾을 수 있다.

● 냉증의 증상

증상은 손발이 단순히 차가운 것에 머물지 않고 통증이나 만성피로를 호소하게 된다. 그리고 부종 증세가 나타나기도 하며, 하복부에 냉증이 나타나는 경우 불임의 원인이 될 수도 있다. 여성은 몸이 차가우면 병이 생기기 쉬우므로 수족냉증의 경우 반드시 생활습관 등을 개선해 건강을 회복해야 한다. 냉증은 손발만 차가워지는 것이 아니라 요통이나 견비통, 불면증 등을 동반한다. 어깨가 결리고 쑤시며, 설사와 변비가 나타나기도 한다. 생리통이나 생리불순이 나타나는 경우도 있으며, 특히 허리가 욱신거리며 시린 증상을 호소하는 경우가 많다.

● CST요법

_ 10스텝과 SER은 기본
_ 제 4뇌실압박- 뇌척수액을 생성·순환시킴으로써 뇌세포에 뇌척수액을 공급하며, 뇌의 화학물질 생성에 도움을 준다.
_ 관절과 관절 사이를 늘려줌으로써(이완) 근막층에 산소를 공급하여 면역력을

높여준다. (특히 족관절의 이완이 중요하다.)

_ 교감신경과 부교감신경의 균형을 맞추는 동시에 단족과 장족의 길이를 같게 한다.(다수의 손 필요함)

_ 경막관 이완으로 부교감신경을 안정시킨다.

_ 뇌하수체에 에너지전송기법을 사용한다.

_ 시상봉합을 열어줌으로써 시상정맥동에 정맥혈배출 및 산소를 공급해준다.

_ 포지션앤홀드(position and hold)로 뇌척수액의 순환을 왕성하게 한다.

_ 대둔근 · 장요근 · 이상근 운동으로 내부장기의 부담을 덜어준다.

_ 위중(委中)에 끼여있는 과산화 지질을 분해시킨다.

_ 쇄골하동맥, 총경동맥을 이완시켜 뇌로 가는 혈액의 양을 증가시켜준다.(산소공급원활)

_ 소뇌천막의 상하, 좌우 압박을 풀어주기 위해 꼭 TMJ를 확인하여 하악골을 이완시킨다.

_ 뇌하수체를 포함한 뇌간에 끼여 있는 과산화지질을 분해하는 것이 무엇보다 중요하다.

● CST결과

CST세션을 하면 긴장된 근막부위에서 냉기가 나온다. 이 냉기를 방출하고 나면 몸이 훨씬 가벼워졌다거나 감기가 떨어지는 경우를 흔히 볼 수 있다. 이와 마찬가지로 냉증 특히 수족냉증의 경우 우리는 많은 임상을 가지고 있다. 손발이 너무 냉해서 한 여름에도 스웨터를 입고 방문한 손님이 있었다. 우리는 CST 10회만에 엄청난 효과를 보여주었다. 냉증은 우리 몸의 냉기를 방출시켜주면 그 누구라도 효과를 볼 수 있는 흔한 질병이다. 몸에서 냉기를 방출시켜주는 요법은 CST밖에 없다.

23. 두드러기

일종의 알레르기성 피부반응을 보이는 것으로 주위의 다른 피부보다 붉거나 혹은 창백한 색깔을 띠는 것이다. 급성으로 나타날 경우에는 갑작스럽게 나타나 하루 정도 지나면 없어진다. 그러나 만성의 경우에는 매우 오래가는 것이 특징이다. 음식물에 대한 두드러기가 많이 발생하는데 생선이나 콩류, 딸기, 생선 등을 통해 발생하는 경우가 많다. 꽃가루나 살충제 등을 호흡기로 마셔서 생기는 경우도 있다. 기생충 및 다른 감염질환 등을 통해 생길 수도 있다. 정서적 장애나 혹은 정신적 장애로써 만성적 두드러기를 일으키는 경우도 있다.

● 두드러기 원인

두드러기의 원인으로 생각되는 요소는 매우 많다. 만성 두드러기의 경우 약 70%에서 확실한 원인을 규명할 수 없다. 두드러기는 자극물질에 대해 지나치게 과민반응을 해서 발생한다. 자극물질과의 접촉시 혹은 먹었을 때 발생한다. 벌레에 물렸을 때, 독성식물을 만지고 음용하거나 특정음식을 먹었을 때, 또는 꽃가루에 노출되었을 때에 발생한다.

● 두드러기 증상

흔히 경계가 불명확한 붉은색 반점으로 나타난다. 반점의 크기는 매우 다양하다. 아주 작은 것도 있고, 직경 10~15cm에 달하는 것도 있다. 두드러기는 가려움을 동반한다. 간혹 반점이 없는 경우에도 가려움이 나타나는 경우가 있다. 가벼운 경우에는 시간이 지남에 따라 사라지는 것이 대부분이지만 지속적으로 나타나는 경우도 있다. 이럴 경우에는 근본적인 치료가 필요하다.

● CST 요법

_ 10스텝과 SER은 기본.

_ 제 4뇌실압박- 뇌척수액을 생성·순환시킴으로써 뇌세포에 뇌척수액을 공급하며, 뇌의 화학물질 생성에 도움을 준다.

_ 관절과 관절 사이를 늘려줌으로써(이완) 근막층에 산소를 공급하여 면역력을 높여준다. (특히 족관절의 이완이 중요하다.)

_ 교감신경과 부교감신경의 균형을 맞추는 동시에 단족과 장족의 길이를 같게 한다.(다수의 손 필요함)

_ 경막관 이완으로 부교감신경을 안정시킨다.

_ 뇌하수체에 에너지전송기법을 사용한다.

  _ 시상봉합을 열어줌으로써 시상정맥동에 정맥혈배출 및 산소를 공급해준다.

_ 포지션앤홀드(position and hold)로 뇌척수액의 순환을 왕성하게 한다.

_ 대둔근·장요근·이상근 운동으로 내부장기의 부담을 덜어준다.

_ 위중(委中)에 끼여있는 과산화지질을 분해시킨다.

_ 쇄골하동맥·총경동맥을 이완시켜 뇌로 가는 혈액의 양을 증가시켜준다.(산소공급 원활)

_ 소뇌천막의 상.하, 좌.우 압박을 풀어주기 위해 꼭 TMJ를 확인하여 하악골을 이완시킨다.

_ 뇌하수체를 포함한 뇌간에 끼여 있는 과산화지질을 분해하는 것이 무엇보다 중요하다.

● CST결과

두드러기는 면역력과 긴밀한 관계가 있다. 몸에 면역력이 떨어지면 교감신경과 부교감신경이 균형을 잃으며 이럴 경우 알레르기나 두드러기가 발생하였다. 교감신경과 부교감신경이 흥분되면 알레르기나 두드러기가 발생한다는 것이 밝혀졌다. 잠을 잘 이루지 못할 때에도 두드러기나 알레르기가 발생하고 있다. 주의력 결핍장애 환자의 경우에도 두드러기가 발생하고 있다. 이러한 증상의 핵심은 교감신경과 부교감신경의 조화가 깨지는 데서 비롯된다. 따라서 체성감성풀어주기(SER)를 시도하면 효과를 볼 수가 있다. 약 15회에서 30회까지는 80%의 성공확률이 있었으며, 횟수가 늘어날수록 효과가 높게 나타났다. 그런데 환자들 가운데는 효과가 좋을수록 CST를 더 받겠다는 경우가 많았다.

24. 관절염(류머티스)

인체의 관절 활막에 발생하는 염증을 말한다. 활막의 염증이 6주 이상 지속될 때 우리는 만성이라 부른다. 활막에 흐르는 혈액에서 여러 염증세포들의 덩어리가 형성되는데 이것이 연골을 파괴하고 관절의 변형을 불러온다. 따라서 관절 주위의 뼈도 약화된다. 관절의 염증은 관절을 붓게 하고 아프게 만들며 관절의 운동을 어렵게 만든다. 염증으로 인해 관절 부위가 벌겋게 충혈되어 있으며, 열감이 느껴지기도 한다. 관절염은 결과적으로 인체의 면역기능이 약화되어 발생한다. 우리 몸이 정상일 때 외부의 어떤 세균의 침투에도 확실히 방어를 하지만 면역력이 떨어지면 이러한 면역체계가 파괴되어 버린다. 마치 우리 자신의 몸을 스스로 공격하는 형태가 되는 것이다. 관절염은 남녀노소를 막론하고 누구나 발생할 수 있다. 그러나 특히 여성이 많으며 여성 가운데서도 30-40대에서 많이 발생하고 있다.

● 류머티스 관절염의 발생원인

관절염의 확실한 원인은 아직 밝혀내지 못하고 있다. 그러나 분명한 사실은 환자의 25%에서 조직 적합성 항원을 가지고 있다는 점이다.

이러한 항원을 가진 자는 그렇지 않은 자에 비해 류머티스 관절염 유병률이 높게 나타나고 있다. 따라서 류머티스 관절염이 자가면역성 이상에 의해 발병한다는 점을 보여주고 있는 것이다. 그밖에도 세균이나 바이러스의 감염, 유전적 요인에 의해 발병하는 것으로 알려져 있으나 확실히 입증된 것은 아니다.

● 류머티스 관절염의 증상

류머티스 관절염은 발열을 그 특징으로 하고 있다. 그리고 피부의 발진과 결절이 나타나고 있으며, 체중이 감소하는 것으로 알려져 있다. 피곤함을 느끼며 폐나 심장, 눈 등의 염증성 변화로 나타나기도 한다. 관절 이외에 생기는 것으로, 말하자면 합병증을 유발하는 것이다. 따라서 류머티스 관절염을 치료하지 않으면 관절의 점진적 파괴는 물론 변형이 심각해지며 활동장애를 일으켜 결국 조기사망에 이를 수가 있다는 점을 주의할 필요가 있다.

● CST요법

_ 10스텝과 SER은 기본.

_ 제 4뇌실압박- 뇌척수액을 생성·순환시킴으로써 뇌세포에 뇌척수액을 공급하며, 뇌의 화학물질 생성에 도움을 준다.

_ 관절과 관절 사이를 늘려줌으로써(이완) 근막층에 산소를 공급하여 면역력을 높여준다. (특히 족관절의 이완이 중요하다.)

_ 교감신경과 부교감신경의 균형을 맞추는 동시에 단족과 장족의 길이를 같게 한다.(다수의 손 필요함)

_ 경막관 이완으로 부교감신경을 안정시킨다.

_ 뇌하수체에 에너지전송기법을 사용한다.

_ 시상봉합을 열어줌으로써 시상정맥동에 정맥혈배출 및 산소를 공급해준다.

_ 포지션앤홀드(position and hold)로 뇌척수액의 순환을 왕성하게 한다.

_ 대둔근 · 장요근 · 이상근 운동으로 내부장기의 부담을 덜어준다.

_ 위중(委中)에 끼여있는 과산화지질을 분해시킨다.

_ 쇄골하동맥 · 총경동맥을 이완시켜 뇌로 가는 혈액의 양을 증가시켜준다.(산소공급 원활)

_ 소뇌천막의 상,하, 좌,우 압박을 풀어주기 위해 꼭 TMJ를 확인하여 하악골을 이완시킨다.

_ 뇌하수체를 포함한 뇌간에 끼여 있는 과산화지질을 분해하는 것이 무엇보다 중요하다.

● CST결과

류머티스 관절염은 자가면역질환이다. 자가면역이란 스스로 자기 신체를 공격하는 현상을 말한다. 자기면역, 달리 말해서 자기세포가 자기세포를 공격하는 것이다. 따라서 류머티스 관절염은 면역계질환이다. 우리는 CST의 최종목표를 인체의 면역 항상성을 높이는 데 두고 있다. 우리는 CST를 통해서 인체의 균형을 잡을 수 있다. 그게 바로 CST다. CST는 인체의 항상성이 제대로 유지되도록 교통정리를 해주는 유일한 방법이다. 초기 류머티스 관절염의 경우에 우리는 증상을 완화시킬 수 있다. 류머티스 말기일 경우에는 많은 시간이 걸리지만 지속적으로 테크닉에 들어감으로써 확실한 효과를 가져올 수 있다.

25. 멀미

멀미는 어지럼증과 오심, 구토를 동반하며 비행기나 자동차, 배를 탈 때 흔히 나타나게 된다. 멀미는 심각한 질병은 아니며 불편한 정도이다. 그러나 일부 여행자들은 여행 뒤에 여러 날을 고생하는 경우도 있다. 멀미는 자기 의지에 따라 움직일 때는 괜찮지만 외부의 힘에 의해 움직이게 될 때 발생하는 것이다. 멀미로부터 오는 어지럼증이나 현기증은 균형감각과 관련이 있다. 자기 몸의 위치를 인식할 수 있는 공간감각을 인간은 지니고 있는데 자신이 기대하는 움직임과 다른 움직임으로부터 이러한 감각에 이상을 불러오게 된다. 내이(內耳)의 세반고리관을 통해 회전이나 전후, 상하, 좌우 방향을 감지한다.(세반고리관이 진동 혹은 시각적 자극에 의해 과민한 자극이 생길 때 멀미가 발생한다.) 또한 피부압력 수용기가 있어서 신체가 어느 부위에 닿고 있는지 파악한다.

● 멀미의 원인

멀미는 낮과 밤의 시간에 관계가 없다. 그리고 식사와도 무관한 것으로 알려져 있다. 멀미는 1분당 6회 내지 40회 정도의 진동에서 가장 심하게 발생한다. 멀미와 어지럼증은 중추신경계가 다른 기관에서 받은 정보의 혼란에 의해 생기는 경우도 있다. 비행기 탑승시 눈에 의해 비행기가 흔들리는 것을 못본다 하더라도 뇌가 인식한다. 차 안에서 책을 볼 때도 내이와 피부는 움직임을 직감하는데 눈은 책에 고정되어 있으므로 멀미가 발생한다. 어떤 사고나 귀의 염증으로 인해 한쪽 내이의 손상이 있을 때 손상받은 측은 뇌에 신호를 보낼 수가 없다. 따라서 뇌의 회전감각에 혼란을 주어 현기증과 오심을 일으키는 것이다.

● 멀미의 증상

멀미의 증상은 전형적으로 메스꺼움이다. 우리는 메스꺼움을 오심이란 말로 표현하기도 한다. 그리고 어지럼증을 호소하며 구토를 동반하기도 한다. 여자가 남자보다 멀미에 약하며 12세 이하의 어린이가 가장 심하다는 연구결과가 있다. 그런데 놀랍게도 50세 이후에는 멀미가 거의 사라진다는 말도 있다.

_ 10스텝과 SER은 기본.

_ 제 4뇌실압박- 뇌척수액을 생성·순환시킴으로써 뇌세포에 뇌척수액을 공급하며, 뇌의 화학물질 생성에 도움을 준다.

_ 관절과 관절 사이를 늘려줌으로써(이완) 근막층에 산소를 공급하여 면역력을 높여준다. (특히 족관절의 이완이 중요하다.)

_ 교감신경과 부교감신경의 균형을 맞추는 동시에 단족과 장족의 길이를 같게 한다.(다수의 손 필요함)

_ 경막관 이완으로 부교감신경을 안정시킨다.

_ 뇌하수체에 에너지전송기법을 사용한다.

_ 시상봉합을 열어줌으로써 시상정맥동에 정맥혈을 배출하며 산소를 공급해준다.

_ 포지션앤홀드(position and hold)로 뇌척수액의 순환을 왕성하게 한다.

_ 대둔근.장요근.이상근 운동으로 내부장기의 부담을 덜어준다.

_ 위중(委中)에 끼여있는 과산화 지질을 분해시킨다.

_ 쇄골하동맥·총경동맥을 이완시켜 뇌로 가는 혈액의 양을 증가시켜준다. (산소공급 원활)

_ 소뇌천막의 상.하, 좌.우 압박을 풀어주기 위해 꼭 TMJ를 확인하여 하악골을 이완시킨다.

_ 뇌하수체를 포함한 뇌간에 끼여 있는 과산화지질을 분해하는 것이 무엇보다 중요하다.

_ 접형골의 형태를 잘 관찰하여 교정하라.(멀미가 있는 사람들은 대부분 접형골이 기형적인 모양이다.)

● CST 결과

멀미가 있는 사람들의 두개골을 잘 관찰해 보면 접형골이 한쪽으로 비틀어졌다는 것을 발견할 수 있다. 접형골의 측두골과 맞닿아 있는 뼈로서 8번 내이신경과 관계가 깊은 뼈다. 귀는 측두골에 붙어 있다는 것을 기억하자. 접형골이 한쪽으로 비틀어졌다면 비틀린 쪽의 측두골이 압박받게 된다. 압박이란 곧 귀의 압박을 뜻한다. 귀의 압박은 내이신경의 압박이다. 멀미가 있는 사람들을 잘 관찰하라. 귓구멍이 작다. 아주 작다. 그리고 측두골의 유양돌기가 안으로 붙어 있다.(로테이션) 내이신경이 나오는 구멍이 작아졌다는 뜻이다. 측두골이 안으로 붙어 있으니까 작아질 수밖에…. CST에 이어풀(ear full)이라는 테크닉이 있다. 측두골의 활동성을 높여 주는 테크닉이다. 우리는 이어풀 테크닉을 시도할 때 많은 것을 경험한다. 과산화지질이 융해되고 귀에서 "찍"하고 소리가 날 때도 있다. 그러면 환자로부터 청명하다는 소리를 듣는다. 멀미는 측두골의 압박에서 오는 전정기관의 과부하를 의미한다. 머리가 흔들릴 때 귀의 전정기관은 그 흔들림을 체킹해야 하고, 유스타키오관은 균형을 잡아줘야 하는데 측두골의 압박으로 유스타키오관의 균형감감이 상실된 것이다. 멀미가 심한 사람의 두개골을 잘 관찰해보라. 틀림없이 비대칭인 곳이 있을 것이다. 멀미는 CST를 하면 자연스럽게 회복되는 증상이다.

26. 변비

변비는 배변에 있어서 습관적으로 감소한 상태 혹은 배변의 수분량이 감소한 때를 일컫는다. 그러나 변비에 대한 객관적인 정의를 내리기는 어렵다. 건강한 사람의 하루 분변량은 평균 150g이다. 그러나 개인에 따라서 차이가 있으며 동일인에 있어서도 배변횟수나 양에 차이가 있게 마련이다. 보통 배변횟수가 1일에 1회이지만, 일반적으로는 1주일에 3회까지는 정상범위라고 할 수 있다.

● 변비의 원인

변비의 원인에는 다양한 요소가 있다. 먼저 변의가 있는데도 바로 화장실에 가지 못할 경우 이게 반복되면 변비가 생기게 된다. 스트레스나 마음의 상처도 변비를 유발하며 어린이의 경우 잘못을 저질러 부모에게 혼난 것만으로도 변비의 원인이 된다. 음식의 섭취에 있어서 섬유질이 적고 부드러우며 소화가 잘 되는 것을 먹는 경우에 변비가 생긴다. 수분의 섭취가 부족하거나 혈액순환이 나쁜 경우, 운동의 부족이나 항생물질의 장기복용의 경우에도 변비가 발생한다. 신경안정제를 복용하는 경우 역시 장을 움직이는 신경의 마비에 의해 변비가 생기는 경우가 있다. 치질이 있거나 임신을 한 경우, 그리고 연륜에 의한 노인성 변비를 예로 들 수 있다. 내분비 질환이나 뇌하수체 기능의 저하에 의해 호르몬의 분비가 적어서 변비를 일으킬 수도 있다. 기타 갑상선기능 저하나 만성 폐기종, 기관지 천식 등의 경우에도 변비가 나타난다.

● 변비의 증상

변비의 증상은 매우 다양한 측면을 보이고 있다. 변비와 관계 없을 듯한 어깨결림이나 어지럼증, 편두통 등은 물론 불안과 초조를 느끼게 된다. 복통은 물론 하복부의 묵직한 느낌, 요통이나 수족냉증 등의 증상을 보인다. 변비는 질병을 초래하는 경우도 있다. 고혈압이나 당뇨병 등의 성인병은 물론이며, 동맥경화나 뇌졸중, 심장병, 간장병, 신장병이나 방광염, 부인병 등도 나타날 수가 있다.

● CST 요법

_ 10스텝과 SER은 기본.
_ 제 4뇌실압박- 뇌척수액을 생성·순환시킴으로써 뇌세포에 뇌척수액을 공급하며, 뇌의 화학물질 생성에 도움을 준다.

_ 관절과 관절 사이를 늘려줌으로써(이완) 근막층에 산소를 공급하여 면역력을 높여준다. (특히 족관절의 이완이 중요하다.)

_ 교감신경과 부교감신경의 균형을 맞추는 동시에 단족과 장족의 길이를 같게 한다.(다수의 손 필요함)

_ 경막관 이완으로 부교감신경을 안정시킨다.

_ 뇌하수체에 에너지전송기법을 사용한다.

_ 시상봉합을 열어줌으로써 시상정맥동에 정맥혈을 배출하며 산소를 공급해준다.

_ 포지션앤홀드(position and hold)로 뇌척수액의 순환을 왕성하게 한다.

_ 대둔근 · 장요근 · 이상근 운동으로 내부장기의 부담을 덜어준다.

_ 위중(萎中)에 끼여있는 과산화지질을 분해시킨다.

_ 쇄골하동맥 · 총경동맥을 이완시켜 뇌로 가는 혈액의 양을 증가시켜준다. (산소공급원활)

_ 소뇌천막의 상.하, 좌.우 압박을 풀어주기 위해 꼭 TMJ를 확인하여 하악골을 이완시킨다.

_ 뇌하수체를 포함한 뇌간에 끼여 있는 과산화지질을 분해하는 것이 무엇보다 중요하다.

● CST 결과

변비가 있는 환자들은 골반 횡격막이 매우 긴장되어 있다. CST를 몇 회에 걸쳐 받는다면 긴장된 횡격막이 이완되면서 '펑펑''꾸르르르' 같은 소리가 난다. 이 현상은 횡격막에 산소가 공급되어 근막과 근막 사이가 이완되면서 나는 소리다. 우리는 환자와 함께 이 소리를 감지할 수 있다. 횡격막이 이같이 터지면 그때부터 변비는 조금씩 차도를 보이기 시작한다. 음식물의 80%를 소화하는 소장까지 산소가 공급되기 때문이다. 소장의 기능이 회복되면 대장의 기능도 같이 회복된다.

27. 비만

비만이란 과다한 체지방을 가진 상태를 말한다. 단순히 체중이 많이 나가는 것만이 아니라 자신의 신장, 연령 등에 비해 지방이 필요 이상으로 많은 것을 의미한다. 보통 비만이라 하면 체질량 지수 25% 이상을 말한다.

● 비만의 원인

비만은 다양한 원인에 의해 생긴다. 무엇보다 중요한 원인은 과식이다. 지나치게 많이 먹으면 칼로리가 넘쳐서 몸에 저장이 된다. 이것은 지방세포에 중성 지방이 쌓여 살이 찌는 것이다. 그릇된 식사습관도 한몫 하고 있다. 규칙적인 식사를 하지 않고 한번에 폭식하며, 간식이나 야식을 무분별하게 섭취하며, 스트레스를 해소하기 위해 먹는 것을 택하는 식습관을 지니고 있다. 그리고 중요한 것은 비만자들은 운동을 하지 않는다는 점이다. 운동이 부족하기 때문에 에너지가 축적되어 몸의 구석구석에 지방이 쌓이게 된다. 운동의 부족에 의한 기초대사량의 저하, 인슐린 분비 과도, 지방 분해 호르몬 분비의 장애, 근육조직의 감소 등으로 연결이 된다. 유전적인 요인도 지나칠 수 없다. 부모 가운데 어느 한쪽이 비만인 경우는 40%, 부모 모두 비만의 경우 50-70%에서 비만이 나타난다. 따라서 유전적 요인을 무시할 수가 없다. 피임약의 복용 등에 의한 부작용으로 살이 찌는 경우도 있다. 약의 복용에 의해 비정상적으로 식욕이 왕성해지게 된다.

● 비만의 증상

비만한 사람은 일반적으로 질병의 발생율이 높다. 평균수명도 감소되는 것으로 알려져 있다. 히포크라테스는 비만이 있는 사람은 수명이 단축된다고 말했다. 비만으로 인해 나타나기 쉬운 질병으로는 당뇨병, 고혈압, 고지혈증, 심장질환, 암, 관절염, 통풍, 폐질환, 담낭질환 등이 있다. 비만자에게 나타나는 무호흡 증후군은 위험한 요소이다. 정신적인 측면에서 보면,

비만자는 게으르고 매력 없으며 행동이 둔하다는 선입견을 가지게 만든다. 따라서 비만한 사람은 생활 속에서 자신감이 없으며 수치심을 느낌은 물론 우울증 증세를 보이는 경우도 더러 있다. 수면 시 무호흡 증후군의 발생도 증가하게 된다.

● CST 요법

_ 10스텝과 SER은 기본.

_ 제 4뇌실압박– 뇌척수액을 생성·순환시킴으로써 뇌세포에 뇌척수액을 공급하며, 뇌의 화학물질 생성에 도움을 준다.

_ 관절과 관절 사이를 늘려줌으로써(이완) 근막층에 산소를 공급하여 면역력을 높여준다. (특히 족관절의 이완이 중요하다.)

_ 교감신경과 부교감신경의 균형을 맞추는 동시에 단족과 장족의 길이를 같게 한다.(다수의 손 필요함)

_ 경막관 이완으로 부교감신경을 안정시킨다.

_ 뇌하수체에 에너지전송기법을 사용한다.

_ 시상봉합을 열어줌으로써 시상정맥동에 정맥혈을 배출하며 산소를 공급해준다.

_ 포지션앤홀드(position and hold)로 뇌척수액의 순환을 왕성하게 한다.

_ 대둔근·장요근·이상근 운동으로 내부장기의 부담을 덜어준다.

_ 위중(委中)에 끼여 있는 과산화지질을 분해시킨다.

_ 쇄골하동맥·총경동맥을 이완시켜 뇌로 가는 혈액의 양을 증가시켜준다. (산소공급원활)

_ 소뇌천막의 상하, 좌우 압박을 풀어주기 위해 꼭 TMJ를 확인하여 하악골을 이완시킨다.

_ 뇌하수체를 포함한 뇌간에 끼여 있는 과산화지질을 분해하는 것이 무엇보다 중요하다.

CST는 인체의 신진 대사율을 높인다. 인체에 산소가 공급되면 우리의 근막은 활발하게 움직이게 된다. 이 움직이는 만큼 뇌척수액의 순환도 좋아지면서 목, 귓구멍, T존(이마, 코, 입술), 엄지발가락 등과 함께 많은 발한 현상을 경험한다. 땀이 분비되면서 신체는 많은 에너지를 소비하고 당연히 신진대사율도 높아진다. 움직이지 못하는 다발성경화증 환자들은 대부분 비만이다. 우리는 이 환자들에게 발한현상을 보아 왔고, 비만이 조금씩 해소되는 것을 관찰할 수 있었다. CST는 비만에도 탁월한 효과를 보여주고 있는 것이다.

28. 빈혈

빈혈은 혈액 가운데 혈색소(=헤모글로빈)가 부족한 상태나 혈액 중의 적혈구 등이 감소된 경우를 말한다. 빈혈 환자들의 경우 어지러운 증상을 호소하는데 이것이 곧 빈혈을 의미하지는 않는다. 빈혈은 글자 그대로 해석하면 피가 적음을 말하는데 실제적으로 보면 피에서 산소를 나르는 헤모글로빈이 부족한 상태를 말하는 것이다.

● 빈혈의 원인

빈혈을 원인별로 보면, 적혈구의 손실이 증가하는 경우와 적혈구의 파괴가 증가하는 경우, 적혈구 생산의 부족, 내분비 기능의 이상, 만성질환에 의한 빈혈 등으로 나누어 볼 수 있다. 골수에서 만들어지는 적혈구가 적거나, 철분의 부족이나 간장과 비장에서의 적혈구 파괴 과도현상이 일어나면 빈혈이 발생하게 된다. 또한 다른 병에 수반하여 일어나는 빈혈도 있다.

비타민 B₁₂나 무기질의 결핍에 의해 빈혈이 발생하는 경우도 있다.

● 빈혈의 증상

빈혈은 앞에서도 언급했다시피 우리가 알고 있는 것과 다르다. 빈혈은 다만 어지럼증이 아닌 다른 증상으로 나타나는 경우도 있다. 묵직한 느낌의 두통, 답답한 느낌 등은 빈혈의 증상 들이다. 여성의 경우 생리의 양이 많아 혈액 가운데 철분이 유실되면서 빈혈이 발생되는 경우도 있다. 피부가 창백해지고 얼굴이나 입술, 잇몸, 눈의 결막, 손톱 등에 증세가 나타난다. 호흡곤란이나 두근거림, 수족냉증 등을 호소하기도 한다. 만성출혈에 의한 빈혈은 위장의 어느 부분에서 피가 새고 있다는 증거이다. 더불어서 황달이나 담석증을 수반할 수도 있다.

● CST 요법

_ 10스텝과 SER은 기본.

_ 제 4뇌실압박– 뇌척수액의을 생성·순환시킴으로써 뇌세포에 뇌척수액을 공급하며, 뇌의 화학물질 생성에 도움을 준다.

_ 관절과 관절 사이를 늘려줌으로써(이완) 근막층에 산소를 공급하여 면역력을 높여준다. (특히 족관절의 이완이 중요하다.)

_ 교감신경과 부교감신경의 균형을 맞추는 동시에 단족과 장족의 길이를 같게 한다.(다수의 손 필요함)

_ 경막관 이완으로 부교감신경을 안정시킨다.

_ 뇌하수체에 에너지전송기법을 사용한다.

_ 시상봉합을 열어줌으로써 시상정맥동에 정맥혈을 배출하며 산소를 공급해준다.

_ 포지션앤홀드(position and hold)로 뇌척수액의 순환을 왕성하게 한다.

_ 대둔근·장요근·이상근 운동으로 내부장기의 부담을 덜어준다.

_ 위중(委中)에 끼여 있는 과산화지질을 분해시킨다.

_ 쇄골하동맥·총경동맥을 이완시켜 뇌로 가는 혈액의 양을 증가시켜준다.(산소공급원활)

_ 소뇌천막의 상,하, 좌,우 압박을 풀어주기 위해 꼭 TMJ를 확인하여 하악골을 이완시킨다.

_ 뇌하수체를 포함한 뇌간에 끼여 있는 과산화지질을 분해하는 것이 무엇보다 중요하다.

● CST 결과

근막을 터치하면 근막과 근막 사이가 공간 없이 꽉 붙어 있는 것을 발견한다. 콜라겐과 엘라스틴이라는 윤활유가 부족하여 생기는 현상이지만 근막 사이에 산소를 공급해 주면 이러한 윤활유는 인체의 항상성에 의해서 저절로 생기게 된다. 빈혈 환자의 경우 근막 사이가 공간이 없고 피부가 푸석푸석하다. CST는 뇌척수액의 순환에 의해서 근막 사이에 산소를 공급할 수 있다. 산소가 공급되면 헤모글로빈 수치가 올라가는 것을 우리는 경험에 의해서 알고 있다. 적혈구나 임파구 수치가 올라가는 것이다. 최소한 CST를 30회 이상 받아야 이러한 효과가 나타나는 것을 데이터상으로 확인할 수 있으며, 우리는 이러한 데이터를 경험만으로도 유추할 수가 있다.

천추와 요추사이를 CST를 통해 그 공간을 늘려준다면 산소공급이 늘어나 월경전후 빈혈을 감소시킬 수 있다. 치골부위의 부목화 역시 빈혈을 야기하는 원인일 수 있다. 치골부위 긴장은 이상근 증후군으로 이어져 골반 주위에 있는 인대와 인대 사이의 공간을 좁게 만들 수 있다. 좁게 만든다는 의미는 인대와 인대, 근막과 근막 사이에 산소공급이 안된다는 것이고, 산소공급의 부족은 헤모글로빈 즉 적혈구의 부족이라고 넌지시 예상하면서 CST에 임할 수 있다.

29. 생리통(생리불순)

생리를 하는 여성에게 나타나는 통증으로 생리 여성의 50% 이상이 경험하는 가장 흔한 부인과 질병이다. 일상생활에 지장을 초래할 만큼은 아니지만 10~20% 여성은 통증이 심해 직장이나 학교에 갈 수 없을 정도이다. 기본적으로 배꼽주위와 아랫배에 경련성 통증이 일어나는 것인데 구역질과 구토를 수반하기도 한다.

● 생리통의 원인

특별한 질환이 없는데도 여러 통증이나 증상들이 나타나는 질병으로 자궁이 내막을 박리시키기 위해 수축하면서 생기게 된다. 일반적으로 배란주기와 더불어 나타나는데 월경이 시작하기 전이나 직후에 시작해 이틀 안팎 정도 증세가 계속된다. 자궁에 질환이 문제가 되어 나타나는 경우도 있다. 그 병변을 보면 자궁근종이나 자궁내막증, 처녀막 폐쇄, 선천적인 자궁기형, 성병, 호르몬 문제, 골반염이나 자궁경관 협착증, 자궁내 피임장치 등에 의해서도 나타나는 것이다. 그러나 무엇보다 중요한 요인 가운데 하나는 스트레스라는 점이다.

● 생리통의 증상

개인의 체질과 병력, 질병 상태, 나이와 경험에 따라 다양한 차이가 있다. 생리통은 대개 월경전후에 나타나는 불편한 증상으로 주로 하복부에서 치골 상부 혹은 하지까지 통증이 이르거나 경우에 따라서는 안면부의 여드름, 오심이나 구토, 요통, 전신 무력감, 피로감, 설사, 어지럼증, 불안, 초초, 혼절 등 다른 전신적 증상을 동반키도 한다. 생리 주기에 의해 자연스럽게 찾아오는 원발성 생리통과는 달리 몸의 질병에 의해 생기는 속발성 생리통이 문제가 심각하다. 만약 하복부의 불쾌감이 정도를 넘어 경련성 하복부 동통으로 나타나는 경우나 허리 및 하지 등으로 동통이 확대되는 경우,

일상생활을 유지하기 어려울 정도의 심한 통증 등의 경우에는 반드시 전문가의 진단을 통해 다른 질병을 의심해 볼 필요가 있다.

● CST 요법

_ 10스텝과 SER(체성감성풀어주기)은 기본.

_ 제 4뇌실압박 – 뇌척수액을 생성·순환시킴으로써 뇌세포에 뇌척수액을 공급하며, 뇌의 화학물질 생성에 도움을 준다.

_ 관절과 관절 사이를 늘려줌으로써(이완) 근막층에 산소를 공급하여 면역력을 높여준다.(특히 족관절의 이완이 중요하다.)

_ 교감신경과 부교감신경의 균형을 맞추는 동시에 단족과 장족의 길이를 같게 한다.(다수의 손 필요함)

_ 경막관 이완으로 부교감신경을 안정시킨다.

_ 뇌하수체에 에너지전송기법을 사용한다.

_ 시상봉합을 열어줌으로써 시상정맥동에 정맥혈을 배출 및 산소를 공급해준다.

_ 포지션앤홀드(position and hold)로 뇌척수액의 순환을 왕성하게 한다.

_ 대둔근·장요근·이상근 운동으로 내부장기의 부담을 덜어준다.

_ 위중(委中)에 끼여있는 과산화지질을 분해시킨다.

_ 쇄골하동맥·총경동맥을 이완시켜 뇌로 가는 혈액의 양을 증가시켜준다. (산소공급 원활)

_ 소뇌천막의 상,하, 좌,우 압박을 풀어주기 위해 꼭 TMJ를 확인하여 하악골을 이완시킨다.

_ 뇌하수체를 포함한 뇌간에 끼여 있는 과산화지질을 분해하는 것이 무엇보다 중요하다.

_ 요추와 천주 사이 전종인대와 후종인대의 공간 확보가 중요하다.

생리통을 일으키는 원인에는 여러 가지가 있다. 자궁내 질환이 없는 경우 아무런 이유 없이 생리통이 있다면 쉽게 해결할 수 있다. CST요법사들은 부목화된 치골부위를 분해시킬 수가 있다. 분해될 때 환자나 시술자나 자궁내에서 '펑펑', '꾸르르' 같은 소리가 들린다. 우리는 CST를 통해 산소를 공급함으로써 근막이 터지는 소리를 들을 수 있다. 산소 공급에 의해서 수축된 골반과 자궁이 이완하는 것, 즉 늘어나는 것이다. 자궁이 이완되면 생리통은 저절로 사라진다. CST를 받는 횟수가 늘어날수록 생리통은 서서히 또는 갑자기 사라진다는 것을 우리는 임상으로 알고 있다.

30. 설사

설사는 질병으로 분류하기보다 하나의 증상이라 할 수 있다. 설사는 대변에 수분이 지나치게 많은 것을 의미하는데 대개는 다양한 위장질환과 관련된 것으로 알려져 있다.

● 설사의 원인

먹은 음식이 장관에 흡수가 잘 되지 않아 수분이 저류되었을 때 나타난다. 수분과 전해질의 과도한 분비가 일어날 때, 염증이나 궤양성 병변이 있는 점막으로부터 단백질이나 혈액, 점액 등이 산출될 때 발생하며, 장운동이 비정상적일 때 설사가 발생한다. 그리고 대장에 염증이 생겼을 때 일어나기도 한다. 설사를 유발하기 위해서는 많은 수의 균이 있어야 하는데 식품이나 식수에 의해 발생하는 위장염과는 달리 장출혈성 대장균의 경우 사람과의 접촉에 의해 발생할 수 있다.

● 설사의 증상

설사의 양상은 원인균에 따라 매우 다양하게 나타난다. 여행 중에 설사를 일으키는 것은 위장 독소생산 대장균에 의한 것으로 폭발적 설사, 복통 및 구토를 동반한다. 열이 없이 가벼운 경우도 있다. 위장 침투성 대장균에 의한 것은 전형적인 세균성 이질과 비슷한 것으로 혈액을 동반한 설사를 한다. 설사의 경우 심한 수분의 손실로 탈수를 일으키는 경우도 있다. 발열이나 구토, 혈변 등은 흔치 않으나 지속될 경우 주의를 요한다. 폭음이나 폭식, 알코올 과음, 찬 데 노출 등에 의한 설사는 비감염성으로 금방 해결되는 경우이다. 식품중독이나 독버섯, 중금속 등에 의해 발생하는 설사도 있다. 그 밖에도 알레르기나 신경증적 설사도 있으며, 급성감염증이나 급성맹장의 경우에 나타날 수도 있다.

● CST 요법

_ 10스텝과 SER(체성감성풀어주기)은 기본이다.

_ 제 4뇌실압박– 뇌척수액을 생성·순환시킴으로써 뇌세포에 뇌척수액을 공급하며, 뇌의 화학물질 생성에 도움을 준다.

_ 관절과 관절 사이를 늘려줌으로써(이완) 근막층에 산소를 공급하여 면역력을 높여준다.(특히 족관절의 이완이 중요하다.)

_ 교감신경과 부교감신경의 균형을 맞추는 동시에 단족과 장족의 길이를 같게 한다.(다수의 손 필요함)

_ 경막관 이완으로 부교감신경을 안정시킨다.

_ 뇌하수체에 에너지전송기법을 사용한다.

_ 시상봉합을 열어줌으로써 시상정맥동에 정맥혈을 배출하며 산소를 공급해준다.

_ 포지션앤홀드(position and hold)로 뇌척수액의 순환을 왕성하게 한다.

_ 대둔근·장요근·이상근 운동으로 내부장기의 부담을 덜어준다.

_ 위중(委中)에 끼여있는 과산화 지질을 분해시킨다.

_ 쇄골하동맥·총경동맥을 이완시켜 뇌로 가는 혈액의 양을 증가시켜준다.

● CST 결과

만성설사의 경우 우리는 CST로 많은 효과를 보았다. 대장균에 의한 설사일 경우 병원과 병행하여 치료하면 차도가 빠르다.그 외 신경과민 또는 스트레스에 의한 설사라면 CST가 많은 도움을 줄수 있다. 골반횡격막과 가슴횡격막(Diaphragm)의 수축은 소장과 대장을 익스텐션시킨다.(수축) 그로 인하여 스트레스를 받으면 더 수축된 소장과 대장은 기능을 잃고 만다. 이것이 만성설사의 원인이다. 골반횡격막과 가슴횡격막을 이완시키면 우리는 소장과 대장의 기능에 도움을 줄 수 있다.

31. 식욕저하

먹고자 하는 욕망이 급격히 감소하는 증상이 바로 식욕저하이다. 이는 비록 질병은 아니지만 장기화 될 경우 큰 문제를 초래하게 된다. 식욕의 저하는 면역력의 감소로 이어지게 되며 다양한 질병을 불러올 수가 있다.

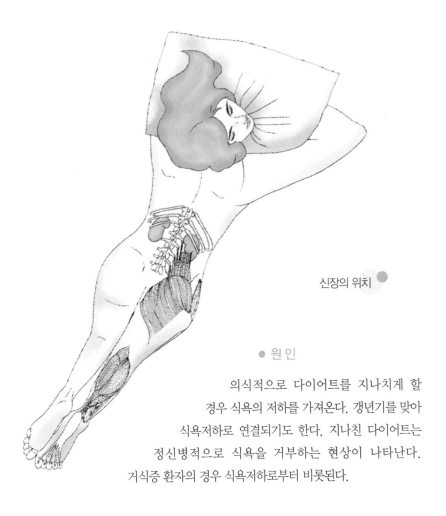

신장의 위치

● 원인

의식적으로 다이어트를 지나치게 할
경우 식욕의 저하를 가져온다. 갱년기를 맞아
식욕저하로 연결되기도 한다. 지나친 다이어트는
정신병적으로 식욕을 거부하는 현상이 나타난다.
거식증 환자의 경우 식욕저하로부터 비롯된다.

● 증상

나른하며 기운이 떨어진다. 삶에 대한 의욕도 감소한다. 자신감을 잃고 모든
일이 귀찮게 여겨진다. 음식 냄새에 대한 거부감을 표시한다. 몸이 마르며
마른 버짐이 핀다. 피부에 탄력이 없으며 윤기가 없어진다.

_ 10스텝과 SER(체성감성풀어주기)은 기본이다.

_ 제 4뇌실압박– 뇌척수액을 생성·순환시킴으로써 뇌세포에 뇌척수액을
공급하며, 뇌의 화학물질 생성에 도움을 준다.

_ 관절과 관절 사이를 늘려 줌으로써(이완) 근막층에 산소를 공급하여 면역력을
높여준다. (특히 족관절의 이완이 중요하다.)

_ 교감신경과 부교감신경의 균형을 맞추는 동시에 단족과 장족의 길이를 같게
한다.(다수의 손 필요함)

_ 경막관 이완으로 부교감신경을 안정시킨다.

_ 시상봉합을 열어줌으로써 시상정맥동에 정맥혈을 배출하며 산소를 공급해준다.

_ 포지션앤홀드(position and hold)로 뇌척수액의 순환을 왕성하게 한다.

_ 대둔근·장요근·이상근 운동으로 내부장기의 부담을 덜어준다.

_ 위중(委中)에 끼여있는 과산화 지질을 분해시킨다.

_ 쇄골하동맥.총경동맥을 이완시켜 뇌로 가는 혈액의 양을 증가시켜준다.(산소공급
원활)

_ 소뇌천막의 상,하, 좌,우 압박을 풀어주기 위해 꼭 TMJ를 확인하여 하악골을
이완시킨다.

_ 뇌하수체를 포함한 뇌간에 끼여 있는 과산화지질을 분해하는 것이 무엇보다
중요하다.

_ 요추와 천추 사이 전종인대와 후종인대의 공간 확보가 중요하다.

● CST효과

식욕저하가 급격하게 오는 환자를 상대로 SER(체성감성풀어주기)를
시도해보았다. 심리적 압박감이 컸던 모양이다. 다이어트 후유증이었다.
먹으면 '살이찐다, 뚱뚱해진다'라는 정신적 압박감에 싸여 있었다. CST

횟수가 증가함에 따라 식욕저하는 조금씩 조금씩 차도를 보이기 시작했다. 남과 비교해서 '내가 뚱뚱하다' 항상 이렇게 생각하고 있는 환자였다. 지나친 다이어트로 이러한 정신병적 소양을 지니고 있었던 것이다. 심리치료 · 약물치료가 효과 없을 때 지나친 식욕저하는 CST로 효과를 볼 수 있다.

32. 알레르기성 비염(축농증)

알레르기성 비염이란 호흡 중에 콧속으로 흡입된 특정한 이물질(알레르겐)에 의해 생긴다. 점막에서 면역학적 반응이 일어나 연속적인 재채기를 한다. 콧물과 더불어 가려움증을 호소하며, 코막힘 증상이 나타나게 된다. 머리가 아플 때도 있으며, 냄새 맡는 기능이 떨어진다. 이러한 비염의 증상들은 낮보다 아침에 심하며 발작적으로 나타난다. 환경의 오염이나 공해의 심각한 문제 때문에 전체적으로 비염이 증가하는 추세에 있다. 알레르기성 비염환자의 빈도는 전인구의 14% 정도로 보고되고 있다. 특히 환자의 대부분이 알레르기 가족력을 지니고 있는 경우가 많다.

● 알레르기성 비염 원인

알레르기의 원인은 다양하다. 알레르기성 항원으로 흔한 것은 꽃가루, 집먼지, 진드기, 동물의 털, 곰팡이 등등 우리 생활 속에서 비롯된다. 또한 음식물도 항원이 될 수 있다. 이러한 항원 외에도 찬 공기의 유입이나 온도의 변화, 공기오염, 먼지, 황사 등이 원인이 되는 경우도 있다. 특히 외출이 많은 봄철에 증상이 악화된다. 유전적 요인 역시 무시할 수 없다. 유전성이 특히 많은 것이 바로 알레르기이다. 부모 가운데 알레르기 환자가 있으면 자녀에게 나타날 확률 역시 매우 높다. 자녀의 80%에서 유전적인 반응을 보이는 것으로 알려져 있다. 인체의 면역체계가 약화되면 이러한 증상들이 많이 나타난다.

● 알레르기성 비염 증상

가장 흔한 증상은 재채기와 코막힘이다. 그리고 맑은 콧물을 보이는데 아침에 증상이 심하게 나타난다. 두통이나 가려움, 결막염 등의 증상과 같이 나타나는 경우도 있다. 급성비염이나 급성축농증이 반복해서 걸리면 발생한다. 기억력과 집중력이 떨어지며 잠을 잘 때 코를 곯기도 한다. 후각이 완전히 기능을 하지 못하게 된다.

● CST 요법

_ 10스텝과 SER(체성감성풀어주기)은 기본이다.

_ 제 4뇌실압박- 뇌척수액을 생성·순환시킴으로써 뇌세포에 뇌척수액을 공급하며, 뇌의 화학물질 생성에 도움을 준다.

_ 관절과 관절 사이를 늘려줌으로써(이완) 근막층에 산소를 공급하여 면역력을 높여준다.(특히 족관절의 이완이 중요하다.)

_ 교감신경과 부교감신경의 균형을 맞추는 동시에 단족과 장족의 길이를 같게 한다.(다수의 손 필요함)

_ 경막관 이완으로 부교감신경을 안정시킨다.

_ 뇌하수체에 에너지전송기법을 사용한다.

_ 시상봉합을 열어줌으로써 시상정맥동에 정맥혈을 배출하며 산소를 공급해준다.

_ 포지션앤홀드(position and hold)로 뇌척수액의 순환을 왕성하게 한다.

_ 대둔근·장요근·이상근 운동으로 내부장기의 부담을 덜어준다.

_ 위중(委中)에 끼여있는 과산화 지질을 분해시킨다.

_ 쇄골하동맥·총경동맥을 이완시켜 뇌로 가는 혈액의 양을 증가시켜준다. (산소공급 원활)

_ 소뇌천막의 상,하, 좌,우 압박을 풀어주기 위해 꼭 TMJ를 확인하여 하악골을 이완시킨다.

_ 뇌하수체를 포함한 뇌간에 끼여 있는 과산화지질을 분해하는 것이 무엇보다 중요하다.

_ 전두골과 누골 그리고 사골 사이를 이완시켜준다.

● CST 결과

우리는 알레르기 비염을 극적으로 완치시킨 임상을 가지고 있다. 이 환자의 경우 전두골(앞이마뼈)과 누골(얼굴뼈 종류)사이의 봉합이 압박되어 있었다. 사골(얼굴뼈 종류, 코 위에 누골과 함께 위치해 있다)은 움직임이 없었으므로 우리는 오랜 시간 동안 사골의 움직임과 더불어 전두골 · 누골의 움직임을 회복시켜 주었다. 그러자 환자의 양쪽 코가 즉시 뚫려 코로 호흡이 가능했다. 원리는 이렇다. 전두골과 누골 · 사골의 운동성을 회복시켜주었더니 코 밑에 있는 서골이 아래 위로 움직이면서 원래의 운동성을 회복했던 것이다. 전두골과 누골, 그리고 사골의 압박이 코밑에 있는 서골의 독립적인 움직임을 방해했던 것이다.

우리의 머리는 22개의 뼈로 이루어져 있다. 하나의 뼈가 어긋나 있다면 나머지 모든 머리뼈가 모두 제자리에서 이탈한다. 이 이탈이 우리 머리의 두통을 야기시킨다. 이것이 서서히 머리와 얼굴의 변형을 가지고 오는 것이다. 3개의 뼈 전두골 · 누골 · 사골의 움직임 제한이 코밑에 있는 서골의 움직임까지도 제한했다. 그 후로 우리는 나머지 머리뼈 19개를 몇 회에 걸쳐 서서히 교정하였다. 머리 통증은 당연히 사라졌으며, 집중력이 월등히 향상되는 효과를 보았다.

33. 오십견(어깨결림)

50세 이후에 특별한 원인이 없이 나타나는 질병이다. 일종의 어깨에 발생하는 유착성 관절낭염이라 할 수 있다. 요즘에는 젊은 연령층에서 오십견이 나타나고 있다. 팔을 위로 올릴 수가 없으며 팔을 움직이는 것조차 힘들 때도 있다. 오래 지속되면 관절이 굳어져버려 운동범위가 축소될 수 있기 때문에 빨리 치료해야 한다.

● 오십견의 원인

오십견은 다른 질환에 의해 유발되는 경우가 대부분이다. 대부분의 오십견은 퇴행성 변화 즉, 노화에 의해 나타나는데 건초염이나 점액낭염에 의해 발생한다. 그러나 류머티스관절염이나 다른 외적 상처에 의해 일어나는 경우도 있다. 또한 경추 및 폐질환, 심근경색 등에 의한 방사통이 원인일 수도 있다.

● 오십견의 증상

가장 큰 증상은 어깨의 통증이다. 세수할 때 뒷목을 씻기 어려울 정도로 아프며 머리를 빗기조차 힘들다. 옷의 단추를 채우는 데 어렵고, 팔다리를 돌리기가 어렵다. 관절의 퇴화는 젊어서부터 시작되는데 50세 전후해서 발견되는 것뿐이다. 직업적으로 오십견에 노출된 사람들도 많다. 어깨관절의 손상은 주변의 다른 인대를 손상시킬 위험성을 지니고 있다. 처음 증상이 와서 치료를 하지 않더라도 1년 반 정도가 지나면 증상이 소실되는 경우가 대부분이다. 그러나 통증을 참기가 어렵기 때문에 문제가 되며 삶의 질을 떨어뜨리는 것이다.

● CST 요법

_ 10스텝과 SER(체성감성풀어주기)은 기본이다.

_ 제4뇌실압박- 뇌척수액을 생성 · 순환시킴으로서 뇌세포에 뇌척수액을 공급하며, 뇌의 화학물질 생성에 도움을 준다.

_ 관절과 관절 사이를 늘려줌으로써(이완) 근막층에 산소를 공급하여 면역력을 높여준다. (특히 족관절의 이완이 중요하다.)

_ 교감신경과 부교감신경의 균형을 맞추는 동시에 단족과 장족의 길이를 같게 한다.(다수의 손 필요함)

_ 경막관 이완으로 부교감신경을 안정시킨다.

_ 뇌하수체에 에너지전송기법을 사용한다.

_ 시상봉합을 열어줌으로써 시상정맥동에 정맥혈을 배출하며 산소를 공급해준다.

_ 포지션앤홀드(position and hold)로 뇌척수액의 순환을 왕성하게 한다.

_ 대둔근 · 장요근 · 이상근 운동으로 내부장기의 부담을 덜어준다.

_ 위중(委中)에 끼여있는 과산화 지질을 분해시킨다.

_ 쇄골하동맥.총경동맥을 이완시켜 뇌로 가는 혈액의 양을 증가시켜준다.(산소공급 원활)

_ 소뇌천막의 상하, 좌우 압박을 풀어주기 위해 꼭 TMJ를 확인하여 하악골을 이완시킨다.

_ 뇌하수체를 포함한 뇌간에 끼여 있는 과산화지질을 분해하는 것이 무엇보다 중요하다.

● CST 결과

어깨의 활액낭을 향하여 V-spread와 함께 CST요법으로 딱딱해진 근막부위를 이완시킨다. 염증성일 경우에도 V-spread기법이 통증을 완화하는 데 효과가 있었다. 어깨 주위의 근육들이 굳어 있을 경우 CST의 효과는 극적이었다. 광배근을 CST로 이완시키고 가벼운 손놀림으로 활액낭 주위의 에너지낭포를 제거하면 되는 것이다.

34. 여드름

사춘기 남녀의 볼이나 이마에 생기는 염증을 말한다. 가슴이나 등에 생기는 경우도 있다. 30 혹은 40세 이후에 나타나는 경우도 있다. 모낭에 각질이 차면 황백색의 덩어리가 된다. 간혹 검게 되는 경우도 있다. 짜면 이물질이 나오는데 이것을 중심으로 염증이 생기며 붉게 돋아난다. 세균에 감염되면 황색으로 변한다. 피지분비의 과다로 남성호르몬의 변화를 유발해 생기며, 여성에게서는 월경 직전에 자주 발생하고 악화된다.

● 여드름 원인

과도한 클린싱 습관에 의해 발생하며 악화된다. 여드름의 원인을 피지로 생각해 지나치게 클린싱 하는 사람에게 발생한다. 지성피부의 경우에는 피부의 자극에 의해 더욱 많은 피지를 분비하게 된다. 여드름 치료용으로 사용하는 스테로이드는 잘못 사용되었을 때 오히려 여드름을 유발한다. 피임약의 복용에 의해 남성호르몬의 흡입으로 피지의 분비를 가속화하여 여드름을 악화시킨다. 임신이 되면 처음 3개월 정도는 여드름이 발생하나 시간이 지남에 따라 사라지게 된다. 스트레스 역시 부신을 자극해 테스토스테론이란 호르몬을 생산해 여드름에 민감한 모공을 만든다. 여성의 경우 스트레스와 관련된 경우가 많다. 자외선은 피부를 자극해 손상을 입히며 세포의 생산을 증가시켜 여드름을 심화시킨다. 화학물질의 노출에 의해 여드름이 발생한다. 산업용 화학물질에는 강력한 여드름 유발인자들이 있다. 피부에 접촉하거나 흡입하여도 여드름을 유발한다.

● 여드름 증상

여드름의 병변 가운데 가장 특이한 것은 역시 면포다. 구진이나 농포, 낭종, 결절 등도 무시할 수 없지만 면포는 오래되거나 손으로 만져 자극을 주면 주위에 염증을 일으킨다. 이것이 구진이나 결절, 낭종 등을 형성한다. 이러한 병변은 염증이 나은 뒤라도 자국이나 반흔, 색소침착 등의 흉터를 남기게 된다. 심할 경우, 피부가 굴껍질이나 멍게처럼 변하는 경우가 있다.

● CST요법

_ 10스텝과 SER(체성감성풀어주기)은 기본이다.

_ 제 4뇌실압박– 뇌척수액을 생성·순환시킴으로서 뇌세포에 뇌척수액을 공급하며, 뇌의 화학물질 생성에 도움을 준다.

_ 관절과 관절 사이를 늘려줌으로써(이완), 근막층에 산소를 공급하여 면역력을 높여준다. (특히 족관절의 이완이 중요하다.)

_ 교감신경과 부교감신경의 균형을 맞추는 동시에 단족과 장족의 길이를 같게 한다.(다수의 손 필요함)

_ 경막관 이완으로 부교감신경을 안정시킨다.

_ 뇌하수체에 에너지전송기법을 사용한다.

_ 시상봉합을 열어줌으로써 시상정맥동에 정맥혈을 배출하며 산소를 공급해준다.

_ 포지션앤홀드(position and hold)로 뇌척수액의 순환을 왕성하게 한다.

_ 대둔근·장요근·이상근 운동으로 내부장기의 부담을 덜어준다.

_ 위중(委中)에 끼여있는 과산화지질을 분해시킨다.

_ 쇄골하동맥·총경동맥을 이완시켜 뇌로 가는 혈액의 양을 증가시켜준다. (산소공급원활)

_ 소뇌천막의 상하, 좌우 압박을 풀어주기 위해 꼭 TMJ를 확인하여 하악골을 이완시킨다.

_ 뇌하수체를 포함한 뇌간에 끼여 있는 과산화지질을 분해하는 것이 무엇보다 중요하다.

사춘기 때나 어른이 되어서 여드름이 생기는 경우가 많다. 원인은 대부분 호르몬 분비 이상일 경우가 많다. 우리를 방문한 손님들 중에서 여드름이 원인이 아니라 다른 이유 때문에 방문했는데 여드름까지도 효과를 본 손님이 이었다. 우리는 몇 회에 걸쳐 뇌하수체에 에너지를 전송하고 과산화지질을 분해했다. 뇌하수체에 에너지 전송을 하면 각종 호르몬이 생성되는 것이다. 차츰 시간이 갈수록 피부가 좋아지면서 화농성 여드름이 없어지기 시작했다. 나이 35세의 여성으로 우울증 때문에 고생하시는 분이었다. 우리는 CST가 우울증뿐만 아니라 여드름에도 효과가 있다는 것을 발견하였다. 뇌척수액의 순환은 피부에 산소를 공급한다.

35. 요통

척추는 인체의 기둥이다. 척추는 머리와 골반 사이에 여러 개의 뼈로 구성되어 있다. 목척추뼈는 7개, 등 척추뼈는 12개, 허리 척추뼈는 5개 등으로 골반과 미골이 합쳐진 삼각형 모양의 뼈를 합하면 도합 25개의 뼈로 구성되어 있다. 이 뼈들 사이에는 서로 부딪치는 것을 막아주는 추간판(디스크)이 있는데 쿠션 역할을 하는 구조물이다. 요통은 척추의 여러 부위 가운데 허리 척추뼈와 골반 척추뼈에서 생기는 문제이다. 특히 요통은 허리 척추뼈의 아래쪽(4번, 5번 허리 척추뼈)과 골반 척추뼈의 위쪽(1번 골반 척추뼈) 사이에서 주로 발생한다. 목 척추뼈를 경추, 등 척추뼈를 흉추, 허리 척추뼈를 요추, 골반 척추뼈를 천추, 꼬리 척추뼈를 미추라고 한다.

● 요통의 원인

요통은 가장 많은 사람들이 호소하고 있다. 추간판인 디스크가 뼈 사이에서 충격을 막는 완충작용을 하고 이들 뼈의 부근에 강한 인대들이 근육의 조직을 둘러싸고 있다. 그런데 이러한 인대 근육들이 제자리를 잡지 못하고 무리한 압력을 받거나 긴장상태가 될 때 요통이 발생한다. 근육조직이 파괴되고 피로를 느끼게 되기 때문이다.

● 요통의 증상

뼈가 약해져서 허리가 굽을 수가 있다. 결핵균이나 포도상 구균에 의한 척추 감염증이 나타나게 된다. 등이 아프고 허리가 뻣뻣해지며 서혜부 등에 화농이 잡힐 수가 있으며, 하반신 마비가 수반될 수 있다.
신경을 침범해 경직성 마비증상이 나타나게 된다. 등이 굽을 때는 폐기능의 위축이 나타나며 천식과 마찬가지로 호흡이 곤란할 수 있다.

● CST요법

_ 10스텝과 SER(체성감성풀어주기)은 기본이다.
_ 제 4뇌실압박- 뇌척수액을 생성·순환시킴으로써 뇌세포에 뇌척수액을 공급, 뇌의 화학물질 생성에 도움을 준다.
_ 관절과 관절 사이를 늘여줌으로써(이완) 근막층에 산소를 공급하여 면역력을 높여준다. (특히 족관절의 이완이 중요하다.)
_ 교감신경과 부교감신경의 균형을 맞추는 동시에 단족과 장족의 길이를 같게 한다.(다수의 손 필요함)
_ 경막관 이완으로 부교감신경을 안정시킨다.
_ 뇌하수체에 에너지전송기법을 사용한다.
_ 시상봉합을 열어줌으로써 시상정맥동에 정맥혈을 배출하며 산소를 공급해준다.
_ 포지션앤홀드(position and hold)로 뇌척수액의 순환을 왕성하게 한다.

_ 대둔근 · 장요근 · 이상근 운동으로 내부장기의 부담을 덜어준다.

_ 위중(委中)에 끼여있는 과산화 지질을 분해시킨다.

_ 쇄골하동맥 · 총경동맥을 이완시켜 뇌로 가는 혈액의 양을 증가시켜준다. (산소공급 원활)

_ 소뇌천막의 상하, 좌.우 압박을 풀어주기 위해 꼭 TMJ를 확인하여 하악골을 이완시킨다.

_ 뇌하수체를 포함한 뇌간에 끼여 있는 과산화지질을 분해하는 것이 무엇보다 중요하다.

_ 요추와 천추 사이를 릴리즈 시키면 과산화지질이 분해되어 디스크가 원래 자리로 돌아갈 수 있다.

● CST효과

요통을 흔히 디스크로 혼동하는 경우가 많다. 단순한 허리통증을 요통이라고 한다. 만일 뼈와 뼈 사이에 완충작용을 하는 디스크가 탈출되었다 하더라도 CST에서는 효과를 볼 수 있다. 요추와 천추 사이에 CST요법으로 공간을 확보해준다면 그 사이에 있는 디스크가 제자리로 원상복귀할 수 있다. 단순한 요통이라도 할지라도 만성일 경우 이상근증후군을 의심해 볼 수 있다. 골반횡격막을 이완시켜주면 우리는 이상근증후군으로인한 허리통증을 완화시킬 수 있다. 허리통증으로 인한 치유사례는 무궁무진하다.

36. 위장장애 (신경성 위장장애)

신경성 위장장애는 다양한 위장의 증상을 호소하는 질병으로 위장 신경증으로 불린다. 실제로 기질적인 질환이 있는 경우도 있으나 없는 경우에도 호소하는 경우 또한 있는 병증이다. 신경성 위장병이나 신경성 위염 같은 장애, 변비와 설사, 복부 팽만감 등의 증상을 가진 대장증후군 등은 신경성 위장병에 해당한다. 우울증이나 신경증에 의한 위장증상, 과민성 대장증후군 등의 장관 운동에 의한 기능적 질환까지 그 병의 모양이나 발생기전이 다양하게 나타난다. 이 증상의 특징은 몸과 마음이 함께 어우러져 병이 발생하는 심신(心身)상관 관계를 지닌다는 점이다.

● 위장장애 원인

다양한 원인이 있으나 주요한 원인으로는 스트레스를 들 수 있다. 이러한 경우 신경성에 의한 것이지만 기질적인 장애로 이어지는 것이다. 요통이 위장 장애를 일으키는 경우도 있으며, 헬리코박터균에 의한 위장장애를 호소하게 된다. 그리고 흡연이나 위궤양, 지나친 음주 및 과식에 의한 위장의 장애가 발생할 수 있다.

● 위장장애 증상

위장장애를 앓는 사람은 먼저 항상 속이 더부룩한 느낌을 받는다. 그리고 대개 기분이 우울하며 좋지 않다. 소화가 되지 않기 때문에 간혹 두통을 동반할 수도 있으며 속쓰림이나 설사를 하는 경우도 있다.삶의 정상적 생활에 커다란 장애가 된다.

● CST요법

_ 10스텝과 SER(체성감성풀어주기)은 기본이다.
_ 제 4뇌실압박~ 뇌척수액을 생성 · 순환시킴으로써 뇌세포에 뇌척수액을 공급, 뇌의 화학물질 생성에 도움을 준다.
_ 관절과 관절 사이를 늘려줌으로써(이완) 근막층에 산소를 공급하여 면역력을

높여준다. (특히 족관절의 이완이 중요하다.)

_ 교감신경과 부교감신경의 균형을 맞추는 동시에 단족과 장족의 길이를 같게 한다.(다수의 손 필요함)

_ 경막관 이완으로 부교감신경을 안정시킨다.

_ 뇌하수체에 에너지전송기법을 사용한다.

_ 시상봉합을 열어줌으로써 시상정맥동에 정맥혈을 배출하여 산소를 공급해준다.

_ 포지션앤홀드(position and hold)로 뇌척수액의 순환을 왕성하게 한다.

_ 대둔근 · 장요근 · 이상근 운동으로 내부장기의 부담을 덜어준다.

_ 위중(委中)에 끼여있는 과산화 지질을 분해시킨다.

_ 쇄골하동맥 · 총경동맥을 이완시켜 뇌로 가는 혈액의 양을 증가시켜준다. (산소공급 원활)

_ 소뇌천막의 상,하, 좌,우 압박을 풀어주기 위해 꼭 TMJ를 확인하여 하악골을 이완시킨다.

_ 뇌하수체를 포함한 뇌간에 끼여 있는 과산화지질을 분해하는 것이 무엇보다 중요하다.

● CST결과

과도한 스트레스가 신경성 위장장애의 대표적인 원인이다. 우리는 신체를 이완시킬 수 있으며, 이완이 되면 환자는 렘수면 상태에 빠져든다. 스틸포인트는 바로 이때 일어난다. 스틸포인트가 일어날 때 우리의 몸은 원래 상태로 돌아가려고 인체의 항상성을 회복시킨다. 긴장된 부분을 이완시킴으로써 우리는 신경성 위장장애를 해결할 수 있다. 우리의 횡격막은 과도한 스트레스에 의해 수축한다. 수축이 되면 움직임의 축소를 의미하는 것이다. 우리의 몸은 독립적으로 움직인다. 스트레스가 이 움직임을 방해한다.

횡격막의 독립적인 움직임을 회복시켜주면 횡격막 아래에 자리잡고 있는 내부장기들이 움직이기 시작한다. 우리는 횡격막을 이완시킬 때 내부장기에서 "펑펑" "꾸르르르" 같은 내부장기의 움직임을 느낄수 있다. 신경성 위장장애는 우리의 CST로 해결이 가능한 질병이다.

37. 천식

천식은 만성호흡기 질환이다. 매우 흔한 질병으로 기도가 수축하고 염증이 생긴다. 천식환자는 기관지에 염증이 쉽게 생기게 되므로 매사에 주의를 기울일 필요가 있다. 숨을 쉴 때 쇳소리가 나며 호흡곤란과 가슴이 답답한 증세를 보인다. 목구멍이 좁아지기 때문이다. 치료 없이 장기간 방치할 경우 폐의 기능이 저하된다. 치료법은 정확히 밝혀지지 않았지만 생명에 지장을 초래할 정도로 위험한 질병은 아니며 당뇨나 고혈압처럼 관리를 잘 하면 성공적으로 관리할 수 있는 질병이다.

● 천식의 원인

천식은 그 원인은 아직 밝혀진 바 없으나 가족력과 관련한 것으로 생각된다. 알레르기에 민감한 사람이 외부적 어떤 인자에 노출될 경우 기관지가 과민반응을 보여서 천식이 나타나게 되는 것이다. 환경요인은 사람마다 다르게 나타나는데 어떤 환경에서 천식이 유발되는지 파악한 다음 그 증상을 예방함으로써 치료가 가능한 것이다.

● 천식의 증상

앞에서도 언급했듯이 숨을 들이쉴 때 쌕쌕거리는 증상이 가장 주요하며, 발작적으로 일어나며 밤에 더욱 심하게 나타난다. 가슴을 조이는 듯한 통증과 답답한 느낌이 있으며, 숨을 내쉴 때가 더욱 힘이 든다. 가래가 끓고, 기도의 수축으로 숨쉬기를 어렵게 만든다. 기도가 빨갛게 붓는다. 천식이 시작되면 기도는 더욱 붓고 예민해진다. 이것이 염증으로 연결되어 이러한 염증이 호흡을 할 때 폐로 들어가는 공기의 양을 감소시키게 된다.

● CST요법

_ 10스텝과 SER(체성감성풀어주기)은 기본이다.
_ 제 4뇌실압박~ 뇌척수액을 생성·순환시킴으로써 뇌세포에 뇌척수액을 공급, 뇌의 화학물질 생성에 도움을 준다.
_ 관절과 관절 사이를 늘려줌으로써(이완) 근막층에 산소를 공급하여 면역력을 높여준다.(특히 족관절의 이완이 중요하다.)
_ 교감신경과 부교감신경의 균형을 맞추는 동시에 단족과 장족의 길이를 같게 한다.(다수의 손 필요함)
_ 경막관 이완으로 부교감신경을 안정시킨다.
_ 뇌하수체에 에너지전송기법을 사용한다.
_ 시상봉합을 열어줌으로써 시상정맥동에 정맥혈을 배출하며 산소를 공급해준다.
_ 포지션앤홀드(position and hold)로 뇌척수액의 순환을 왕성하게 한다.
_ 대둔근·장요근·이상근 운동으로 내부장기의 부담을 덜어준다.
_ 위중(委中)에 끼여있는 과산화 지질을 분해시킨다.
_ 쇄골하동맥·총경동맥을 이완시켜 뇌로 가는 혈액의 양을 증가시켜준다. (산소공급 원활)
_ 소뇌천막의 상·하, 좌·우 압박을 풀어주기 위해 꼭 TMJ를 확인하여 하악골을 이완시킨다.
_ 뇌하수체를 포함한 뇌간에 끼여 있는 과산화지질을 분해하는 것이 무엇보다 중요하다.
_ 설골과 기관지에 v-spread요법을 실시한다.

우리는 경막이 세포안 까지 뻗어 있다는 사실을 기억하고 있다. 따라서 기관지에도 경막이 한 줄기 뻗어 있다. 뇌척수액의 순환이 우리의 근막과 세포를 이완시킨다는 것도 우리는 잘 알고 있다. 그리고 영양을 공급하고 있음도 알고 있다. 천식의 경우에도 기관지와 기도수축에 CST가 좋은 역할을 하고 있다. 천식일 경우 기침을 심하게 하는 경우가 많은데 우리는 CST요법 가운데 설골 풀어주기와 CRI로 순간적으로 기침을 멈출 수가 있다. 그리고 CST를 통해 환자를 이완시키면 깊은 수면상태에 이르는데 그런 수면상태에서 기관지와 기도를 확대하고 이완시켜서 천식환자들을 치료하고 있다.

38. 치질

치질을 우리는 흔히 치핵이라 부른다. 치질이란 항문관을 둘러싸고 있는 점막이나 항문의 바깥을 덮고 있는 피부 아래에 존재하는 정맥의 망상조직이 부풀어서 생긴 덩어리를 말한다. 이러한 치질은 항문의 감염에 의해 생기는 것이 많으며 임신 중에 무거운 물건을 들거나 배변시에 복부내의 압력 증가로 생길 수가 있다. 종양의 합병증에 의해 발생하는 경우도 있고, 만성간질환자에게서 발생하는 경우도 있다. 유전에 의한 것도 있는데 이럴 경우에는 혈관벽이 유전적으로 약해져서 생기는 것이다. 증세가 가벼운 경우에는 좌약을 삽입해서 치료가 가능하며 변비약이나 좌욕 등의 방식으로 치료할 수도 있다. 그러나 증세가 심하여 혈병이 생기거나 합병증이 나타날 경우에는 수술을 통해 제거해야 한다.

● 치질의 원인

항문 내부에는 혈관이 잘 발달되어 있다. 부드럽지만 질긴 점막조직이 있는데 이러한 점막조직이 기능을 잃게 되면 점막이 늘어나게 된다. 이른바 쿠션이 제대로 기능을 못하는 것이다. 치핵이란 이러한 상태에서 점막이 늘어나고 커져서 아래로 밀려 내려온 상태를 의미한다. 궁극적으로 이러한 상태는 항문부위 및 골반에 더해지는 압력이 높아지면 생길 수가 있다. 변비나 배변의 습관으로 힘을 줄 때, 무거운 짐을 지속적으로 들 때, 오래 서 있을 때는 항문혈관이 충혈되면서 점막이 차츰 아래로 밀려 빠져나올 수가 있다. 임신 때는 이러한 압력의 변화가 심해서 더욱 자주 발생하는 것이다. 항문을 떠받들어주는 조직이 약해질 경우, 관장이나 변비약의 장기간 복용시에도 생길 수 있다. 치핵의 유전에 대한 것은 정확한 견해가 존재하지 않는다. 변비약을 장기간 사용해도 생길 수 있다고 한다.

● 치질의 증상

치질을 앓으면 화장지나 변에 맑은 피가 묻어나는 것을 확인할 수 있다. 항문의 주위에 물렁한 덩어리가 생기거나 이러한 덩어리가 포도송이처럼 커질 수가 있다. 항문의 주위가 가렵거나 당연히 아플 수가 있다. 치질이 매우 커지면 변비가 발생할 수도 있다.

● CST 요법

_ 10스텝과 SER(체성감성풀어주기)은 기본이다.
_ 제 4뇌실압박- 뇌척수액을 생성·순환시킴으로써 뇌세포에 뇌척수액을 공급하며, 뇌의 화학물질 생성에 도움을 준다.
_ 관절과 관절 사이를 늘려줌으로써(이완) 근막층에 산소를 공급하여 면역력을 높여준다.(특히 족관절의 이완이 중요하다.)
_ 교감신경과 부교감신경의 균형을 맞추는 동시에 단족과 장족의 길이를 같게

한다.(다수의 손 필요함)

_ 경막관 이완으로 부교감신경을 안정시킨다.

_ 뇌하수체에 에너지전송기법을 사용한다.

_ 시상봉합을 열어줌으로써 시상정맥동에 정맥혈을 배출하며 산소를 공급해준다.

_ 포지션앤홀드(position and hold)로 뇌척수액의 순환을 왕성하게 한다.

_ 대둔근 · 장요근 · 이상근 운동으로 내부장기의 부담을 덜어준다.

_ 위중(委中)에 끼여있는 과산화 지질을 분해시킨다.

_ 쇄골하동맥 · 총경동맥을 이완시켜 뇌로 가는 혈액의 양을 증가시켜준다.
(산소공급 원활)

_ 소뇌천막의 상하, 좌우 압박을 풀어주기 위해 꼭 TMJ를 확인하여 하악골을
이완시킨다.

_ 뇌하수체를 포함한 뇌간에 끼여 있는 과산화지질을 분해하는 것이 무엇보다
중요하다.

_ 골반을 미디얼 프레셔(부드럽게 터치) 한다.

● CST 효과

치질은 항문내벽이 약하고 손상이 되었을 때 생긴다. 골반의 압박 역시
치질이 생기는 원인이다. 치질을 앓는 사람들의 꼬리뼈(미추)는 안으로
로테이션(들어가 있음) 되어 있다. 꼬리뼈가 부러진 경우 혹은 휘어진 경우인
것이다. 따라서 꼬리뼈가 뇌척수액을 펌핑하여 머리까지 운반하지 못한다.
다시 말하면, 뇌척수액이 고여 있게 되는 것이다. 뇌척수액이 고여 있으면
요통이 나타나며 변비 역시 생기게 된다. 그리하여 변비가 치질을 동반하는
것이다. CST요법으로 꼬리뼈를 이완시켜 주어야 한다. 제자리로 돌려놔야
한다는 것이다.(부러진 위치에서) 그러면 골반의 기지부에서 순환하지 못하고
고여 있는 뇌척수액이 골반을 횡단하여 순환된다. 순환이 바로 회복인
것이다. 요통의 회복이 바로 치질의 회복이 아닌가? 변을 볼 때 힘을 주기

때문에 치질이 발생한다. 잘 관찰하라. 치질환자 대부분은 꼬리뼈가 안으로 로테이션되어 있다.

39. 치통

치아의 통증을 일컫는다. 일반적으로 치아뿐만 아니라 치주조직의 통증도 포괄한다. 칫솔질을 하다보면 잇몸이 쐐기처럼 패인다. 또한 이빨이 썩은 경우 통증이 온다. 말하자면 잇몸을 밀 때는 괜찮아도 찬공기에 노출되거나 찬물에 닿을 때 심한 통증을 느끼게 된다. 호흡을 들이쉬거나 마실 때에 시큼한 자극 역시 통증에 속한다. 신경적으로 치아의 통증을 호소할 수도 있다.

● 치통의 원인

치통의 원인 역시 다양하게 나타나고 있다. 치주염이나 잇몸의 염증, 사랑니의 통증, 충치 등이 있을 때에 일반적으로 통증이 나타난다. 사랑니가 날 때는 그 주위에 염증이 생기게 되는데 이 경우에도 통증이 있다.

● 치통의 증상

이빨의 틀을 형성하고 있는 부드러운 조직에 염증이 생길 경우 심한 통증이 있다. 급성으로 이 조직에 염증이 생길 경우 잇몸이 부패하여 가스가 발생하게 된다. 그런데 그 내부에 압력이 높아져서 가스가 배출되지 못하는데 신경의 압박으로 연결되어 통증을 호소하게 된다. 치아가 들뜬 경우에도 음식을 씹으면 통증이 있다. 그리고 잇몸에 염증이 급성적으로 생길 때도 통증이 나타나고 있다. 음주를 하면 통증이 심화된다. 충치가 상아질에까지 이르면 통증이 매우 심하다. 사랑니의 경우 이가 나오는 부위가 너무 좁아서 염증이 생기며 통증이 나타나게 된다. 상악골이나 하악골의 염증을 악염이라 하는데 통증과 더불어 붉게 충혈되며 붓는 증상을 보인다. 얼굴에까지 부기가 미쳐서 열이 오르고 짜증을 호소하게도 한다.

● CST 요법

_ 10스텝과 SER(체성감성풀어주기)은 기본이다.

_ 제 4뇌실압박- 뇌척수액을 생성·순환시킴으로써 뇌세포에 뇌척수액을 공급하며, 뇌의 화학물질 생성에 도움을 준다.

_ 관절과 관절 사이를 늘려줌으로써(이완) 근막층에 산소를 공급하여 면역력을 높여준다.(특히 족관절의 이완이 중요하다.)

_ 교감신경과 부교감신경의 균형을 맞추는 동시에 단족과 장족의 길이를 같게 한다.(다수의 손 필요함)

_ 경막관 이완으로 부교감신경을 안정시킨다.

_ 뇌하수체에 에너지전송기법을 사용한다.

☞ 시상봉합을 열어줌으로써 시상정맥동에 정맥혈을 배출하며 산소를 공급해준다.

_ 포지션앤홀드(position and hold)로 뇌척수액의 순환을 왕성하게 한다.

_ 대둔근·장요근·이상근 운동으로 내부장기의 부담을 덜어준다.

_ 위중(委中)에 끼여있는 과산화지질을 분해시킨다.

_ 쇄골하동맥·총경동맥을 이완시켜 뇌로 가는 혈액의 양을 증가시켜준다. (산소공급 원활)

_ 소뇌천막의 상,하, 좌,우 압박을 풀어주기 위해 꼭 TMJ를 확인하여 하악골을 이완시킨다.

_ 뇌하수체를 포함한 뇌간에 끼여 있는 과산화지질을 분해하는 것이 무엇보다 중요하다.

_ 골반을 미디얼프레셔(부드러운 터치) 한다.

치통이 있는 부분을 향하여 V-spread(브이스프레드)를 쏘아보라. 브이스프레드 요법은 통증이 있는 부위를 향하여 시술할 경우 그 통증을 완화하거나 없앨 수가 있다. 원리는 이렇다. 손가락으로 브이(V)를 하면 우리의 인체자기장은 순간적으로 강해지게 된다. 강해진 자기장이 문제가 있는 부위의 통증을 약화시킨다. 강해지는 이유는 아직 아무도 모른다. 100여년 전부터 미국에서는 CST요법중 하나로 브이(V) 스프레드를 즐겨 써왔다. 브이(V)를 하니까 통증이 없어지더라! 이 요법은 경험을 바탕으로 해서 발견된 요법이다. 어쨌든 치통이 있는 부위에 V-spread를 하면 통증이 있는 부위의 통증을 완화시킬 수가 있다.

40. 당뇨병

혈액 속에 인슐린이 부족한 상태가 당뇨병이다. 인슐린은 췌장에서 분비된다. 포도당을 체내에 저장할 수 있는 형태 혹은 에너지로 만드는 필수적인 호르몬이다. 인슐린이 결핍되면 혈중의 포도당 농도가 높아지는 것이다. 당뇨병은 완치하기 어렵다. 일생 동안 혈당관리를 해야 하는 질병이다. 대부분 과체중이나 비만인 자에게 많이 발생하고 있다. 또한 당뇨병은 가족력의 경향이 크다.

● 당뇨병 원인

당뇨의 원인은 아직 정확히 밝혀진 것이 없다. 현재까지 알려진 바에 의하면 유전에 의한 것, 자가면역의 장애, 췌장세포의 파괴, 바이러스 감염에 의한 췌장의 손상, 생활식습관의 문제에서 비롯되는 것으로 알려져 있다.

증상은 매우 다양하나 무엇보다 갈증을 호소하게 된다. 소변의 양이 많아지며 소변을 보는 횟수가 늘어난다. 허기를 자주 느껴서 식욕이 왕성해지며 자주 먹는데도 자주 배가 고픈 증상이 있다. 쉽게 피로하고 무력해지며 손과 발이 따끔거리며 저리다. 시야가 흐릿해지는 것을 자주 느끼며 피부의 감염증이 보인다. 의식불명이 올 수도 있으며 고혈압이나 심장병, 뇌졸중, 신장의 손상 등의 합병증을 불러올 수가 있다. 심하면 실명이 올 수도 있고, 백내장 등을 앓을 수 있다. 어지럼증이나 두통, 땀이 나며 몸이 떨리는 증상을 호소한다. 신경의 손상으로 저린감이나 마비감을 느끼며, 피부조직이 죽어 간다. 일생 동안 저당, 저염, 저지방 식사를 해야한다. 정기적으로 운동하며 치아관리에도 철저를 기한다. 매일 발을 씻어야 하며 맨발로 걷지 않을 것을 당부한다.

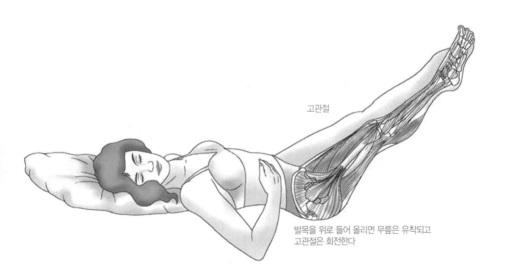

고관절

발목을 위로 들어 올리면 무릎은 유착되고 고관절은 회전한다

발목 리프트의 무릎유착과 고관절 회전

● CST 요법

_ 10스텝과 SER(체성감성풀어주기)은 기본이다.

_ 제 4뇌실압박- 뇌척수액을 생성 · 순환시킴으로써 뇌세포에 뇌척수액을 공급하며, 뇌의 화학물질 생성에 도움을 준다.

_ 관절과 관절 사이를 늘려줌으로써(이완) 근막층에 산소를 공급하여 면역력을 높여준다. (특히 족관절의 이완이 중요하다.)

_ 교감신경과 부교감신경의 균형을 맞추는 동시에 단족과 장족의 길이를 같게 한다.(다수의 손 필요함)

_ 경막관 이완으로 부교감신경을 안정시킨다.

_ 뇌하수체에 에너지전송기법을 사용한다.

_ 시상봉합을 열어줌으로써 시상정맥동에 정맥혈을 배출하며 산소를 공급해준다.

_ 포지션앤홀드(position and hold)로 뇌척수액의 순환을 왕성하게 한다.

_ 대둔근 · 장요근 · 이상근 운동으로 내부장기의 부담을 덜어준다.

_ 위중(委中)에 끼여있는 과산화 지질을 분해시킨다.

_ 쇄골하동맥 · 총경동맥을 이완시켜 뇌로가는 혈액의 양을 증가시켜준다. (산소공급 원활)

_ 소뇌천막의 상.하, 좌.우 압박을 풀어주기 위해 꼭 TMJ를 확인하여 하악골을 이완시킨다.

_ 뇌하수체를 포함한 뇌간에 끼여 있는 과산화지질을 분해하는 것이 무엇보다 중요하다.

_ 골반을 미디얼프레셔(부드러운 터치) 한다.

● CST효과

CST는 내분비계 질환에 많은 도움이 된다. 우리를 찾아온 환자 가운데 33세의 여성이 있었다. 2살 때 폐렴으로 아이나(INAH)라는 약물을 과다복용하여 신장기능 상실과 더불어 췌장에서 인슐린이 분비되지 않는 환자였다. 우리는 매일매일 6개월을 치료했다. 치료할 때마다 환자는의 혈당량을 체크해 나갔는데 조금씩 조금씩 정말로 당뇨에 차도가 있었다. 신장투석으로 인하여 얼굴은 퉁퉁 부어 있었다. 우리는 얼굴의 부기를 가라앉혔다. 그리고 머리의 봉합을 모두 이완시켰다. 마지막에 뇌하수체에 에너지를 전송하고 과산화지질을 분해했다. 6개월간 혈당치를 기록한 데이터에는 정말로 차도가 있었다. 혈당이 400까지 올라가다가 갑자기 50까지 떨어지는 경우가 점차 없어지기 시작했다. 우리는 그 환자를 기억한다. 신장투석으로 인해서 체력이 약해져 오래 걷지도 못하는 환자였다. 우리는 그 환자가 CST를 받을 때마다 조금씩 조금씩 변해가는 걸 눈으로 직접 확인할 수 있었다.

41. 이 명(耳鳴 ; 귀울림)

한 쪽 또는 양쪽 귀에서 소리가 나는 현상이다. 외부에서 들리는 소리가 아닌데 안쪽에서 나타나는 증상이다. 대개 난청이나 귀의 아픔, 현기증 등과 수반하여 나타나고 있다. 두통과 전신적 권태 등을 대동할 수도 있다.

● 이명의 원인

이명은 대개 청각기관의 이상에서 생기며, 근육이나 혈관 등의 주위 구조에서 생기는 경우도 있다. 환자 대부분은 청각기관의 이상에서 병원을 찾고 있다. 그러나 주위 구조의 원인으로 이명이 생긴 경우에는 그 원인질환이 밝혀지고 있다. 청각기관의 손상은 돌발성 난청과 나이에 따른 변화, 강력한 소음에 의한 것, 중이염, 머리 부위 손상, 약물에 의한 것들이 있으며, 신경에 의한 것도 있다. 그러나 청각기관과 전혀 관련없이 발생하는 이명도 많다. 고혈압이나 동맥경화, 심장질환, 혈관성 종양, 빈혈, 갑상선 질환, 당뇨,

턱관절이나 근육의 경련, 경추의 이상 등에 의한 것들을 들 수 있다.

● 이명의 증상

이명은 대부분의 금속성 소리처럼 들린다. 주파수가 매우 높다. 귀울림이 무슨 병과 반드시 연관되는 것도 아니다. 전선줄 우는 소리, 기계음, 김이 빠지는 소리, 벌레우는 소리, 매미 우는 소리, 바람소리, 물이 흐르는 소리 등 다양한 양식을 보이고 있다. 이렇게 단순한 음으로 나타나는 경우가 태반이며, 복합음으로 나타나는 경우도 더러 있다.

● CST 요법

_ 10스텝과 SER(체성감성풀어주기)은 기본이다.
_ 제 4뇌실압박– 뇌척수액을 생성·순환시킴으로써 뇌세포에 뇌척수액을 공급하며, 뇌의 화학물질 생성에 도움을 준다.
_ 관절과 관절 사이를 늘려줌으로써(이완) 근막층에 산소를 공급하여 면역력을 높여준다. (특히 족관절의 이완이 중요하다.)
_ 교감신경과 부교감신경의 균형을 맞추는 동시에 단족과 장족의 길이를 같게 한다.(다수의 손 필요함)
_ 경막관 이완으로 부교감신경을 안정시킨다.
_ 뇌하수체에 에너지전송기법을 사용한다.
_ 시상봉합을 열어줌으로써 시상정맥동에 정맥혈을 배출하며 산소를 공급해준다.
_ 포지션앤홀드(position and hold)로 뇌척수액의 순환을 왕성하게 한다.
_ 대둔근·장요근·이상근 운동으로 내부장기의 부담을 덜어준다.
_ 위중(委中)에 끼여있는 과산화 지질을 분해시킨다.
_ 쇄골하동맥·총경동맥을 이완시켜 뇌로 가는 혈액의 양을 증가시켜준다. (산소공급 원활)
_ 소뇌천막의 상하, 좌우 압박을 풀어주기 위해 꼭 TMJ를 확인하여 하악골을 이완시킨다.

_ 뇌하수체를 포함한 뇌간에 끼여 있는 과산화지질을 분해하는 것이 무엇보다 중요하다.
_ 골반을 미디얼프레셔(부드러운터치) 한다.
_ ear-pull(이어풀-귀잡아당기기)테크닉과 finger in ear(관골균형맞추기)테크닉으로 측두골을 이완시킨다.

● CST 결과

청각피질 내부 여러 군데에서 비정상적 활동이 발견되었는데 이러한 비정상적 활동에 의해 이명이 일어나는 것으로 생각된다. 그렇다면, 청각피질 내부에서 비정상적인 활동은 어째서 일어나는가? 우리의 측두골은 안과 밖으로(내회전과 외회전) 움직인다. 이것은 측두골의 독립적 움직임이다. 이러한 측두골의 움직임이 없을 때 청각피질은 압박을 받는 것이다. 우리는 CST를 하면서 대뇌피질의 이상유무를 발견할 수 있다. CST테크닉 중에 피질을 다시 생성시킬 수 있는 테크닉이 있기 때문이다. ear-pull(귀잡아당기기)을 하면 측두골은 서서히 움직이기 시작한다. 안과 밖으로 서서히 움직이는 것이다. 이 때 압박받고 있는 내이신경은 이완되고 전정기관과 유스타키오관의 기능은 회복되는 것이다. 왜냐하면 측두골이 이완됨에 따라 청각피질세포도 같이 이완되면서 압박되어 있던 연조직들이 해파리가 너울거리듯이 움직이기 때문이다. 우리는 알아야 한다. 대뇌피질의 활동성은 대뇌피질을 덮고 있는 전두골의 영향을 받듯이 청각피질의 활동성은 측두골의 활동성에 의해서 좌우된다. 측두골이 이완되면 이명현상은 점차 없어지게 된다.

42. 현기증

자신의 주위가 비잉비잉 돌고 있는 느낌이다. 어지러우며 당황하게 되는데 심할 경우 구역질과 구토를 동반하게 된다. 현기증은 방향감각을 상실하며 착각을 불러 일으킨다. 특히 비행기 조종사들이나 다이버들의 경우 위험한 증상이 아닐 수가 없다. 고막이 터질 경우 공기나 물의 온도가 체온과 같아질 때까지 현기증이 일어난다고 한다.

● 현기증의 원인

현기증의 주된 원인은 위궤양이나 소화기 장애, 영양부족, 빈혈 등에 의한 것이다. 특히 빈혈에 의한 것은 어지럼증보다는 무기력증이 흔하다. 빈혈로 인하여 주위가 빙글빙글 돌고 구토가 동반되는 어지럼증이 나타나는 경우는 드물다. 요즘에는 위궤양이나 소화기 장애 등을 통해 현기증을 호소하는 경우가 늘어나고 있다. 앉았다 일어날 때 잠시 캄캄해지고 어지러운 경우 빈혈이 아니라 저혈압에 의한 것이다.

● 현기증의 증상

현기증은 어지럼증을 말한다. 어지러운 느낌이 30초 이내에 없어질 수도 있지만 그 느낌은 몇 시간 지속될 수도 있다. 구역질이 나오며 구토를 수반할 수 있다. 현기증과 더불어 이명을 동반키도 한다. 청력장애를 호소하는 경우도 있다. 고혈압이나 당뇨, 심장병, 흡연 등 뇌졸중 발병 위험인자를 지닌 사람이 갑자기 어지럼증과 함께 비틀거리는 증상이 나타나면 뇌졸중을 의심해 보아야 한다. 말이 어눌해지고 한쪽으로 동작이 쏠리면 뇌졸중에 의한 증상이 분명하다. 흔들리는 느낌이 나타나며 균형이 흐트러지고 혼미해진다. 불면증 역시 현기증의 증상으로 나타난다. 과로나 스트레스, 불면증 등의 증상은 현기증을 불러온다.

_ 10스텝과 SER(체성감성풀어주기)은 기본이다.

_ 제 4뇌실압박– 뇌척수액을 생성·순환시킴으로써 뇌세포에 뇌척수액을 공급하며, 뇌의 화학물질 생성에 도움을 준다.

_ 관절과 관절 사이를 늘려줌으로써(이완) 근막층에 산소를 공급하여 면역력을 높여준다. (특히 족관절의 이완이 중요하다.)

_ 교감신경과 부교감신경의 균형을 맞추는 동시에 단족과 장족의 길이를 같게 한다.(다수의 손 필요함)

_ 경막관 이완으로 부교감신경을 안정시킨다.

_ 뇌하수체에 에너지전송기법을 사용한다.

_ 시상봉합을 열어줌으로써 시상정맥동에 정맥혈을 배출하며 산소를 공급해준다.

_ 포지션앤홀드(position and hold)로 뇌척수액의 순환을 왕성하게 한다.

_ 대둔근·장요근·이상근 운동으로 내부장기의 부담을 덜어준다.

_ 위중(委中)에 끼여있는 과산화 지질을 분해시킨다.

_ 쇄골하동맥·총경동맥을 이완시켜 뇌로 가는 혈액의 양을 증가시켜준다. (산소공급 원활)

_ 소뇌천막의 상하, 좌우 압박을 풀어주기 위해 꼭 TMJ를 확인하여 하악골을 이완시킨다.

_ 뇌하수체를 포함한 뇌간에 끼여 있는 과산화지질을 분해하는 것이 무엇보다 중요하다.

_ 골반을 미디얼프레셔(부드러운터치) 한다.

_ ear-pull(이어풀·귀잡아당기기)테크닉과 finger in ear(관골균형맞추기)테크닉으로 측두골을 이완시킨다.

현기증은 뇌종양 같은 중추신경계 질환이 아닌한 쉽게 해결이 가능하다. 현기증은 뇌척수액의 순환이 자연스럽지 못해서 발생하는 경우가 대부분이다. 현기증을 호소하는 분들은 뇌척수액의 순환이 순조롭지 못한 것을 볼 수 있다. 천골 기저부의 릴리즈와 CRI를 통한 뇌척수액의 순환을 도와준다면 현기증은 쉽게 잡을 수가 있다. CRI를 통해 C1(경추1번)과 후두골의 후두과 사이를 이완시켜주면 현기증은 매우 차도를 보인다. 왜냐하면 C1과 후두과의 유착상태가 후두골에서 내려오는 뇌신경 줄기들을 압박하여 화학물질의 전달을 방해하기 때문이다. C1과 후두과의 분리는 현기증뿐만 아니라 다른 여러 질환에서도 중요하다.

43. 골반지지장애

여성들에게 많이 나타나는 질병으로 나이가 들어감에 따라서 여러 장기와 기능들에 변화가 일어난다. 질 밖으로 무엇인가 빠져나올 듯한 압력 등을 골반에서 느끼게 된다. 골반이 약화되어 지지에 문제가 생기기 때문에 일어나는 현상들이다. 출산 때부터 시작되어 나이가 들면서 차츰 심화하게 된다.

● 골반지지장애의 원인

주요 원인은 분만과 노화이다. 분만하는 동안 아기가 질을 통과함에 따라 근막과 인대가 손상을 입어 약해질 수 있기 때문이다. 또한 여성이 폐경에 이르면 에스트로겐이란 여성 호르몬이 감소하기 때문에 더욱 이런 문제가 악화되는 것이다. 그러나 분만을 경험하지 않는 여성에게서도 간혹 골반지지장애를 호소하는 경향이 나타나고 있다. 폐경 이후 질의 조직에 이상이 생겨서 나타나는 경우와 흡연이나 폐질환과 관련되어 만성 기침이 있는 경우, 무거운 짐을 들었을 때, 비만이나 변비에 의한 배의 압력이 비정상적으로 상승되었거나 교통사고에 의한 경우, 유전으로 인한 조직의 약화 등에 의해 골반지지장애가 나타나는 것으로 알려져 있다.

● 골반지지장애의 증상

증상은 가벼운 경우부터 심각한 경우까지 다양하게 나타날 수 있다. 어떤 장기와 관련이 되며 어떻게 작용하는가에 따라서 달리 나타난다. 골반의 팽만감을 느끼며 질 밖으로 빠져나오는 듯한 느낌, 하복부나 서혜부 등에서 당기는 듯한 느낌이나 아픔, 요실금이나 장운동 장애, 심각한 경우 골반 장기가 질 밖으로 빠져나오는 경우도 있다. 손가락으로 만져서도 이는 확인할 수 있다. 자궁 자체가 밖으로 빠져나오는 경우도 있다. 이럴 경우 출혈이나 감염에 노출될 수도 있다.

● CST요법

_ 10스텝과 SER(체성감성풀어주기)은 기본이다.
_ 제 4뇌실압박- 뇌척수액을 생성 · 순환시킴으로써 뇌세포에 뇌척수액을 공급, 뇌의 화학물질 생성에 도움을 준다.
_ 관절과 관절 사이를 늘려줌으로써(이완) 근막층에 산소를 공급하여 면역력을 높여준다. (특히 족관절의 이완이 중요하다.)
_ 교감신경과 부교감신경의 균형을 맞추는 동시에 단족과 장족의 길이를 같게 한다.(다수의 손 필요함)
_ 경막관 이완으로 부교감신경을 안정시킨다.
_ 뇌하수체에 에너지전송기법을 사용한다.

_ 시상봉합을 열어줌으로써 시상정맥동에 정맥혈을 배출하며 산소를 공급해준다.

_ 포지션앤홀드(position and hold)로 뇌척수액의 순환을 왕성하게 한다.

_ 대둔근 · 장요근 · 이상근 운동으로 내부장기의 부담을 덜어준다.

_ 위중(委中)에 끼여있는 과산화 지질을 분해시킨다.

_ 쇄골하동맥.총경동맥을 이완시켜 뇌로 가는 혈액의 양을 증가시켜준다.(산소공급 원활)

_ 소뇌천막의 상.하 좌.우 압박을 풀어주기 위해 꼭 TMJ를 확인하여 하악골을 이완시킨다.

_ 뇌하수체를 포함한 뇌간에 끼여 있는 과산화지질을 분해하는 것이 무엇보다 중요하다.

_ 골반을 미디얼프레셔(부드러운터치) 한다.

● CST 결과

골반지지장애는 대부분 부인과 질환에 해당한다. 출산후 산후조리후유증이 대개 많은 것으로 알려져 있다. 출산후 골반이 벌어졌다가 어떤 이유에서든 제자리로 원상회복이 되지 않기 때문이다. 우리의 골반 중에는 상,하,좌,우로 움직이는 결합조직이 있는데 이것이 바로 천장관절이란 결합조직이다. 이는 천골과 관골을 이어주는 연결뼈에 해당한다. 이 뼈가 어떤 이유로 사방으로 움직이는 기능에 제한이 생기게 된다. 천장관절의 제한은 뇌척수액의 순환에도 장애를 가져온다.

천장관절이 움직이면서 (동시에 꼬리뼈도 움직인다.) 골반내부장기로 뇌척수액이 스며들게 된다. 이 뇌척수액이 스며들지 못하기 때문에 골반내부장기의 기능에 이상을 가져오는데 하복부 및 서혜부, 허리 등에 잡아당기는 듯한 감각이나 동통 등을 느끼게 된다. CST요법 중에 미디얼프레셔라는 천장관절을 원상회복시켜주는 테크닉이 있다. 이 테크닉을 사용하여 골반내부에서 생기는 각종 질환을 사전에 예방 또는 치유하고 있다.

44. 납중독

몸속에 납이 들어 있는 물질이 들어와서 신체조직에 납이 점점 축적되어 생기는 질병이다. 특히 현대인들의 생활 속에서 자연스럽게 몸속으로 투입된다는 점이 문제이다. 대기오염에 의한 흡입이나 환경의 오염 등에 의해 환경오염물질을 흡입함으로써 발생하게 된다.

● 납중독의 원인

우리는 현실 생활의 공간에서 아주 자연스럽게 납을 흡입하고 있다. 자동차 배기가스, 담배연기, 페인트, 화장품이나 염색약, 그릇, 통조림캔, 건전지, 종이 등등 다양한 경로와 다양한 대상에 의해 흡입하고 있다. 우리의 일상 생활에서 일어나고 있다는 점이 심각한 문제라고 할 수 있다.

● 납중독의 증상

납중독이 되면 심각한 증상들이 나타난다. 중추신경계의 장애를 통해 정신이상은 물론 과격한 행동이나 학습장애, 행동장애, 주의력 부족, 그리고 실어증을 호소할 수 있다. 근심과 불안을 유발하며, 기억력 상실이나 감정의 혼란, 발작, 뇌성마비, 실명 등의 증상이 나타나게 된다. 만성적인 경우 피곤한 증세, 어지럼증, 두통이나 권태, 변비, 불면증, 복부 불쾌감, 무기력 등등 다양한 증상이 나타나게 된다.

칼슘을 대신해서 뼈의 관절 끝에 침착이 되면 연골조직을 파괴하고 관절염을 일으킨다. 그밖에도 고혈압이나 신장장애, 전신적 근육마비, 혈액의 생성저하 등을 유발하게 된다. 소아의 경우, 과잉행동이나 학습장애, 주의력 결핍, 발작, IQ감퇴 등의 증세가 나타난다.

_ 10스텝과 SER(체성감성풀어주기)은 기본이다.

_ 제 4뇌실압박– 뇌척수액을 생성 · 순환시킴으로써 뇌세포에 뇌척수액을 공급하며, 뇌의 화학물질 생성에 도움을 준다.

_ 관절과 관절 사이를 늘려줌으로써(이완) 근막층에 산소를 공급하여 면역력을 높여준다. (특히 족관절의 이완이 중요하다.)

_ 교감신경과 부교감신경의 균형을 맞추는 동시에 단족과 장족의 길이를 같게 한다.(다수의 손 필요함)

_ 경막관 이완으로 부교감신경을 안정시킨다.

_ 뇌하수체에 에너지전송기법을 사용한다.

_ 시상봉합을 열어줌으로써 시상정맥동에 정맥혈을 배출하며 산소를 공급해준다.

_ 포지션앤홀드(position and hold)로 뇌척수액의 순환을 왕성하게 한다.

_ 대둔근 · 장요근 · 이상근 운동으로 내부장기의 부담을 덜어준다.

_ 위중(委中)에 끼여 있는 과산화지질을 분해시킨다.

_ 쇄골하동맥 · 총경동맥을 이완시켜 뇌로 가는 혈액의 양을 증가시켜준다. (산소공급 원활)

_ 소뇌천막의 상하, 좌,우 압박을 풀어주기 위해 꼭 TMJ를 확인하여 하악골을 이완시킨다.

_ 뇌하수체를 포함한 뇌간에 끼여 있는 과산화 지질을 분해하는 것이 무엇보다 중요하다.

_ 골반을 미디얼프레셔(부드러운터치) 한다.

● CST 결 과

CST요법에는 신체에 있는 나쁜 에너지, 즉 에너지 낭포를 제거하는 테크닉이 있다. 항상 에너지 낭포를 제거하다 보면 낭포가 손바닥을 찌르고 지나가는 것을 느끼고 작은 상처를 남기는 것을 우리는 경험으로 알고 있다. 납중독일 때 우리는 엄청난 에너지 낭포를 느낀다. 낭포뿐 아니라 냉기와 노폐물들이 우리 인체에서 분해되어 손바닥으로 흘러내린다는 것 또한 알고 있다. 우리는 이것을 육안으로 확인할 수 있다. 납은 우리에게 엄청난 스트레스를 준다. 납중독 환자의 경우, 아니 ADHD · 간질 · 뇌성마비 환자들에게서 느끼는 것과 비슷한 교감신경 · 부교감신경의 과잉흥분상태를 감지할 수 있다. 우리의 교감신경과 부교감신경이 과잉흥분하는 것은 뇌척수액을 이용하여 납을 분해하려고 하는 노력의 댓가인 것 같다.

납중독 환자들은 두개(머리)의 22개 뼈가 움직임이 없다. 돌같은 부동의 자세라 할 수 있다. 22개의 뼈가 유기적으로 움직여야 하는데 납에 의해서 부목화된 것이다. 우리는 22개의 뼈를 미세한 힘으로 교정한다. 교정할 때 봉합에서 전기쇼크가 일어난다. 전기쇼크를 에너지 낭포라고 이해해도 된다. 그 전기쇼크가 일어날 때 우리는 손바닥에서 느낄 수 있고 전기쇼크가 우리 손바닥에 상처를 입힌다. 우리는 다수의 손에 의해서 납중독을 치료한 적이 있다. 거의 ADHD 수준의 남성이었다.

뇌하수체에 에너지를 전송시키고 (v-spread) 소뇌천막에 있는 안경막을 이완시켜주었다. 소뇌천막도 양방향으로 압박을 받고 있었고 경막의 움직임은 느낄 수 없었다. 세션의 수가 늘어갈수록 우리는 CST가 납중독에 효과 있다는 것을 임상으로 알았다. 엄청난 양의 과산화지질을 소뇌천막과 뇌하수체, 그리고 근막에서 제거해 나갔다. 뇌척수액의 순환이 잘 될수록 납중독 환자는 생기를 되찾아 간다는 것을 발견했다.

45. 구 취(口臭)

입에서 나는 역겨운 냄새이다. 구강이나 비강, 치아, 위장 등의 원인으로 나타나는 것이 보통이지만 체취에서 나오는 고유의 냄새인 경우도 있다. 병적인 데 기인한 것으로 소화기계와 호흡기계 질병으로 나눌 수 있다. 그러나 이러한 경우에는 구취 이외에 자각증세를 통해 질병을 알 수 있으나 만성편도염이나 치아의 염증에 의해 자각증세가 없을 때는 문제가 된다.

● 구취의 원인

입냄새는 보통 구강내의 원인이 대부분을 차지한다.(약 90%) 비염이나 편도선염, 기관지염 등 호흡기 질환이나 식도염, 위장염, 위염, 십이지장염 등 소화기 질환에서도 올 수 있다. 폐질환이나 당뇨병 등에 의해서도 유발될 수 있다.

그러나 가장 큰 원인은 잇몸의 염증이다. 그리고 코로 호흡을 않고 구강으로 하게 되면 입안에서 세균이 많이 번식하게 되어 구취를 유발하게 된다. 또한 틀니나 보철물을 착용한 사람은 입냄새가 날 수 있는 조건을 다른 사람보다 많이 지녔다고 보아야 한다.

● 구취의 증상

입냄새는 자신이 알지 못하는 것이 일반적이다. 다른 사람의 태도나 표정을 통해서 간접적으로 알게 되는 경우가 대부분이다. 어떤 사람들은 너무 예민해서 자신의 입에서 냄새가 난다고 호소하는 경우도 있다.

이럴 경우 구강내에 존재하는 휘발성 황이란 화합물질의 농도를 측정함으로써 객관적으로 판단할 수 있다. 내과적 질환의 경우, 그 질환이 심해야 생긴다. 간질환이 있는 사람의 경우, 입에서 냄새가 나려면 황달이나 복수 같은 증상이 동반된 후에 발생한다. 위장병이나 신장병, 당뇨병 등도 역시 중증이 아니면 입냄새가 나타나지 않는다.

● CST 요법

_ 10스텝과 SER(체성감성풀어주기)은 기본.

_ 제 4뇌실압박- 뇌척수액을 생성·순환시킴으로써 뇌세포에 뇌척수액을 공급하며, 뇌의 화학물질 생성에 도움을 준다.

_ 관절과 관절 사이를 늘려줌으로써(이완) 근막층에 산소를 공급하여 면역력을 높여준다. (특히 족관절의 이완이 중요하다.)

_ 교감신경과 부교감신경의 균형을 맞추는 동시에 단족과 장족의 길이를 같게 한다.(다수의 손 필요함)

_ 경막관 이완으로 부교감신경을 안정시킨다.

_ 뇌하수체에 에너지전송기법을 사용한다.

_ 시상봉합을 열어줌으로써 시상정맥동에 정맥혈을 배출하여 산소를 공급해준다.

_ 포지션앤홀드(position and hold)로 뇌척수액의 순환을 왕성하게 한다.

_ 대둔근·장요근·이상근 운동으로 내부장기의 부담을 덜어준다.

_ 위중(委中)에 끼여있는 과산화지질을 분해시킨다.

_ 쇄골하동맥.총경동맥을 이완시켜 뇌로 가는 혈액의 양을 증가시켜준다.(산소공급 원활)

_ 소뇌천막의 상.하 좌.우 압박을 풀어주기 위해 꼭 TMJ를 확인하여 하악골을 이완시킨다.

_ 뇌하수체를 포함한 뇌간에 끼여 있는 과산화지질을 분해하는 것이 무엇보다 중요하다.

_ 내부장기를 이완시켜라.

● CST 결과

입안에 바이러스가 증식하면 냄새가 나며 내부장기 문제로 구취가 나는 경우가 많다. 코로 호흡하는 경우 TMJ(악관절)를 의심해야 하며 내부장기문제로 구취가 나는 경우 내부장기를 이완시켜 줘야 한다. 내부장기를 이완시키기 위해서는 소화기계통과 연결된 신경넘버 10번 미주신경을 이완시켜야 한다. 횡격막과 흉곽입구, 그리고 설골의 이완 테크닉이 있다. 횡격막 풀기는 구심성신경절을 이완시켜 임파찌꺼기를 냉기를 통해 배출하게 만들며 흉곽입구 풀어주기와 설골 풀어주기는 호흡과 뇌의 이완작용을 하는 데 많은 도움을 준다. 횡격막을 풀어주면 내부장기에 산소가 들어가는 것을 우리는 손으로 그리고 소리로 들을 수가 있다. 내부장기를 어느 정도 이완시키고 나면, 구취는 조금씩 없어진다. 또한 면역력이 높아지면 바이러스에 대항하는 힘이 생겨 구취에 많은 도움을 줄 수 있다.

46. 혹(미물질)

체내에 나타나는 덩어리로 정상조직이 아니다. 일종의 이물질로써 단단하게 변화되어 간다. 혹은 어떤 조짐을 보여주는 물질로 작용할 수가 있다. 발견되는 혹을 정밀분석해 질병의 유무를 알아내는 것도 중요한 일이다.

● 혹의 원인

혹은 대개 체내의 혈액순환이 제대로 이루어지지 않아 생기게 된다. 또는 림프순환이 제대로 이루어지지 않았을 때 덩어리가 생기는 것이다. 안면에 생기는 혹으로 귀밑선에 나타나는 혼합종양의 덩어리가 있으며 피부에 아주 작게 생기는 분류(粉瘤)가 있다. 목부위에는 림프선염이나 갑상선질환이 있으며 흉벽에는 여성의 젖가슴쪽에 종양이 생기는 경우가 있다. 복강내장의 벽에 발생하는 종양도 있다.

● 혹의 증상

혹은 피부 밖으로 볼록 튀어나와 눈에 띄게 된다. 여성의 경우 자궁내벽에

근종이 생기는 경우가 많다. 이럴 경우 정밀진찰이 필요하다. 혹이 생기려고 할 때 그 부위에 가려움증을 느낄 수가 있으며 내부에서 생길 때는 다른 질병과 연관되는 경우가 많다.

● CST 요법

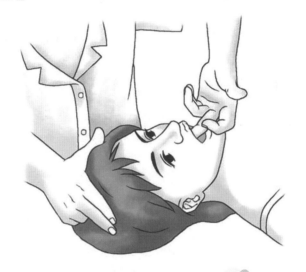

두정하부 릴리즈 위한 V-spread

_ 10스텝과 SER(체성감성풀어주기)은 기본이다.

_ 제 4뇌실압박- 뇌척수액을 생성 순환시킴으로써 뇌세포에 뇌척수액을 공급하며, 뇌의 화학물질 생성에 도움을 준다.

_ 관절과 관절 사이를 늘려줌으로써(이완) 근막층에 산소를 공급하여 면역력을 높여준다. (특히 족관절의 이완이 중요하다.)

_ 교감신경과 부교감신경의 균형을 맞추는 동시에 단족과 장족의 길이를 같게 한다.(다수의 손 필요함)

_ 경막관 이완으로 부교감신경을 안정시킨다.

_ 뇌하수체에 에너지전송기법을 사용한다.

_ 시상봉합을 열어줌으로써 시상정맥동에 정맥혈을 배출하여 산소를 공급해준다.

_ 포지션앤홀드(position and hold)로 뇌척수액의 순환을 왕성하게 한다.

_ 대둔근 · 장요근 · 이상근 운동으로 내부장기의 부담을 덜어준다.

_ 위중(委中)에 끼여있는 과산화 지질을 분해시킨다.

_ 쇄골하동맥 · 총경동맥을 이완시켜 뇌로 가는 혈액의 양을 증가시켜준다.
(산소공급 원활)

_ 소뇌천막의 상.하. 좌.우 압박을 풀어주기 위해 꼭 TMJ를 확인하여 하악골을
이완시킨다.

_ 뇌하수체를 포함한 뇌간에 끼여 있는 과산화지질을 분해하는 것이 무엇보다
중요하다.

_ 내부장기를 이완시킨다

● CST 결과

우리는 뇌간과 경추(뒷목)에 있는 혹들을 제거한다. 환자가 발견하지
못하는 혹이라든지 눈에 보이는 혹이라든지 모든 혹은 CST요법에 의해서
모두 제거될 수 있다. 뒷목의 혹 때문에 찾아온 환자가 있었다. 우리는
CST 30회만에 혹을 완전히 제거했다. 혹이 생기는 원인은 여러 가지가
있겠지만 뇌척수액의 순환과 임파액의 순환이 잘 이루어지지 않기 때문이다.
뇌척수액의 순환만 이루어지면 혹은 모두 제거될 수 있다. 단 악성종양이
아니면… 우리는 뇌간의 구조물을 느낄 수 있다. 뇌간에 과산화지질이 쌓여
혹을 만든다. 뇌줄기가 척추로 뻗어 내려가는데 이러한 과산화지질(활성산소)
들이 화학물질 전달체계를 방해한다.

우리는 환자가 미처 발견하지 못했거나 발견했거나 간에 혹을 발견하여
제거한다. 제거하고 나면 환자의 머리에 있는 두통은 조금씩 사라진다. 우리는
모기에 물린 뒤 단단한 혹이 생겨 6개월 동안 고생한 환자를 CST 단 3회만에
그 혹을 제거해버렸다. 그리고 보톡스를 맞고 이마에 혹이 생겨 병원에서도

제거하지 못한 혹을 CST 단 3회만에 제거해버린 임상을 가지고 있다. 이것은 결코 기적이 아니라 CST의 놀라운 치유력이다.

47. 황달

황달은 피부나 눈의 색깔이 노랗게 변하는 현상이다. 빌리루빈(*Bilirubin*)이란 색소 때문에 노랗게 변하는 것인데 황달이 오면 인체에 분명히 문제가 발생한 것이다. 황달이 오면 이미 몸의 상태가 심각한 상태일 수 있기 때문에 정확한 진단을 통해 치료에 임해야 한다.

● 황달의 원인

황달은 다양한 기전에 의해 발생한다. 빌리루빈이 과잉생산되었을 경우, 빌리루빈이 간세포 내부로 들어가지 못할 경우, 담관이나 담도가 막혀서 빌리루빈이 배설되지 못하는 경우 등등 다양한 형식이 있다. 적혈구 수의 파괴로 인하여 빌리루빈을 많이 만들어서 발생하는 황달, 간세포의 장애에 의한 황달, 신생아한테 나타나는 황달 등 다양하다.

● 황달의 증상

황달은 눈과 피부가 노랗게 변한다. 특히 눈에서 쉽게 황달이 발견된다. 눈의 공막에 있는 탄력섬유가 빌리루빈과 친해서 눈에서 쉽게 황달이 발견되는 것이다. 황달은 태양광선을 통해 눈을 들여다 보면 가장 잘 관찰할 수 있다. 손바닥이나 발바닥만 노랗게 된 경우를 볼 수도 있는데 이는 황달이 아니라 황색의 카로틴이 풍부한 음식(귤, 당근, 달걀 노른자)을 많이 섭취한 사람에게서 나타나는 것이다.

_ 10스텝과 SER(체성감성풀어주기)은 기본이다.

_ 제 4뇌실압박- 뇌척수액을 생성 · 순환시킴으로써 뇌세포에 뇌척수액을 공급하며, 뇌의 화학물질 생성에 도움을 준다.

_ 관절과 관절 사이를 늘려줌으로써(이완) 근막층에 산소를 공급하여 면역력을 높여준다. (특히 족관절의 이완이 중요하다.)

_ 교감신경과 부교감신경의 균형을 맞추는 동시에 단족과 장족의 길이를 같게 한다.(다수의 손 필요함)

_ 경막관 이완으로 부교감신경을 안정시킨다.

_ 뇌하수체에 에너지전송기법을 사용한다.

_ 시상봉합을 열어줌으로써 시상정맥동에 정맥혈을 배출하여 산소를 공급해준다.

_ 포지션앤홀드(position and hold)로 뇌척수액의 순환을 왕성하게 한다.

_ 대둔근 · 장요근 · 이상근 운동으로 내부장기의 부담을 덜어준다.

_ 위중(委中)에 끼여 있는 과산화 지질을 분해시킨다.

_ 쇄골하동맥 · 총경동맥을 이완시켜 뇌로 가는 혈액의 양을 증가시켜준다. (산소공급 원활)

_ 소뇌천막의 상.하, 좌.우 압박을 풀어주기 위해 꼭 TMJ를 확인하여 하악골을 이완시킨다.

_ 뇌하수체를 포함한 뇌간에 끼여 있는 과산화지질을 분해하는 것이 무엇보다 중요하다.

_ 요추와 천추 사이를 릴리즈시키면 과산화지질이 분해되어 디스크가 원래 자리로 돌아갈 수 있다.

_ 간의 리플렉스와 CV-4를 시행하여 뇌압을 낮추어서 열을 떨어뜨린다.

● CST 결과

황달이 생기면 얼굴이나 눈이 노랗게 변한다. CST를 하다보면 황달환자에게 공기의 흡입으로 페트병 압축되듯이 우리 몸이 압축된 느낌을 받곤한다. 우리는 황달환자에게 모든 CST요법을 실시한다. 그러면 내부장기에서 과산화지질이 분해되는 것을 느낀다. 특히 뇌간의 과산화지질을 분해시킬 경우 황달환자들은 트림을 한다. 압축된 배가 산소의 공급으로 늘어난 것이다. 즉 이완되는 것이다. 뇌척수액은 우리 신체 내부장기에 에너지를 부여한다. 즉 율동적으로 내부장기가 움직이도록 영양공급을 하는 매개체인 것이다. 뇌척수액의 순환이 우리 신체의 노폐물을 제거하듯이 간에서 분해된 빌리루빈을 제거하는 것이다. 우리는 이렇게 만성 황달환자를 치유해 왔다.

48. 종기

진피와 피하조직의 염증에 의해 통증과 더불어 피부의 결절을 말한다. 종기는 일종의 부스럼이라고도 하는데 균의 침입 등을 통해 일어난다.

● 종기의 원인

종기의 주된 원인은 황색 포도상구균이다. 이는 마찰이나 압박 혹은 다한증이나 습진, 면도, 기타 다양한 원인에 의해 피부에 연속성 장애를 일으키면 발생되는 것이다.

● 종기의 증상

급성일 경우 급성 세균성 염증질환으로 둥그렇고 붉은 결절이 나타난다. 그 위를 누르면 통증이 느껴짐은 물론 피고름이 생기기도 한다. 차츰 주위로 퍼지면서 모낭 주위나 다른 부위에 염증을 일으킨다. 특히 털이 많은 부위에 잘 발생한다. 겨드랑이, 엉덩이 그리고 목이나 얼굴 등에서도 종기가 잘 발생한다. 종기가 나면 쑤시고 아프며 만져보면 멍울처럼 만져지는 것이 특징이다. 이러할 경우 치료를 놓치면 온몸에 열이 나고 오한이 일어나는 증상을 호소한다. 특히 치료가 늦을 경우 다른 합병증을 유발하게 되는데 주의가 필요한 대목이다. 특히 비만이나 당뇨, 영양 장애, 혈액 질환, 면역 결핍으로 인한 저항력 감소 등의 질환이 있을 때 종기가 생기면 치료해도 잘 낫지 않는다. 재발하며 다른 데로 퍼지게 되는데 그 원인을 함께 치료해야 재발하지 않는다.

● CST 요법

_ 10스텝과 SER(체성감성풀어주기)은 기본이다.

_ 제 4뇌실압박– 뇌척수액을 생성·순환시킴으로써 뇌세포에 뇌척수액을 공급하며, 뇌의 화학물질 생성에 도움을 준다.

_ 관절과 관절 사이를 늘려줌으로써(이완) 근막층에 산소를 공급하여 면역력을 높여준다. (특히 족관절의 이완이 중요하다.)

_ 교감신경과 부교감신경의 균형을 맞추는 동시에 단족과 장족의 길이를 같게 한다.(다수의 손 필요함)

_ 경막관 이완으로 부교감신경을 안정시킨다.

_ 뇌하수체에 에너지전송기법을 사용한다.

_ 시상봉합을 열어줌으로써 시상정맥동에 정맥혈을 배출하며 산소를 공급해준다.

_ 포지션앤홀드(position and hold)로 뇌척수액의 순환을 왕성하게 한다.

_ 대둔근·장요근·이상근 운동으로 내부장기의 부담을 덜어준다.

_ 위중(委中)에 끼여 있는 과산화 지질을 분해시킨다.

_ 쇄골하동맥·총경동맥을 이완시켜 뇌로 가는 혈액의 양을 증가시켜준다.

(산소공급 원활)

_ 소뇌천막의 상.하, 좌.우 압박을 풀어주기 위해 꼭 TMJ를 확인하여 하악골을 이완시킨다.

_ 뇌하수체를 포함한 뇌간에 끼여 있는 과산화지질을 분해하는 것이 무엇보다 중요하다.

_ 요추와 천추사이를 릴리즈시키면 과산화지질이 분해되어 디스크가 원래자리로 돌아갈 수 있다.

_ CV-4를 시행하여 뇌압을 낮추어주어 열을 떨어뜨린다.

_ 종기가 있는 부위를 향하여 V-spread 사용한다.

● CST 결과

다래끼 · 종기가 있는 부위를 향하여 v-spread(v스프레드)요법을 실시한다. 그러면 다래끼나 종기가 있는 부위에서 냉기 또는 과산화지질이 분해되는 것을 느낄 수 있다. v-spread는 문제가 있는 부위에 치료에너지를 부여하는 것이다.

49. 다래끼(눈)

눈의 피지 분비선에 생기는 염증이 다래끼이다. 땀샘이나 피지선에서 생길 때 우리는 겉다래끼라 하며 안쪽 깊숙한 곳에 생길 때 속다래끼라 한다. 어떻든 다래끼는 포도상구균의 염증에 의한 것이다. 흔한 말로 눈병이라 부른다.

● 다래끼 원인

다래끼는 청결하면 멀리할 수 있다. 청결하지 못하기 때문에 균에 감염이 되는 것이다. 주로 원인이 되는 세균은 포도상구균이다. 전염이 빠르며 급속하게 충혈이 되며 부어오른다. 치료를 하지 않더라도 시간이 흐르면 자동적으로 곪아 터지며 낫게 된다.

● 다래끼 증상

처음에는 가려운 증상을 호소한다. 그러다가 차츰 부어 오르며 곪게 되는데 만지면 아픈 증상이 있다. 이런 상태에서 4-5일 정도 지나면 피부 겉으로 배농이 된다. 말하자면 고름이 터져서 나온다는 말이다. 다래끼는 인접한 곳이나 접촉한 사람에게 빠르게 감염이 되어 다발성으로 확대되는 경향이 있으며 재발 가능성이 매우 높다.

● CST 요법

_ 10스텝과 SER(체성감성풀어주기)은 기본이다.
_ 제 4뇌실압박- 뇌척수액을 생성 · 순환시킴으로써 뇌세포에 뇌척수액을 공급, 뇌의 화학물질 생성에 도움을 준다.
_ 관절과 관절 사이를 늘려줌으로써(이완) 근막층에 산소를 공급하여 면역력을 높여준다. (특히 족관절의 이완이 중요하다.)
_ 교감신경과 부교감신경의 균형을 맞추는 동시에 단족과 장족의 길이를 같게 한다.(다수의 손 필요함)
_ 경막관 이완으로 부교감신경을 안정시킨다.
_ 뇌하수체에 에너지전송기법을 사용한다.
_ 시상봉합을 열어줌으로써 시상정맥동에 정맥혈을 배출하며 산소를 공급해준다.
_ 포지션앤홀드(position and hold)로 뇌척수액의 순환을 왕성하게 한다.

_ 대둔근 · 장요근 · 이상근 운동으로 내부장기의 부담을 덜어준다.

_ 위중(중中)에 끼여있는 과산화 지질을 분해시킨다.

_ 쇄골하동맥 · 총경동맥을 이완시켜 뇌로 가는 혈액의 양을 증가시켜준다. (산소공급 원활)

_ 소뇌천막의 상,하, 좌,우 압박을 풀어주기 위해 꼭 TMJ를 확인하여 하악골을 이완시킨다.

_ 뇌하수체를 포함한 뇌간에 끼여 있는 과산화지질을 분해하는 것이 무엇보다 중요하다.

_ 요추와 천추 사이를 릴리즈시키면 과산화지질이 분해되어 디스크가 원래 자리로 돌아갈 수 있다.

_ 간 리플렉스와 CV-4를 시행하여 뇌압을 낮추어주어 열을 떨어뜨린다.

_ 다래끼가 있는 부위를 향하여 V-spread 사용한다.

● CST 결 과

눈다래끼가 있는 경우 v-spread로 간단하게 해결할 수 있다. 눈다래끼가 있었는데 v-spread로 간단하게 해결했다는 임상결과 역시 많이 나와 있다. v-spread는 상처가 난 부위에 치료에너지를 부여하는 방법이다. 왜 치료가 되는가? 현대 물리학적으로 설명할 수 없다. 다만 초창기 미국에서 CST요법사들에 의해 많이 사용되었고, 치료효과가 크다는 것만 경험으로 알고 있을 뿐이다.

50. 고열(高熱)

우리 몸에 열이 나는 것은 몸의 내부 어딘가에 염증이 생겼다는 말이다. 고열은 매우 위험한 상태를 의미한다. 고열이 날 때는 당황하지 말고 다른 증세도 함께 살펴 보아야 한다. 다른 증상과 열의 형태에 따라 무슨 병인지 판단할 수가 있다. 해열제를 함부로 복용하는 것은 섣부른 판단이다. 자칫 고열을 일으키는 원인을 찾는데 방해가 되는 것이다. 약을 복용할 때는 전문의의 지시에 따른다.

● 고열의 원인

몸 안의 어딘가에 염증이 존재한다. 또는 몸의 상태가 과로 탓에 피곤한 경우에 열이 오를 수 있으며, 근심이나 걱정이 갑자기 버겁게 느껴질 때도 열이 오를 수 있다. 수치스런 일을 당하거나 지나간 일이 수치스러울 때도 열이 오를 수 있다. 그러나 이런 경우에는 금방 열이 내리는 것이다. 열이 올라 내리지 않을 때가 문제가 되는 것이다.

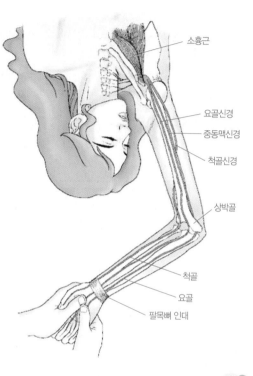

소흉근

요골신경

중동맥신경

척골신경

상박골

척골

요골

팔목뼈 인대

뼈와 관련 신경들

● 고열의 증세

온몸을 뒤덮는 열이 오르면 얼굴이 화끈거린다. 간혹 온몸이 화끈거리는 느낌을 받을 수도 있다. 겉으로 드러나지 않아도 열이 오르는 증상을 호소할 수도 있다. 열이 오르면 의욕이 상실되며, 매사에 소극적이 된다. 혈압 등이 오르는 느낌을 받기도 한다. 차분한 느낌이 없고 혼란스러우며 짜증을 자주 내기도 한다.

_ 10스텝과 SER(체성감성풀어주기)은 기본이다.

_ 제 4뇌실압박- 뇌척수액을 생성·순환시킴으로써 뇌세포에 뇌척수액을 공급하며, 뇌의 화학물질 생성에 도움을 준다.

_ 관절과 관절 사이를 늘려줌으로써(이완) 근막층에 산소를 공급하여 면역력을 높여준다. (특히 족관절의 이완이 중요하다.)

_ 교감신경과 부교감신경의 균형을 맞추는 동시에 단족과 장족의 길이를 같게 한다.(다수의 손 필요함)

_ 경막관 이완으로 부교감신경을 안정시킨다.

_ 뇌하수체에 에너지전송기법을 사용한다.

_ 시상봉합을 열어줌으로써 시상정맥동에 정맥혈을 배출하며 산소를 공급해준다.

_ 포지션앤홀드(position and hold)로 뇌척수액의 순환을 왕성하게 한다.

_ 대둔근·장요근·이상근 운동으로 내부장기의 부담을 덜어준다.

_ 위중(委中)에 끼여있는 과산화 지질을 분해시킨다.

_ 쇄골하동맥.총경동맥을 이완시켜 뇌로 가는 혈액의 양을 증가시켜준다.

(산소공급 원활)

_ 소뇌천막의 상.하, 좌.우 압박을 풀어주기 위해 꼭 TMJ를 확인하여 하악골을 이완시킨다.

_ 뇌하수체를 포함한 뇌간에 끼여 있는 과산화지질을 분해하는 것이 무엇보다 중요하다.

_ 요추와 천추 사이를 릴리즈시키면 과산화지질이 분해되어 디스크가 원래 자리로 돌아 갈 수 있다.

_ 간 풀어주기와 CV-4를 시행하여 뇌압을 낮추어주면 열은 떨어지고 체감온도는 상승한다.

우리 몸의 온도는 시상하부에서 조절한다. 시상하부를 조절하면 우리 몸의 온도를 조절할 수 있다. 우리가 두개골을 교정하면 압박받고 있던 뇌하수체 위에 위치한 시상하부를 이완시킬 수 있다. 간암 말기 환자를 시술한 적이 있다. 몸의 온도가 35.2도에서 38도까지 올라갔다. 거의 한달만의 일이다. CV-4를 하면 즉 제 4뇌실을 압박하면 뇌척수액의 순환을 도울 수 있다. 순환이 되면 우리 몸의 열은 떨어지고 체감온도는 상승한다.

제 5 장

CST(두개천골요법)의 국내 역사

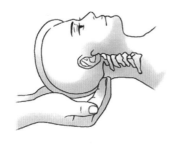

1990년대 중반은 다양한 세기말의 후유증들이 가시화되는 시기였다. 혼돈과 진보와 발전의 교차점에서 이룩한 과학의 업적은 인류의 놀라운 변화를 가져왔으나, 그럼에도 불구하고 개인적인 삶의 충족을 가져왔는가 하는 점에서는 기대에 미치지 못하는 것이 사실이다.

아놀드 토인비는 "20세기는 정치적 갈등과 과학기술의 발전시기로써가 아니라 인류사회가 모든 인간의 건강을 실제 목표로 생각하는 시기로 기억될 것이다."라고 말했다. 새 천년 밀레니엄을 맞이하며 막연한 불안감 속에서 건강한 삶을 추구하는 일이 화두로 떠오르면서, 웰빙 시대의 서막이 바로 이 무렵 수면 위로 떠오르게 되었다. 21세기를 맞이하여 국내에 두개천골요법 CST가 소개된 것도 이러한 시대적 배경과 무관하지 않을 것으로 생각한다. 두개천골요법이 처음 국내에 소개될 때만 하더라도 이런 치료기법들이 너무나 생소하고 낯설기만 하였다. 당시 뇌의 연구는 이른바 걸음마 단계라는 표현이 더 어울릴지도 모르겠다.

두개천골요법은 두개골과 천골 간의 율동적인 리듬을 조절하고 뇌척수액(C.S.F) 흐름을 원활하게 하여 신경계, 내분비계, 면역계를 통합 조절하는 치료법이다. 두개골의 긴장, 뇌기능장애, 행동장애, 학습장애, 집중력부족, 뇌의 손상, 자율신경실조증, 우울증, 정신지체아, 자폐증,

ADHD, TIC, PTSD, 얼렌증후군, 두개골성형, 안면비대칭 등에 도움을 줄 수가 있다. 두개천골요법은 어떤 경우에도 부작용이 없기 때문에 신생아, 유아, 어린이, 청소년, 노인, 남녀노소 모두를 위한 건강관리 필수조건이라 할 것이다.

미국에서는 19세기 후반 스틸(A. Still) 박사로부터 시작한 정골의학의 연구에서부터 시작하여, 그의 제자인 서덜랜드 박사에 이르러 활발한 논의가 시작되었다. 1920년대 미국의 서덜랜드(W. Sutherand)가 두개천골의 미묘한 움직임과 율동적인 리듬을 발견한 후 많은 난치병 환자를 치료하였다. 그러나 20세기 초반의 과학기술로는 증명할 수 없었기 때문에 약물이나 수술이 아닌 이런 시술법이 무지한 사람들에게는 두려움의 대상으로 기피하였으며 강신술이나 안수기도, 기적, 신앙치유처럼 보였다. 그 후 그의 제자인 Dr.Becker가 생명의 호흡과 내면의 건강 시스템에 대한 현대적 이해에 공헌을 하게 되었다.

그리고 1970~1980년대의 미시간대학교 교수인 Dr. Upledger가 여러 분야의 과학자, 의사, 해부학자, 생리학자, 생화학자 등의 생체 역학팀을 구성하여 과학적인 방법으로 두개천골체계(CranioSacral System)를 실제로 증명할 수 있었다. 그는 계속해서 두개천골치료법을 연구·개발했고 이것을 가르쳐 대중화하는 데 공헌하였다. 특히 어린이 자폐증(Autism)에 관한 임상 연구에서 많은 성과와 함께 미국에서는 돌고래와 함께 하는 난치병치료로 유명하다. 두개천골요법은 100년이 넘는 역사를 가지고서 세계적으로 확산중이며, 여러 사람에 의해 꾸준히 연구 발전되고 있다.

국내의 경우, CST-뇌신경계 전문치료법이 1990년대 중반에 도입되어 전인적 치료법으로 소개되면서 소그룹 세미나가 열리게 되었다. 전 세계적으로 뇌신경계 분야의 치유법으로 독보적인 위치에 있으나, 당시 국내사정은 카이로프랙틱(Chiropractic)과 국선도, 단학, 기공 등이 주류를 이루는 시점이었다. 당시 대부분의 국내 연구자들은 두개골과 뇌 생리학에 대해 그 정보나 지식적 측면에서 일천(一淺)한 상태였다. 대학에 재직하고 있는 사람들은 물론이거니와 미국의 산넷 박사로부터 CST를 공부하고, 머픽 박사로부터는 S.O.T를 배웠으며, AMCT, A.K. 등을 공부한 사람들조차 CST에 대해 회의적인 반응을 보일 정도였다. 이것이 당시 국내의 현실이었다. 카이로프랙틱(Chiropractic) 전문과정을 마치고서 더욱 심도 있게 탐슨 테이블, 로간 베이직, 칵스, 페디본, 간스테드, S.O.T., A.K., AMCT, 디버스화이드 등을 열심히 같이 공부하던 사람들은 CST에 대한 기대를 가지고 있음에도 불구하고 국내 여건상 바로 활성화되기는 아직 이른 감이 있었으며 임상 경험실적이 전무한 상태이므로 실망스러운 면도 적지 않았다. 그러나 CST에 대한 기대와 희망을 잃지 않는 것이 무엇보다 중요한 일이었다.

많은 동료들이 그동안 공부한 수많은 내용들이면 국내에서는 충분한데 왜 생소한 CST를 선택하려고 하느냐고 걱정어린 충고를 많이 해주었다. CST의 놀라운 힘은 오직 5~10g뿐이다! 그 당시 카이로프랙틱이 대세였으나 치료용 장비가 없어도 맨손으로 할 수 있는 새로이 접하게 된 CST의 치유효과에 완전히 빠져들어 새로운 각오로 도전하면서 실제 임상에서 배우고 경험하며 매달리게 되었다. 고대 그리이스의 히포크라테스가 "인간에 대한 사랑이 있는 곳에 의술에 대한 사랑도 있다."라고 한 말은 시공을 넘어서 현재에도 유효하다고 생각한다. 지금 생각하면 더 쉽게 살아가는 방법들도 많았는데 이것을 선택하고 도전하는 길은 모험이었고 무척 힘든 길이었다. 그러나 후회는 없다. 흥미로운 것은, 힘들수록 CST의 매력에 더욱 빠져든 것이었다. 당시에 최고의 약점은 임상적 노하우를 축적하지 못하고 있다는 것이었다. 국내에 처음 도입되고 당시에 CST가 무엇인지 아는 사람조차도 없으니 당연지사라고 할 수 있을 것이다. 답답한 그런 세월 속에서도 난치병으로 고생하시는 분들이 제발 고통을 경감시켜달라고 부탁해오는 경우가 많아졌다. 그 결과에 나 자신도 놀랐던 만성두통, 중풍, 초기치매, ADHD, 자율신경 실조증, 공황장애, 우울증, 난독증, TMJ, 자폐아, 정신지체 장애, 뇌성마비나 파킨슨 환자, 심지어는 암환자들의 임상사례를 수많은 임상경험으로 축적하면서 임상적 노하우를 몸으로 습득하게 되었다. "병원에서 더 이상 해줄 것이 없다고 퇴원하라고 하니 어디 가서 고치라는 말인가요…? 이제는 믿을게 CST밖에 없다….".고 하면서 매달리는 분들과 함께 웃고 울면서 오늘에 이르게 되었다. 이것이 바로 CST가 지닌 놀라운 생명력이다. CST는 사랑이다. 사랑이 없는 CST는 무의미하며 치유도 안 된다는 사실을 알게 되었다.

국내의 CST 역사는 이제 겨우 15년여 남짓, 그 중심에서 말할 수 있는 것은 어떤 것보다 몸소 체험하며 새로운 세계를 열어간다는 것이었다. 일부 사람들의 비난과 질시를 무릅쓰고 오직 CST 미지의 세계를 탐구하며 자신의 체계를 확립한다는 것은 가치 있는 일이며 의미 있는 작업이었다. 심신상관의학(Mind-Body Medicine)의 원조라고 할 수 있는 히포크라테스는 "우리 몸 안에 있는 자연능력이야말로 질병의 진정한 치유자이다."라고 이미 2400여 년 전에 말했다. 원론적인 이론설명으로 이해하는 것이 아니라 실제 임상경험만이 그 진실을 말해 준다. 이것은 한 사람의 생명을 다루는 일이므로 정말로 신중한 자세로 임하여야 한다. 두개천골요법이 어떤 것인지 알아보려고 하지도 않고 그저 단순히 마사지정도로 생각하는 사람들이 많은데 그것은 자신의 무지를 천하에 드러내는 일이다. 병원에서도 어떻게 치료할 방법이 없다고 버림받은 한 인간의 생명이 이 작은 두 손 안에 달려 있는 것이다. 생명을 존중하고 소중하게 생각하며 사랑을 베푸는 마음으로 오늘 하루도 최선을 다하고 있다.

이제 국내에서 CST는 독보적인 전문분야로 거듭나고 있다고 할 수가 있다. 두개천골요법을 이제 처음 접하고 입문하려는 사람들에게는 지난 임상경험들이 길을 안내해 줄 것이다. 왜냐하면 전인미답의 길을 이미 헤쳐 나온 사람이 있기 때문이다. 내가 겪은 의문점들을 스스로 풀어가며 걸어온 그 길을 많은 후학들이 한 걸음 두 걸음 따라올 것이다. 질병으로 고통받는 모든 이들에게 사랑을 전하고자 하는 분들에게 이제는 CST를 통해서 함께 하고자 한다. 단지 먼저 걷고 나중에 걸을 뿐 그 길은 모두가 함께 가는 길이다. 수많은 의사뿐만 아니라 치과의사, 간호사, 한의사, 물리치료사, 대학교수, 약사, 대체요법사, 심지어 종교계 사람들까지 CST의 세계를 두드리고 있으니 그것은 약물과 수술이 아니어도 병든 몸을 다시 건강하게 회복시키는 CST의 자연치유력 때문이라고 할 수 있을 것이다. 더욱 의미 있는 것은 나름대로의 의식을 가지고 웰빙 리더로 나서는 분들이 대중매체를 이용해 홍보하는 분들도 늘어났다는 사실이다.

지난 2005년 가을, (사)한국 정신과학학회에서 두개천골요법을 공식적으로 소개했으며 제23회 한국정신과학학회 추계 학술대회가 육군사관학교 박물관에서 개최되었다. 과학기술부, 정신과학문화원, 정신세계원 등의 공동 후원으로 국내의 뇌 연구원들의 발표를 통해 두뇌에 대한 전반적인 원리가 소개되고 그 동안의 연구 성과들이 발표되었다.

인간의 뇌와 정신 사이의 관계는 첨단 의학의 시대에도 수수께끼로 남아 있다. 당시에 열린 학술대회 역시 이러한 상관관계를 의학 및 물리학 등 다양한 학문의 영역을 통해 풀어보는 것을 목적으로 하고 있다. 조장희 가천의대 뇌 과학 연구소장을 비롯해 신희섭 한국과학기술연구원(KIST) 책임연구원, 서유헌 교수(서울대 의대) 등 국내 뇌 연구자 20여 명의 면면을 보면 이러한 세미나의 성격이 더욱 분명해진다.

지난 10월 28~29일 이틀간 정신과학 관계자 200여 명이 참석한 가운데 떨리는 마음을 진정시키며 두개천골요법을 공식적으로 처음 소개하였으며, 뇌에 대한 원론적인 이론의 틀을 뛰어넘어 지난 15년여 동안 이룩한 임상적 사례를 통해 CST의 기능과 효과를 최대한 부각시키는 계기가 되었다. 특히 뇌기능 개선 강화에 대한 방법적 측면과 실제 임상치유법이 제시되어 지대한 관심을 모았다. 두개천골요법이 국내에서 새로운 위치를 자리매김하며 재조명되는 순간이었다. 이제 CST에 대한 관심은 국내뿐만 아니라 해외에 거주하는 한인사회에서도 막대한 힘으로 떠오르고 있다. 재독교포, 재영교포, 재일교포 그리고 재미교포 한의사들이 찾아와 두개천골요법 전문과정을 열정적으로 배웠으며 2006년 여름에 미국에서의 CST세미나 투어를 계획하였으나, 상호간의 일정 조정이 도저히 맞지 않아서 성사되지 못한 것은 두고두고 아쉬움으로 남는다. 놀라운 일은 영국, 유럽, 호주, 중국, 미국 교포들이 인터넷을 통해 국내 사정을 모니터링하고 치료상의 방법들과 의문점들을 물어온다는 것이다. 인터넷 세상이 되다보니 지구가 넓고도 좁다. CST가 다른 요법들과는 무엇이 다른지…, 단기간에 배울수 있는지…. 국내에 오게 되면 꼭 방문하겠다…, 이러이러한 증상인데 CST로 가능하겠느냐… 등등의 내용들이다.

그리고 2006년 12월 한국 운동 재활협회가 CST에 대한 정보와 지식을 알리는 데 큰 역할을 하였고 가천의대에서 CST세미나를 개최하기에 이르렀다. 이것이 새로운 패러다임의 필요성을 역설하며 뇌기능의 효과적 치유법 탄생을 전국적으로 알리는 계기가 되었다.

두개골 외부 목 아랫부분의 문제들은 어떤 방법으로든 처리할 수가 있는데, 목 윗부분의 머리에 관련된 두개골 내부의 문제들은 그들의 영역이 아니라 접근이 불가능하다는 것이다. 접형골 기저장애와 뇌신경 기능장애를 해소시키는 데 약물과 수술이 아닌 자연적인 두개천골요법의 중요성이 서서히 보건 의료계 전반에 인식되고 있는 것이다.

인간은 누구나 행복하게 살 권리가 있으며, 그 권리는 스스로 찾는 사람에게만 주어진다. 그래서 나는 많은 사람들에게 'CST는 인연 따라 치료되는 법'이라고 말한다. 세미나에는 300여 명의 학생과 운동재활 관련 교수들이 참석해 커다란 반향을 불러일으킨 것이 국내 CST도약발전의 계기가 되었다. 뜨거운 열정을 보이며 세세한 내용까지 질문을 하며 특수 장애아, 유아교육, 노인성 질환과 복지에 대해 관심을 가진 분들의 역할이 더욱 중요하다고 하겠다.

2005년부터는 삼육대학교 대체의학과 두개천골요법 전문 1년 수업과정을 지속적으로 이끌어오고 있으며 이제 4년이 넘게 세월이 흘렀다. 또한 경기대학교 대체의학 대학원에서 두개천골요법 강의중 수강생이 놀랄 정도로 늘어났다. 이제 전국의 단체는 물론 클럽, 사회교육원, 운동-재활관련단체, 시민단체, 대안학교, 장애인단체 등에서 끊임없는 강의요청이 연이어 있으며 세미나, 심포지움 등등 다양한 분야에서 저변을 확대하고 있다.

지난 15년여 엄청난 좌절과 고통을 딛고 오늘을 이를 수 있었던 것은 바로 CST가 지닌 자연치유 에너지의 힘이라고 생각한다. 강남 대치동에 자리 잡은 마인드 앤 헬스 의원은 명실 공히 국내 최초 유일한 두개천골요법의 전당이라 할 수 있다. 수많은 임상과 더불어 국내외에 거주하는 고객들의 안식처가 되기에 부족함이 없을 것이다. 지금은 CST-Brain 연구소로 새롭게 탄생하여 출판과 교육을 겸하고 있다.

CST의 발전에 초석이 되고자 하는 마음은 예나 지금이나 변함없다. 질병의 늪에서 고통받는 수많은 분들에게 CST를 통해서 마음의 문이 열리기를 바란다. CST의 숨겨진 가치를 찾을 수 있기를 진정으로 염원한다.

제 6 장

나의 CST 이야기

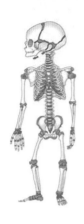

　　　　맹목적으로 인생을 살아가는 사람은 없다. 누구나 삶에는 목적이 있게 마련이다. 바쁜 일상에서 허둥대며 살다가도 홀로 오솔길을 걸을 때면 문득 삶의 목적을 발견하게 된다. 자신이 어디에 있는지도 깨닫게 된다. 특히 심신이 지쳐 있을 때, 그것은 한 줄기 가느다란 빛처럼 폐부를 찔러온다. 이제 정신이 번뜩 차려지는 것이다. 우리는 누구나 정신없이 살아가고 있다. 우리의 존재를 인식하지 못하고 허리띠를 죄며 바삐 살아가는 삶이 번거로울 정도로 현대인들은 지쳐 있다.

　　삶의 오솔길을 바쁘게 걸어가고 있는 사람들! 우리는 모두 어디로 가고 있는가? 어느 목표 지점에 닿기 위해 잰걸음을 내딛고 있는지… 나도 역시 그런 군상(群像)들 가운데 하나로 살았다. 남보다 더 빨리, 남보다 더 많이, 남보다 더 낫게, 비교의 대상은 언제나 내가 아니라 남이었던 시절, 삶의 여유를 말해 무엇하겠는가? 그러나 CST의 다양한 테크닉과 놀라운 경험을 통해서 인생의 울림을 발견하게 되었다. 내 존재를 뒤흔들었던 울림!

"놀라운 CST!"
내부로부터 이러한 외침이 흘러나왔다. 나의 심장을 멎게 했던 순간들의 외침이 되살아난다. 웅장한 울림이 빛이 되어 눈앞에 펼쳐지던 기억! 내부로부터 빛이 나와 감동의 소리를 만들어내며 파동치던 순간, 온몸이 기쁨으로 가득했다. 이러한 순간들은 CST 과정 중에 여러 번이나 반복되었다. 거창한 얘기지만, 내 삶의 여정 위에 새로운 목표가 놓이게 되었음을 고백하는 바이다.

"CST 나의 길!"

나는 어째서 이 세상에 왔는가? 나는 어째서 이 세상을 치열하게 살지 않으면 안 되는가? 내 삶의 목표와 의미는 무엇인가? 나는 지금 왜 여기에 있는가? 하는 질문들이 불쑥불쑥 고개를 쳐들었다. 이러한 의문을 어떻게 해결할 것인가? 그러나 나는 망설일 필요조차 없었다. 탄성과 더불어 가슴을 뜨겁게 달구던 CST에 대한 갈채는 이미 나의 영혼이 거기에 붙들려버렸음을 의미하는 것이었다.

나의 젊은 시절! 삶에 대한 지나친 집착과 욕망, 다양한 영역의 학문적 탐구는 내게 많은 변화를 가져다 주었다. 그러나 이러한 변화의 이면에 남은 것은 고독과 방황 뿐이었다. 내가 중심에 두었던 모든 것들에 대한 허무와 절망, 그 무엇도 나를 채우지 못했다. 삶은 그렇거니 하며 스스로를 위로하며 살기엔 너무 의미없는 삶이 아닌가? 그런 삶의 질곡을 넘어 나는 CST를 만나게 되었다. 오직 CST의 발전과 연구를 위해 노력했다. 한 길만을 걸었으며, 이것만을 생각했다.

이러한 믿음을 주었던 존재는 무엇이었는가? 인체가 아니면 나를 믿음으로 이끌어내지 못했을 것이다. 인체는 자신이 베푸는 만큼 보답하는 존재라고 생각한다. 나의 삶은 인체와 더불어 영위되었다. CST를 연구하며 오직 CST 발전을 위해 살고자 하는 결심은 나의 삶을 역할을 너끈히 해낼 것이다. 생각해 보라! 오직 정성과 손만 있으면 당신의 질병이 치유되는 일을! 어떠한 비용도 지불하지 않고 질병에 걸리게 되는 불행을 미연에 방지하는 놀라운 삶을 상상해 보라! 믿거나 말거나 이러한 삶을 선택하든지 선택하지 않든지 결정은 당신이 하는 것이다.

내가 일찍 깨달은 부분을 당신에게 미리 귀띔해주는 것! 그래서 당신에게도 놀라운 일들이 일어나고 새로운 삶이 아침 창가의 커튼처럼 활짝 펼쳐지기를 바라는 것! 내가 경험한 세계를 나는 여러분에게 솔직하게 들려주고 싶다. 나만이 깨닫고 나만이 누리기에는 고동치는 감동의 격정이 너무나 크다. 이러한 감동을 누구한테 전하지 못하는 것은 남의 불행을 수수방관하는 무책임한 짓이다.

이제 여러분도 느끼게 될 것이다! 내가 경험한 사실만을 가감없이 여기에 싣거니와, 과자부스러기의 움직임, 고운 모래의 부유(浮遊), 왕소금의 결정, 여러분의 손으로 이러한 느낌을 받게 될 것이다. 이러한 것이 노폐물이란 것을 여러분 스스로 감지할 수 있는 날이 결국 오게 되리라 믿는다. 여러분의 사랑스런 가족, 아내, 남편, 자녀들, 동료, 연인의 몸에서 방출되는 작은 입자의 느낌을 느끼는 순간 CST의 위력과 신비감을 떨쳐버리지 못할 것이다. 이제 천천히 시작하면 된다. 마음을 비우고 오직 사랑하는 마음을 담아 여러분 앞에 누워 있는 사람의 몸에 여러분의 손을 가볍게 가져다대면 되는 것이다.

CST에 대한 소박한 꿈은 바로 이러한 것이다. 나중에 어떤 자리에서 만날 때에 우리가 함께 웃게 되는 순간을 기대한다. 분명히 이러한 나의 요청과 당신의 선택이 당신에게 대단한 축복이었음을 깨닫는 날이 어서 오기를 바랄 뿐이다. 대한민국 CST 공동체 문화연대를 구상하면서 충분히 향기롭게 만들었다. 어떤 여행보다 CST를 통해 인체와의 여행을 시도하는 것이 내게는 가장 달콤하고 의미있는 일이었다. 나의 내면에 있는 순수한 열정의 불꽃을 나는 충분히 보고 느끼게 되었다. 인간의 몸과 영혼의 바다에 순수의 불꽃을 피워올리고자 하는 마음이 충만했다. 이제 사소한 욕망이나 명예나 격에 어울리지 않는 욕심 따위는 내게 한때의 백일몽으로 남았을 뿐이다.

오늘날, CST의 흐름은 하나의 혁명이다. 우리 삶의 터전 위에 이러한 혁명을 인체와 더불어 만들어낼 수 있음은 매우 다행스런 일이다. 누구나 이 세계로 걸어오면 천사가 될 수 있으며, 사제(司祭)의 엄숙한 의식조차 누리게 된다. 누구나 두개천골요법의 다양한 테크닉을 통해 자신의 놀라운 능력을 발견할 수 있다. 대국민 프로젝트의 힘은 바로 여기에서 나오게 되는 것이다. 우리는 자신의 몸에 관한 한 가히 신적인 존재이다. 자신의 몸은 자신이 가장 잘 알며, 자신의 내부의사가 가장 잘 고치게 된다.

CST의 세계는 결코 신비주의가 아니다. 이러한 환상을 완전히 벗겨내야 이를 받아들일 수 있다. 과학적이고 체계적이며 의학적인 학문이 바로 CST이다. 나는 이러한 사실을 모든 사람들한테 알리고자 하는 것이다. 세상의 모든 사람들이 깨달아 행복한 삶, 건강한 삶을 영위하게 될 때까지 나는 오직 CST를 위해 일하며 공부할 것이다. 이러한 학문을 통해 진정한 나를 발견하는 변화를 누구나 갖게 되기를 희망한다.

대한민국 국민이라면 누구나 마음을 열고 새로운 세계를 경험하기 바란다. 몸에 병이 들지 않았을 때에 건강을 챙기는 것이 현명하다. 두개천골요법의 다양한 테크닉은 여러분의 행복을 밀고 가는 수레바퀴

대국민 건강 프로젝트의 출발에 서광(瑞光)이 어리게 되기를 또한 바라마지 않는다.

"CST는 기적입니까?"

나는 간혹 이런 질문을 받을 때가 있다. 그러나 결코 기적은 아니다. 기대 이상의 놀라운 효과를 경험하기에 이렇게 물어오는 것이다. 그러나 기적이라 생각해도 좋다. 원하는 결과를 이끌어내면 운명같은 기적이었다 해도 좋다. 그러나 기적이란 두 번 일어나기 어려운 법이 아닌가? 우리의 CST는 매번 같은 결과를 가져다 준다. 신뢰성을 확보하고 있다는 점을 기억하기 바란다.

사람들은 내게 'CST 마에스트로'라는 칭호를 붙여 주었다. 처음에 나는 이러한 일컬음이 과분했다. 그저 묵묵히 임상을 쌓고 새로운 테크닉을 실생활에 적용하는 기법을 만들고 인체에 새롭게 적용할 수 있는 공부를 하면 되는 거라고 생각했다. 그러나 이제는 내게 부여된 'CST 마에스트로'라는 호칭을 겸허히 받아들이고 있다. 우리는 여전히 CST에 있어서 황무지의 길을 걷고 있기 때문이다.

인류는 질병을 칼과 약으로 치료하는 것보다 자연스럽게 치료하기를 염원할 것이다. 그 중심에 존재하는 것이 바로 CST가 아닌가 생각한다. 그러기에 내가 지휘를 하지 않으면 안 된다는 생각에 이르게 되었다. CST 학문의 홍보와 무궁한 발전과 연구를 짊어지고 가야 하는 운명이라면 나는 당연히 'CST 마에스트로'이다. CST에도 인류 최고의 음악가처럼 지휘자가 필요한 법이다. 특히 지금처럼 수많은 질병에 노출되어 있는 불행한 시대에는 말이다.

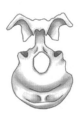

지금까지의 글을 통해 CST의 가치를 이제 충분히 인식할 수 있을 것이다. 필자 역시 CST를 최고의 중심에 두고 하루하루 살아가고 있다. 뜻밖에 많은 사람들이 관심을 가져주었으며 이 나라에 CST 혁명을 일으키고 있다. 놀랍고 반가운 일이다. 이는 다른 의미가 아니라 CST가 그토록 놀라운 치유의 성취를 보여주고 있다는 증거이다.

현대의 질병 가운데 가장 무서운 것은 암이라 할 수 있다. 우리는 이제 CST를 통해 암을 예방하고 치료하는 데까지 적잖은 도움을 주고 있다. 암이 얼마나 무서운 질병인가? 이제 우리의 CST는 암을 예방하고 다스릴만 하다는 데까지 인정을 받게 된 것이다. CST를 아끼고 사랑하는 애호가들이 존재하기 때문이다. 새삼 이 책을 빌어 감사의 말씀을 드리고자 한다. 세상에 혼자란 존재하기 어렵다. 경쟁을 하더라도 서로를 존중하며 함께 공생하는 경쟁이야말로 인류의 건강에 청량제 같은 것이 아닐까?

인간의 염색체 가운데 TP53이란 유전자가 있다. 이 유전자가 잘못된 DNA를 치료하며, 암세포의 성장을 막고 특히 암세포를 스스로 죽게 만드는 것으로 알려져 있다. 항암제나 방사선에 의해 암세포가 죽는 게 아닌 것이다. 여러 암세포가 항암제에 반응하지 않는 것은 TP53이 망가져버렸기 때문이다. 특히 폐암환자는 항암제로 효과를 보지 못한다. 왜냐하면 이 유전자가 망가져 있기 때문이라는 게 우리의 관점이다.

우리는 CST를 통해 이러한 유전자의 생성에 도움이 되리라고 생각한다. 아직 정확히 파악하지는 못하지만 그렇게 기대하고 있다. 왜냐하면 이러한 환자들 역시 CST를 통해서 놀랄 정도로 병세가 호전되고 있기 때문이다. CST는 기적처럼 보이지만 결코 기적이 아니라 과학이다. 우리는 기적이라 불리는 임상의 이면에 비교적 정확한 근거를 마련하고 있다. 왜냐하면 우리는 매번의 테크닉을 통해 같은 결과를 가져옴으로써 신뢰성을 획득했기 때문이다.

가령, 〈CST의 원리편〉에서 우리는 CST 테크닉을 통해 체온을 올린다고 했다. 저체온에 의해 면역기능이 떨어지고 면역의 저하에 의해 여러 질병이 생긴다는 것은 연쇄적인 효과이다. 그런데 어떻게 CST가 인체의 온도를 올리는가? 결과에 이르는 훌륭한 임상은 반드시 객관적으로 그 원인을 증명할 수 있어야 한다. 체온은 뇌에 있는 시상하부라는 부위에서 조절하고 있다. 우리가 테크닉을 시도할 때 인체에는 다양한 발열물질이 분비되는데 이러한 분비 물질이 시상하부의 체온조절중추를 자극하기 때문에 체온이 올라가는 것이다.

나는 국내 최초로 CST숍을 운영하고 있다. 마음과 정신, 그리고 인체의 종합적인 건강을 유지하는 데 목적이 있다. Y씨의 경우, 간암 판정을 받은 분인데 CST를 통해 혈액순환을 해결하고 체온을 올려서 죽음의 문턱에서 살아난 사례이다. 지금 역시 열심히 CST를 받고 있으며, 암세포 역시 그 크기가 줄어들었다고 한다. 이것이 바로 CST의 치유력이다.

끝으로 강조할 것이 있다. CST는 건강한 삶을 희망하는 사람들에게 반드시 필요한 학문이다. CST가 완전한 것도 아니다. CST는 앞에서 보았다시피 치유보다 예방의 차원에서 권유하고 있다. 물론 치유력 또한 놀라운 것이지만, 우리는 불행을 예방하는 태도가 현명하며 지혜로운 태도라고 판단하고 있기 때문이다. 인간의 몸에 어떤 증상이 나타날 때는 이미 70% 정도 망가진 상태라고 보면 된다. 병명이 나올 정도면 어떤 질병이든지 심각한 상태로 진행된 경우라는 것을 우리는 잊어서는 안 될 것이다.

따라서 우리는 CST를 사전적(事前的), 예방적 측면에서 활용하는 것이 무엇보다 중요하다고 생각한다. 날마다 집을 마련하기 위해 우리 인생은 피곤하다. 그런데 생각해 보라! 내게 가장 중요한 집이란 다름아닌 우리의 몸이다. 나의 정신을 담을 공간이 바로 우리의 몸인 것이다. 우리가 사는 주택은 내가 떠나 있으면 의미가 없다.

우리가 집에 들어와 휴식을 취할 때에 의미가 있는 것이다. 그러나 우리의 육체는 우리가 어디에 있든 마음과 정신을 이끌어 가는 집이 분명한 것이다. 건강이 중요한 이유가 여기에 있는 것이다. CST는 이러한 취지에서 대한민국 가정 각각마다 보급할만한 국민적 염원이 담긴 것이라 할 수 있다. CST의 무궁한 발전을 기대해 본다.

자가테스트

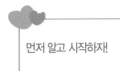

먼저 알고 시작하자!

두개천골계는 엄청나게 예민하다. 작은 충격에도 제한(=이상 혹은 문제)이 생기게 된다. 예를 들어, 임산부에게 발생하는 예기치 못한 사고 혹은 출산의 경우 태아는 산도(産道)를 빠져나오게 되는데, 만약 겸자를 사용하거나(도구를 사용하여 태아의 머리를 끄집어 내는 행위) 자궁내벽의 수축과 이완이 성급한 의료인에 의해 저지당할 때 문제가 발생한다. 태아의 측두골과 두개저에 압박이 일어나면서 두개천골시스템에 문제가 생기는 것이다.

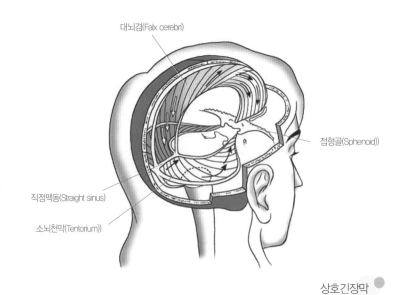

대뇌겸(Falx cerebri)

접형골(Sphenoid))

직정맥동(Straight sinus)

소뇌천막(Tentorium))

상호긴장막

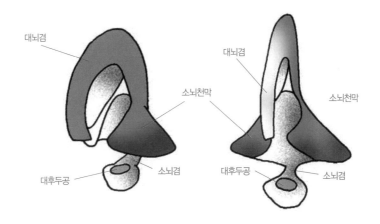

대뇌겸

소뇌천막

대뇌겸

소뇌천막

대후두공

소뇌겸

대후두공

소뇌겸

　인체의 경막은 자전거의 체인과 같다. 앞바퀴와 뒷바퀴가 체인으로 서로 맞물려 있듯이 경막이 두개(頭蓋=머리)와 천골을 감싸고 있다. 우리의 신체에 어떤 이유로든지 충격이 가해졌다면 경막도 함께 충격을 받는다. 자전거에 어떤 충격을 가하면 두 바퀴를 연결하는 체인 가운데 어느 하나가 톱니바퀴와 어긋나듯이 인체의 경막도 어긋나게 된다. 이렇게 되면 경막은 기능을 상실하고 상·하로 압박을 받게 된다. 우리는 이러한 현상을 '칼슘화' 혹은 '부목화' 되었다고 설명한다.

　자전거의 페달은 비록 톱니바퀴가 어긋나도 굴러간다. 우리의 경막도 어느 정도 활동은 유지한다. 하지만 시간이 지나면 결국 자전거는 쓰러지고 만다. 인체 역시 시간이 지속될수록 제 기능을 상실하고 마는 것이다. 인체에 대한 충격은 경막에 대한 충격으로 연결되며, 예민한 경막은 신체의 컨디션 저하로 나타난다. 더욱이 노화가 따를 경우, 충격과 대항할 수 있는 힘이 약해지기 때문에 고통이 수반되면서 심각한 경막의 문제를 호소하게 된다.

　경막의 또다른 문제 가운데 하나는 소뇌천막이다. 소뇌를 덮고 있는 깔때기 모양으로 측뇌실을 좌·우로 하여 대뇌겸을 가로지르고 있다. 소뇌천막의 긴장이나 제한은 측뇌실 기능을 저하시키는 것은 물론이요, 뇌척수액의 순환을 방해한다. 인체의 머리에는 액체가 존재하는데, 맥락총에서 혈액을 통해 뿜어져나오는 것이 뇌척수액이다. 체인에 윤활유가 필요하듯이 인체에는 뇌척수액이 필요한 것이다.

두개골은 22개의 뼈로 구성되어 있으며, 각각 독립적인 기능을 한다. 뇌척수액이 부족하면 이러한 뼈들의 기능에 문제가 발생한다. 독립적인 움직임에 제한이 가해질 때, 최초에 경막에 가해진 충격에 의해 소뇌천막이 칼슘화 된다. 이로 인해 측뇌실 기능저하는 물론 뇌척수액의 생성과 순환에 문제를 유발한다. 따라서 뼈 22개는 각각의 독립적 움직임이 원활하지 못하며, 그런 까닭에 우리의 두개(머리)는 뒤틀리게 된다. 이러한 뒤틀림이 심할수록 두개천골의 문제는 심각하며, 그만큼 많은 문제를 유발한다.

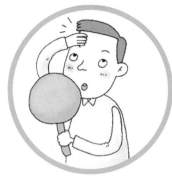

1. 이마가 돌출되었나?
   또는 함몰(움푹)되었나?

2. 양쪽 관자놀이뼈 중
   어느쪽이 더 튀어 나왔나
   또는 함몰되었나?

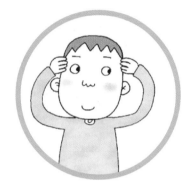

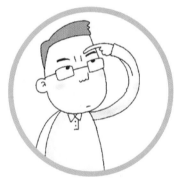

3. 미간(눈썹과 눈썹 사이)에 수직주름
   또는 얕은 주름이 있는가 없는가?

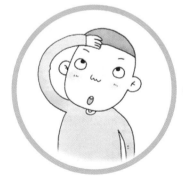

4. 이마가 한쪽으로 돌출되었나?

5. 이마에 주름이 있는가?

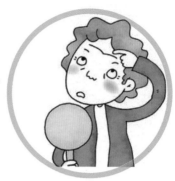

6. 한쪽 눈썹 꼬리가
다른쪽 눈썹 꼬리보다
긴가 짧은가?

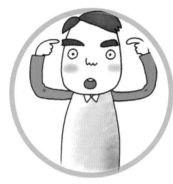

7. 코가 휘어져 있는가?

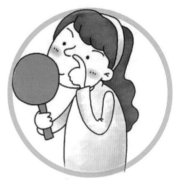

8. 한쪽 콧구멍이 다른쪽 콧구멍보다 작은가 큰가?
(콧구멍의 크기 차이가 많이 난다면 비중격만곡증일
가능성이 많다.)

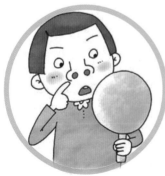

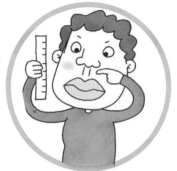

9. 입술과 코 사이의 주름(비순주름)이 수직적인가?

10. 턱이 얼굴 중앙에
자리잡고 있는가?

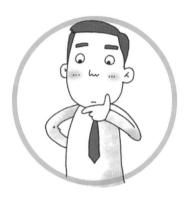

11. 손가락(약지 또는 중지)을 귓구멍에
넣은 후 입을 벌려서 닫아본다.
둔탁한 소리가 나는가? (둔탁한 소리가 난다면
TMJ 악관절일 가능성이 높으며, 두개천골제의
심각한 장애를 의심해 봐야 한다.)

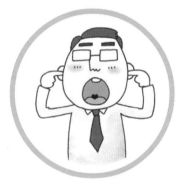

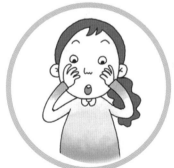

12. 양쪽 광대뼈(관골) 중 한쪽이 툭
튀어나왔거나 비뚤어진 뼈가 있는가?

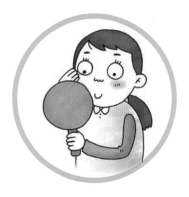

13. 눈동자 관찰 시
한쪽 눈과 다른쪽 눈의 방향이
같은가? 즉 사시가 있는가?

14. 눈 주위에 다크서클
(dark circle)이 있는가?
(선천적인 다크서클은
제외한다)

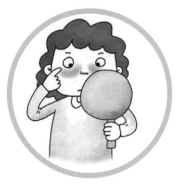

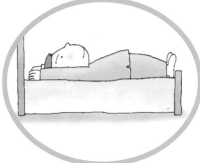

15. 침대 위에 누워서
양쪽 팔을 머리 위로
(만세) 올려본다. 짧은
팔이 관찰되는가?

16. 신발 밑바닥의 어느 쪽이
더 많이 닳았는가?

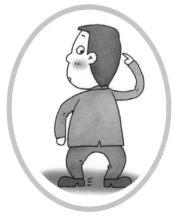

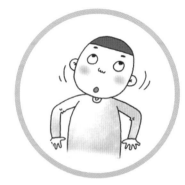

17. 머리가 한쪽으로 기울어져 있는가?

18. 군대에서 원산폭격(땅에 머리 박기)을 당한 적이 있는가?

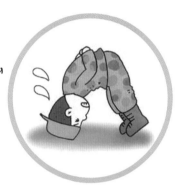

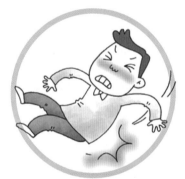

19. 예상치 못한 사고로 인하여 엉덩방아를 찧은 적이 있는가?

20. 안경을 착용하고 있는가? (만약 안경을 착용하고 있다면 두개천골계 문제에 서서히 다가가고 있는 것이다. 안경착용으로 인해 접형골과 측두골이 압박 받고 있기 때문이다.)

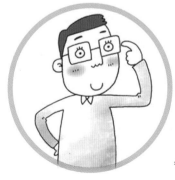

* 자가테스트의 해답은 책 속에 있습니다!

뇌 막

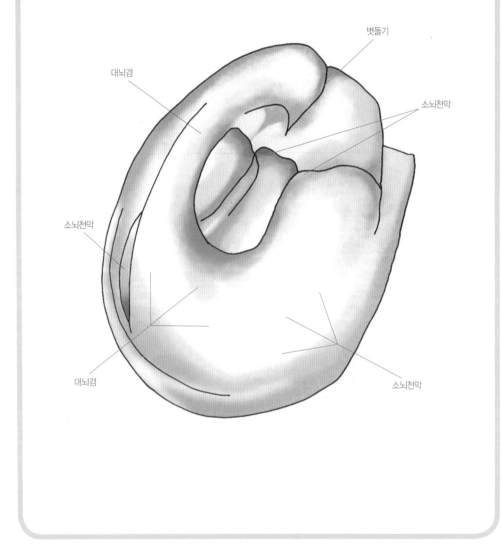

볏돌기

대뇌겸

소뇌천막

소뇌천막

대뇌겸

소뇌천막

두개골의 리모델링
Cranio Sacral Therapy

두개천골요법

4판 3쇄 인쇄 2022년 1월 20일
4판 3쇄 발행 2022년 1월 30일

지은이_김선애
펴낸이_김용성
펴낸곳_지우출판(법률출판사 · 지우출판주식회사)
주소_서울시 동대문구 천장산로 11길17 (204-102)
전화_02-962-9154 | 팩스_02-962-9156
홈페이지_http//www.LnBpress.com | 전자우편_lawnbook@naver.com
출판등록_2003년 8월 19일

ISBN 978-89-91622-50-0 03510

값 32,000원